Luis Detinis
Gemütssymptome in der Homöopathie

Meinem Lehrer Tomas Pablo Paschero in Dankbarkeit
Meiner Frau und meinen Kindern in Liebe
Meinem Freund Hector Vallacco in Wertschätzung

Gemütssymptome in der Homöopathie

Praktische Symptomatologie

Dr. med. Luis Detinis

Herausgegeben von
Dr. med. Rainer G. Appell

Übersetzt von
Nils Lenuweit
Cordula Springer

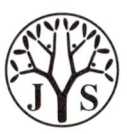 **Sonntag Verlag Stuttgart**

Die Deutsche Bibliothek – CIP-Einheitsaufnahme

Detinis, Luis:
Gemütssymptome in der Homöopathie : praktische
Symptomatologie / Luis Detinis. Hrsg. von Rainer G. Appell.
Übers. von Nils Lenuweit ; Cordula Springer. – Stuttgart :
Sonntag, 1996
  Einheitssacht.: Semiologia homoeopatica ⟨dt.⟩
  ISBN 3-87758-088-2

Titel der Originalausgabe:»Semiologia Homoeopatica« by Luis Detinis.
© 1990 by Editorial Albatros, Buenos Aires. All rights reserved.
Authorized translation from the 1st Spanish language edition published by
Editorial Albatros S.A.C.I.

Aus dem Englischen übersetzt und nach der spanischen Originalausgabe überprüft
von Nils Lenuweit und Cordula Springer.

Anschrift des Herausgebers:
Dr. med. Rainer G. Appell
Kulmer Str. 18
10783 Berlin

Wichtiger Hinweis
Medizin als Wissenschaft ist ständig im Fluß. Forschung und klinische Erfahrung erwei-
tern unsere Erkenntnisse, insbesondere was Behandlung und medikamentöse Therapie
anbelangt. Soweit in diesem Werk eine Dosierung oder eine Applikation erwähnt wird,
darf der Leser zwar darauf vertrauen, daß Autoren, Herausgeber und Verlag große
Sorgfalt darauf verwandt haben, daß diese Angabe genau dem **Wissensstand bei Fertig-
stellung** des Werkes entspricht. Dennoch ist jeder Benutzer aufgefordert, die Beipackzet-
tel der Verwendeten Präparate zu prüfen, um in eigener Verantwortung festzustellen, ob
die dort gegebene Empfehlung für Dosierungen oder die Beachtung von Kontraindikatio-
nen gegenüber der Angabe in diesem Buch abweicht. Das gilt nicht nur bei selten
verwendeten oder neu auf den Markt gebrachten Präparatten, sondern auch bei denjeni-
gen, die vom Bundesgesundheitsamt (BGA) oder Paul-Ehrlich-Institut (PEI) in ihrer
Anwendbarkeit eingeschränkt worden sind.
Geschützte Warennamen (Warenzeichen) werden nicht besonders kenntlich gemacht.
Aus dem Fehlen eines solchen Hinweises kann also nicht geschlossen werden, daß es sich
um einen freien Warennamen handele.

ISBN 3-87758-088-2
© Johannes Sonntag Verlagsbuchhandlung GmbH, Rüdigerstraße 14,
70469 Stuttgart, 1996
Jeder Nachdruck, jede Wiedergabe, Übersetzung, Vervielfältigung und Verbreitung,
auch von Teilen des Werkes oder von Abbildungen, jede Abschrift, auch auf foto-
mechanischem Wege oder im Magnettonverfahren, in Vortrag, Funk, Fernsehsendun-
gen, Telefonübertragung sowie Speicherung in Datenverarbeitungsanlagen, bedarf
der Genehmigung des Verlages.
Printed in Germany 1996
Gesamtherstellung: Pustet, Regensburg
(Grundschrift: 9½/10½ Times, System Linotype-Hell)

Inhaltsverzeichnis

Zum Geleit 11
Vorwort 12

I.	Geistsymptome erkennen und verstehen

1.	**Informationen zur Einführung**	16
1.1	Die Wichtigkeit von Geistsymptomen	16
1.2	Vom Verstehen der Symptome	18
1.3	Psychische Symptome und normale Charakter- eigenschaften	19
1.4	Die Symptome in den verschiedenen Repertorien	21

II.	Praktische Symptomatologie

1.	**Psychische Symptome A–K**	24
1.1	Albernes Benehmen (RG.1/II); Dumm (RG.16/I)	24
1.2	Anfassen, muß alles (RG.1/II)	25
1.3	Angst, Gesundheit, um die (RG.4/II)	26
1.4	Angst, Gewissensangst, als ob eines Verbrechens schuldig (RG.4/II)	28
1.5	Angst, Zukunft, um die (RG.6/I)	31
1.6	Ausdauer, keine (RG.8/I)	34
1.7	Beklagt sich (RG.8/II)	34
1.8	Beleidigend (RG.8/II)	36
1.9	Beleidigt, leicht, nimmt alles übel (RG.8/II)	38
1.10	Beschäftigung, Ablenkung bessert (RG.9/II)	38
1.11	Bestimmtheit (RG.9/II)	39
1.12	Boshaft (RG.11/I)	40
1.13	Böse, bösartige Veranlagung (RG.11/I)	43
1.14	Chaotisches, wirres Verhalten (RG.11/II)	43
1.15	Depression, bei wolkigem Wetter (RG.16/I)	45
1.16	Diktatorisch, herrisch, dogmatisch, despotisch (RG.16/I) .	45
1.17	Eifersucht (RG.16/I)	46
1.18	Egoismus (RG.16/I)	47
1.19	Eigensinnig (RG.16/I)	48
1.20	Empfindlich, geringstes Geräusch, gegen (RG.17/I) . . .	50

1.21	Empfindlich, Sinneseindrücke, gegen (RG.17/I)	50
1.22	Entrüstung (RG.18/I)	50
1.23	Ernst (RG.18/I); Feierlich (RG.21/I)	52
1.24	Erwartungsangst, Beschwerden durch (RG.19/II)	54
1.25	Fanatismus (RG.20/I)	55
1.26	Faulheit, Abneigung gegen Arbeit (RG.20/I); Ehrgeiz, fehlender (RG.16/I)	56
1.27	Feigheit (RG.21/II)	58
1.28	Fleißig (RG.21/II); Arbeitswut (RG.7/I); Aktivität, Verlangen nach (RG.1/II)	59
1.29	Frechheit, Impertinenz (RG.22/I)	61
1.30	Frühreife (RG.22/II)	61
1.31	Furcht (RG.23/I)	61
1.31.1	Furcht, Unfällen, vor (RG.27/I)	62
1.31.2	Furcht, Alleinsein, vor dem (RG.23/II)	62
1.31.3	Furcht, Tieren, vor (RG.26/II)	62
1.31.4	Furcht, Menschenmenge, in einer (RG.25/II)	62
1.31.5	Furcht, Dunkelheit, vor (RG.24/I)	63
1.31.6	Furcht, Tod, vor dem (RG.26/II)	63
1.31.7	Furcht, Ziel nicht zu erreichen, das (RG.27/I)	63
1.31.8	Furcht, Krankheit, vor drohender (RG.25/I)	64
1.31.9	Furcht, Unheil, vor (RG.27/I)	65
1.31.10	Furcht, Geistern, Gespenstern, vor (RG.24/II)	69
1.31.11	Furcht, hochgelegenen Orten, vor (RG.25/I)	69
1.31.12	Furcht, engem Raum, in; Klaustrophobie (RG.24/I)	70
1.31.13	Furcht, Geräusche, durch (RG.25/I)	70
1.31.14	Furcht, Armut, vor (RG.23/II); Furcht, Ruin, vor finanziellem (RG.26/I)	71
1.31.15	Furcht, öffentlichen Orten, an (RG.26/I)	71
1.31.16	Furcht, Fahren im Wagen, beim (RG.24/II)	71
1.31.17	Furcht, Räuber, vor (RG.26/I)	71
1.31.18	Furcht, Gewitter, vor (RG.25/I)	72
1.32	Gedächtnisschwäche (RG.28/I)	72
1.33	Geringschätzung, Beschwerden durch (RG.32/II)	72
1.34	Geschäfte, Abneigung gegen (RG.31/II)	73
1.35	Geschwätzigkeit (RG.31/II)	74
1.36	Gesellschaft, Abneigung gegen; schreckliche Furcht, allein zu sein, jedoch (RG.32/I)	74
1.37	Getragen zu werden, wünscht (RG.32/II)	74
1.38	Gewissenhaft in Kleinigkeiten (RG.32/II)	75
1.39	Gleichgültigkeit, Teilnahmslosigkeit, Apathie usw. (RG.33/I)	76
1.39.1	Gleichgültigkeit, alles, gegen (RG.33/II)	76

6

1.39.2	Gleichgültigkeit, geliebte Personen, gegen (RG.33/II)	78
1.39.3	Gleichgültigkeit, andere, gegen (RG.33/II)	79
1.39.4	Gleichgültigkeit, Äußeres, gegen sein (RG.33/II)	79
1.39.5	Gleichgültigkeit, Vergnügen, gegen jedes (RG.33/II) . .	79
1.40	Grausamkeit (RG.34/I), Hartherzigkeit (RG.34/I)	80
1.41	Grobheit (RG.34/I)	81
1.42	Habgierig (RG.34/I); Geiz (RG.31/I)	82
1.43	Hast, große Eile (RG.34/I)	83
1.44	Haus, verlassen, möchte sein Haus (RG.34/II)	83
1.45	Heftig (RG.34/II)	84
1.46	Heimweh (RG.35/I)	84
1.47	Hellsehen (RG.35/I)	86
1.48	Herausfordernd, trotzig (RG.35/I)	87
1.49	Herzlich (RG.35/I)	88
1.50	Hilflosigkeit, Gefühl der (RG.35/I)	89
1.51	Hochmütig (RG.35/I), Arrogant (RG.7/I), Stolz (RG.54/II)	91
1.52	Hoffnungsvoll (RG.35/II)	92
1.53	Hoffnungslosigkeit (RG.35/I)	93
1.54	Impulsiv (RG.36/I)	94
1.55	Jammern, klagen (RG.36/II)	95
1.56	Kindisches Benehmen (RG.36/II)	96
1.57	Kränkung, Beschwerden (RG.37/II)	97
1.58	Kummer, Beschwerden durch (RG.37/II)	98
1.59	Kummer, stiller (RG.37/II)	99
2.	**Psychische Symptome L–Z**	100
2.1	Lachen, ernste Dinge, über (RG.38/I)	100
2.2	Langeweile (RG.39/I)	100
2.3	Langsamkeit (RG.39/I)	102
2.4	Launenhaftigkeit (RG.39/I); Will etwas, er weiß nicht was (RG.77/II)	103
2.5	Leichtsinnig, frivol (RG.39/II)	104
2.6	Liebe, Beschwerden durch enttäuschte (RG.39/II) . . .	104
2.7	Lügt, spricht nie die Wahrheit, weiß nicht, was sie sagt (RG.40/I); Lügner (SR.706)	105
2.8	Magnetisiert werden, will (RG.40/II)	106
2.9	Menschenfeindlichkeit (RG.40/II)	107
2.10	Milde (RG.40/II); Gütig (RG.34/I)	108
2.11	Mitfühlend, mitleidig (RG.41/I)	108
2.12	Mitteilsam (RG.144)	110
2.13	Moralisches Empfinden fehlt (RG.41/I)	111

2.14	Mutwillig (RG.41/II)	111
2.15	Neid (RG.41/II)	112
2.16	Reizbarkeit, Menses, vor (RG.45/I)	113
2.17	Reizbarkeit, Erwachen, beim (RG.44/II)	114
2.18	Scherzen (RG.48/II); Geistreich (RG.31/II)	114
2.19	Schreckliche Begebenheiten, traurige Geschichten ergreifen sie tief (RG.49/I)	116
2.20	Schüchternheit (RG.49/II); Verlegenheit (RG.60/I) . . .	117
2.21	Selbstbetrachtung (RG.50/I)	119
2.22	Selbstüberhebung (RG.50/II)	120
2.23	Selbstvertrauen, Mangel an (RG.50/II)	121
2.24	Sentimental, schwärmerisch (RG.51/I)	125
2.25	Seufzen (RG.51/I)	126
2.26	Spotten (RG.52/I)	126
2.27	Stirnrunzeln, Neigung zum (RG.54/II)	127
2.28	Stöhnen, Ächzen (RG.54/I); Wimmern (RG.77/II) . . .	127
2.29	Streitsüchtig (RG.54/II); Schimpfend (RG.48/II)	128
2.30	Tadelsüchtig, kritisch (RG.55/I); Nörgelnd (RG.41/II) .	128
2.31	Tanzen (RG.55/I)	131
2.32	Theoretisieren (RG.55/I); Luftschlösser (RG.40/I) . . .	132
2.33	Trost verschlechtert (RG.57/II)	133
2.34	Trügerisch (RG.57/II), Doppelzüngig	135
2.35	Unaufmerksam (RG.58/I)	136
2.36	Unbekümmert, achtlos (RG.58/I); Sorglos (RG.52/I) . .	136
2.37	Unbeständigkeit (RG.58/I)	137
2.38	Unentschlossenheit (RG.58/I)	137
2.39	Ungeduld (RG.58/I)	139
2.40	Ungehorsam (RG.58/II)	140
2.41	Ungestüm (RG.58/II)	141
2.42	Unglücklich, fühlt sich (RG.58/II)	141
2.43	Unpeinlichkeit, Unsauberkeit (SR.400)	143
2.44	Untröstlich (RG.59/I)	144
2.45	Unverschämt (RG.59/I)	146
2.46	Verächtlich (RG.59/II)	146
2.47	Verlassenheit, Gefühl der (RG.60/II), Einsamkeit (RG.16/II)	147
2.48	Verschiebt alles auf den nächsten Tag (SR.799)	149
2.49	Verschwiegen, Geheimniskrämer (RG.60/II)	150
2.50	Verweilt bei vergangenen, unangenehmen Ereignissen (RG.61/I)	150
2.51	Vorahnungen (RG.63/II)	151
2.52	Voreiligkeit (RG.63/II); Verwegenheit (RG.61/I)	152
2.53	Vorsichtig (RG.64/I)	153

2.54	Wahnideen, Einbildungen, Halluzinationen, Sinnes-täuschungen (RG.64/I)	154
2.55	Weinen, weinerliche Stimmung etc. (RG.75/I)	156
2.55.1	Weinen, Ermahnungen verursachen (RG.76/I)	156
2.55.2	Weinen, grundloses (RG.76/I)	156
2.55.3	Weinen, leicht, weint (SR.1078)	157
2.55.4	Weinen, unwillkürliches (RG.77/I)	157
2.55.5	Weinen, sprechen, beim Sprechen über ihre Krankheit (RG.77/I)	158
2.55.6	Weinen, gedankt wird, wenn ihm (RG.76/I)	158
2.55.7	Weinen, Kleinigkeiten, bei (RG.76/II)	158
2.56	Widerspenstig (RG.77/II)	15P
2.57	Widersprechen, Neigung zu (RG.77/II)	160
2.58	Widerspruch, verträgt keinen (RG.77/II); Zorn, Jähzorn, Widerspruch, durch (RG.79/II)	160
2.59	Zerstörungssucht (RG.50/I)	162
2.60	Zorn, Jähzorn (RG.78/II)	162
2.61	Zudringlich, aufdringlich (RG.79/II)	163
2.62	Zurückhaltend, reserviert (RG.79/II)	164

III. Patienten-Studien

	Einführende Anmerkungen des Autors	166

1. Patient Oscar Pedro O., 22 Jahre, ledig

1.	**Patient Oscar Pedro O., 22 Jahre, ledig**	167
1.1	Anamnese	167
1.2	Fragen aus dem Auditorium	179
1.3	Kommentar	181
1.4	Repertorisation	183
1.5	Verordnung	183
1.6	Follow-Up	184
2.	**Patientin Marta, 42 Jahre, verheiratet, 2 Töchter**	185
2.1	Anamnese	185
2.2	Fragen aus dem Auditorium	201
2.3	Kommentar	202
2.4	Repertorisation	204
2.5	Verordnung	204
2.6	Follow-Up	205

3.   **Patient Jorge A. G., 32 Jahre, verheiratet, eine Tochter
von fünf Jahren** 206
3.1   Anamnese 206
3.2   Fragen aus dem Auditorium 221
3.3   Kommentar 222
3.4   Repertorisation 224
3.5   Verordnung 224

4.   **Patientin E., verheiratet, keine Kinder** 225
4.1   Anamnese 225
4.2   Kommentar 246
4.3   Repertorisation 247
4.4   Verordnung 247
4.5   Follow-Up 247

5.   **Patientin Maria Rosa P., 28 Jahre, alleinstehend** 248
5.1   Anamnese 248
5.2   Fragen aus dem Auditorium 260
5.3   Kommentar 262
5.4   Repertorisation 265
5.5   Verordnung 265

6.   **Patientin Stella Maris C., 29 Jahre, geschieden, keine
Kinder** 266
6.1   Anamnese 266
6.2   Fragen aus dem Auditorium 274
6.3   Kommentar 276
6.4   Repertorisation 278
6.5   Verordnung 279

IV.   Anhang

1.   Anmerkungen der Übersetzer 282
2.   Arzneimittelverzeichnis 285
3.   Literaturverzeichnis 288

Zum Geleit

Die Homöopathie ist kein statisches Gebilde. Die nunmehr fast 200 Jahre ihres Bestehens sind durch Abspaltungen, Schulenbildung und Grabenkämpfe ebenso geprägt, wie durch kreative Denkanstöße aus verschiedenen Richtungen. Dabei verdanken wir gerade der lateinamerikanischen Schule wichtige Anregungen. Die wachsende Vielfalt impliziert jedoch eine Sprachverwirrung, die zu Mißverständnissen bis hin zu wechselseitigem Unverständnis führen kann. Um so wichtiger ist es, andere Facetten kennenzulernen, was nicht bedeuten soll, sie unkritisch zu übernehmen.

Mit dem vorliegenden Buch soll die Arbeitsweise von LUIS DETINIS, einem Schüler von PABLO PASCHERO, vorgestellt werden. DETINIS gab seinem Buch den Titel »Semiologia Homoeopatica«, dem wir uns verpflichtet fühlen. Damit ist bereits die Arbeitsweise von Übersetzern und Herausgeber charakterisiert. Um nicht vom »traduttore« zum »traditore« zu werden und Fehler zu potenzieren, haben wir uns bemüht, den uns vorliegenden englischen Text nicht unkritisch ins Deutsche zu übertragen, sondern immer wieder den spanischen Originaltext konsultiert. Lediglich die Reihenfolge der behandelten Symptome wurde alphabetisch angeordnet, um dem Leser den schnelleren Zugriff zu ermöglichen. Der großzügige Umgang des Autors mit Zitaten wurde – wenn sie als solche ausgewiesen waren – überprüft und wenn nötig korrigiert und ergänzt. Inhaltliche Veränderungen am Text wurden nicht vorgenommen, einige mißverständliche Angaben aus der Materia medica oder dem Repertorium in den Anmerkungen hingegen richtiggestellt.

Bei den Anamnesen wurde der Sprachduktus der PatientInnen beibehalten, mit allen Wiederholungen und Holprigkeiten, die das gesprochene Wort mit sich bringt, um den authentischen Charakter nicht zu verfälschen. Um für Interessierte die Weiterarbeit und die Quellensuche zu erleichtern, wurde der Band durch ein Literaturverzeichnis bereichert.

Berlin, im Frühjahr 1996   Rainer G. Appell
                                                       Nils Lenuweit
                                                       Cordula Springer

Vorwort

Die Materia Medica stellt die umfassendste Sammlung homöopathischer Symptome dar, die uns zur Verfügung steht. Dennoch besteht vielfach noch Unklarheit über die Bedeutung zahlreicher Symptome, die bei den verschiedenen Prüfern als Ausdruck der Arzneimittelwirkungen auftraten.

Unter welchen Bedingungen und mit welchen Modalitäten sie einhergingen ist häufig nicht erläutert worden. Einige Symptome erscheinen sogar ohne jeden Bezug. Überdies ist in der homöopathischen Literatur häufig nur das Auftreten der Symptome bei den Prüfern beschrieben worden, ohne auf ihre Entstehung, respektive die Geschichte des Prüfers einzugehen.

Die Meister der Homöopathie haben versucht, sich diesen Problemen zu nähern, indem sie, mit ihren klinischen Arzneimittellehren, auf der Grundlage von praktischer Erfahrung, die Krankheiten im weiteren Kontext der dazugehörigen Fallgeschichte betrachtet haben. Der Nutzen hieraus war für unser Wissen über die Mittel enorm. Nichtsdestotrotz ist es weiterhin dringend notwendig, die Symptome der Materia Medica und deren Erscheinen als Rubriken in den verschiedenen Repertorien besser zu verstehen. Das ist es, was ich hier ansprechen möchte.

In der ersten Hälfte dieses Buches werden signifikante Geistsymptome aus KENTS »*Repertorium Generale*«, 6. Auflage, in der Übersetzung von J. KÜNZLI und M. BARTHEL untersucht. Aus zwei Gründen habe ich mich dafür entschieden, nur die Geistsymptome zu betrachten. Erstens haben sie die größte Bedeutung in der Beschreibung der Konstitution und zweitens sind sie oftmals schwerer zu verstehen als körperliche oder Allgemeinsymptome. Meine Annäherung an die Symptome ist analytisch und interpretativ, das geschieht aber auf eine Weise, die sehr stark auf meiner Erfahrung als ein praktizierender Homöopath basiert.

Bei der Analyse einiger Symptome wurde auf englische Worterbücher aus der Zeit von KENT rekurriert, da sich teilweise im Laufe der Zeit ein Bedeutungswandel ergeben hatte. Vielen Symptombeschreibungen wurden des weiteren noch praktische Beispiele angefügt, um durch eine größere Zahl von Informationen das eigentliche Thema weiter herauszuarbeiten. Abgeschlossen werden die Symptomdarstellungen meist mit einigen referentiellen Auszügen aus T. F. ALLENS »*Encyclopedia of Pure Materia Medica*«, der großen Quelle für KENTS Arbeit.

Der zweite Teil des Buches besteht aus sechs Patientenvorstellungen, die im Rahmen von klinischen Kursen aufgenommen wurden. Es sind wörtliche Transkriptionen der Erstanamnesen und sie sollen zeigen, auf welche Weise ein tiefes Verständnis der Geistsymptome effektiv für eine konstitutionelle Verschreibung genutzt werden kann.

Symptome isoliert zu betrachten ist immer schwierig, da sie Teil eines Ganzen sind. In den meisten Fällen fügen sie sich zu einem vollständigen, kohärenten Bild zusammen und zeichnen ein deutliches Profil des Patienten. Dabei werden verwandte oder zusammenhängende Symptome häufig gemeinsam angetroffen, wie zum Beispiel: fehlendes Selbstbewußtsein kombiniert mit Unschlüssigkeit, Schüchternheit und Erwartungsangst; Eifersucht gemeinsam mit einem Gefühl der Mutlosigkeit; Zärtlichkeit in Verbindung mit Sentimentalität und Mitgefühl, oder auch Hochmut gemeinsam mit Selbstverherrlichung und Verachtung. Die Fallbeschreibungen werden diesen Punkt weiter erhellen.

Dieses Buch will zweierlei sein, einerseits Führer für den Homöopathen, der die Worte des Patienten in die Sprache der Repertorien übersetzen möchte und andererseits ein Auszug aus den reinen Arzneimittellehren, der zukünftiger Forschungsarbeit als Gerüst dienen möge.

Letztlich sollten wir aber nicht vergessen, daß das Wissen darüber, wie wir den Patienten befragen müssen und wie wir die gefundenen Symptome zu hierarchisieren haben, der wichtigste Aspekt in der Homöopathie bleibt und, fast noch wichtiger als das Finden des Similimum, die Veränderungen zu erkennen, die bei dem Patienten die beginnende Heilung anzeigen.

Luis Detinis
Buenos Aires

I.
Geistsymptome erkennen und verstehen

1. Informationen zur Einführung

1.1 Die Wichtigkeit von Geistsymptomen

J. T. KENT

In dem Abschnitt von J. T. KENTS »*Repertorium Generale*«, der mit ›Gebrauch des Repertoriums‹ ① betitelt ist, schreibt KENT: »Diese, die Geistsymptome, müssen erst in der üblichen Form bearbeitet werden, bis die Arzneien, die seinen (des Patienten, Anm. d. Übers.) Geisteszustand am besten bestimmen, wobei all jene Symptome, die einen Grund in der Pathologie haben, oder für die Erkrankung beziehungsweise für den Menschen üblich sind, ausgeschlossen werden. Wenn deren Ergebnis feststeht, meist ist es eine Gruppe von fünf bis zehn Arzneimitteln, oder so viele wie erschienen sind, dann sind wir imstande, diese mit den Arzneien, die wir unter den verbleibenden Symptomen des Falles gefunden haben, zu vergleichen.

Die Symptome, die in ihrer Wichtigkeit dem gleich folgen, sind jene, die auf den gesamten Menschen und seinen ungeteilten Körper, oder sein Blut und seine Körperflüssigkeiten Bezug nehmen; wie Empfindlichkeit gegen Hitze, gegen Kälte, gegen Sturm, gegen Rast, gegen Nacht, gegen Tag, gegen Zeit. Sie beinhalten beides, Symptome und Modalitäten.

So viele von diesen, wie auch in der ersten Gruppe, der Zusammenfassung aus den Geistsymptomen, gefunden wurden, sollten beibehalten werden.

Es besteht keine Notwendigkeit, Arzneien herauszuschreiben, die unter den Geistsymptomen oder deren Zusammenfassung nicht auftauchen; diese Symptome, die sich auf den ganzen Patienten beziehen, können für eine erfolgreiche Verschreibung nicht ausgelassen werden.«

MARGRET TYLER

MARGRET TYLER ihrerseits schrieb: »KENT (wie immer nah an den Lehren von HAHNEMANN bleibend) äußert sehr klare Vorstellungen darüber, welche Symptome die höchste Wertigkeit haben, jene Symptome, die den klarsten Eindruck vom Patienten wiedergeben. Das sind die Geistsymptome. Wenn ein Fall klare Geistsymptome aufweist, werden diese die größte Bedeutung haben. Sie können feststellen, daß der Patient krankhaft eifersüchtig oder mißtrauisch, weinerlich oder gleichgültig gegenüber geliebten Personen ist, oder daß er reserviert oder unduldsam gegenüber Sympathie und Mitleid ist.«

J. H. ALLEN

Und J. H. ALLEN berichtet in *»Die Chronischen Miasmen, Psora und Pseudopsora«:* »Von Ärzten hören wir oft die Bemerkung: ›Ich habe besseren Erfolg oder größeren Erfolg, wenn ich meine Verordnungen auf die geistigen Symptome begründe‹ ... Da nun der Geist in hohem Maße den Körper beherrscht, können wir einem geistigen oder psychischen miasmatischen Symptom eine große Bedeutung beimessen. Aus diesem der Grunde bewertete es HAHNEMANN auch so hoch, da es ursprünglich und grundlegend ist. Wenn ein Mittel, basierend auf den geistigen Phänomenen, sorgfältig ausgesucht wurde, so waren die Heilungen prompt und sehr häufig dauerhaft.« ②

SAMUEL HAHNEMANN

In Paragraph 210 des *»Organon der Heilkunst«* schreibt HAHNEMANN: »... indem auch in jeder der übrigen sogenannten Körperkrankheiten, die Gemüths- und Geistes-Verfassung allemal geändert ist, und in allen zu heilenden Krankheitsfällen, der Gemützustand des Kranken, als eins der vorzüglichsten mit in den Inbegriff der Symptome aufzunehmen ist, wenn man ein treues Bild von der Krankheit verzeichnen will, um sie hiernach mit Erfolg homöopathisch heilen zu können.« ③

In Paragraph 211: »Dies geht so weit, daß bei homöopathischer Wahl eines Heilmittels, der Gemüthszustand des Kranken oft am meisten den Ausschlag gibt, als Zeichen von bestimmter Eigenheit, welches dem genau beobachtenden Arzte unter allen am wenigsten verborgen bleiben kann.« ④

Und in Paragraph 213: »Man wird daher niemals naturgemäß, das ist nie homöopathisch heilen, wenn man nicht bei jedem, selbst acutem Krankheitsfalle, zugleich mit auf das Symptom der Geistes- und Gemüths-Veränderungen siehet und nicht zur Hülfe eine solche Krankheits-Potenz unter den Heilmitteln auswählt, welche nächst der Aehnlichkeit ihrer andern Symptome mit denen der Krankheit, auch einen ähnlichen Gemüths- oder Geistes-Zustand für sich zu erzeugen fähig ist.« ⑤

In seinen »*Lectures on Homoeopathic Materia Medica*« schreibt KENT über **Chamomilla**: »Es wird nie eine Halsentzündung heilen, außer in jenen reizbaren Konstitutionen, solche die an den Schmerzen leiden, die schnell verärgert und ständig gereizt sind. Der mentale Status von Chamomilla ist bestimmend, ob man in einem Fall von Halsentzündung Chamomilla gibt.« ⑥

HAHNEMANN sagt über **Aconitum napellus**: »So wird bei einem stillen, gleichförmig gelassenen Gemüthe, der Napell-Sturmhut selten oder nie eine, weder schnelle noch dauerhafte Heilung bewirken, . . .«. ⑦

T. P. PASCHERO

PASCHERO konstatiert, daß »wenn der Arzt versteht, daß das Symptomenbild in seiner Gesamtheit durch die Geistsymptome ausgedrückt werden kann, so wird er dazu fähig sein, die wichtigsten klinischen Symptome der Krankheit zu extrahieren und daher wird er in jedem Fall von Krankheit wissen, was geheilt werden muß.« ⑧

1.2 Vom Verstehen der Symptome

HAHNEMANN warnte uns vor den Gefahren der spekulativen Ableitung unter Zuhilfenahme von Interpretationen, weil diese das natürliche Bild der Krankheit verzerren. In Paragraph 144 schreibt er: »Von einer solchen Arzneimittellehre sei alles Vermuthete, bloß Behauptete, oder gar Erdichtete gänzlich ausgeschlossen; es sei alles reine Sprache der sorgfältig und redlich befragten Natur.« ⑨

> Daher sollten die Symptome in ihrer Pathogenese, ihrer Beschreibung in den Arzneimittellehren und Repertorien sowie in der Darstellung des Patienten weitestgehend ähnlich sein und wenn möglich sogar wörtlich übereinstimmen. Nur bei dieser Vorgehensweise kann der Homöopath sich sicher sein, daß seine Sicht des Falles nicht subjektiv ist.

Zweifellos kann uns dieses Procedere nicht davor bewahren, daß der Kranke mit seinen Aussagen etwas anderes als seine wirklichen Empfindungen beschreibt. So kann sich ein Patient als impulsiv erleben und ebenso beschreiben, wenn man ihn aber bittet, Beispiele für seine Impulsivität zu nennen, zeigt sich statt dessen, daß man ihn eher als ungestüm bezeichnen könnte.

Immer wieder sind Patienten nicht objektiv und ehrlich zu sich selbst, so daß ihr Bericht trügerisch ⑩ wirkt und man ihm wenig Glauben schenken kann. Selbstbeschreibungen enthüllen uns häufig gerade solche Eigenschaften, die den Patienten fehlen, sagen aber andererseits wenig oder nichts darüber aus, welche Merkmale ihnen zu eigen sind. Wie wir sehen, sollten wir die Symptome nicht interpretieren; wir dürfen aber aus Bemerkungen der Patienten etwas ableiten, was sie nicht wörtlich gesagt haben (»Sag' mir worüber du dich aufspielst und ich sage dir was dir fehlt!«).

Der Fehler der Interpretation unterläuft uns zum Beispiel, wenn wir behaupten, daß eine Mutter sich ihren Kindern gegenüber gleichgültig verhält, nachdem sie gesagt hat, daß sie bei ihren Kindern überbesorgt ist. Zwar kennt die Psychologie einen Mechanismus, bei dem eine Eigenschaft eine andere überlagert und ohne Zweifel kann Überbesorgtheit auch in einigen Fällen Gleichgültigkeit überlagern, aber um die Existenz eines solchen Mechanismus anzunehmen, muß der Homöopath zu seiner eigenen Zufriedenheit herausarbeiten, daß das verdeckte Symptom bei dem Patienten auch wirklich vorhanden ist. Dafür muß dieses Symptom jedoch entweder direkt oder indirekt vom Patienten geäußert worden sein.

Ein anderes Mal nutzen wir die Interpretation, um ein vorhandenes Symptom zu entkräften. So können wir zum Beispiel bei einem Patienten mit Angst vor Hunden, der früher eben dieses Angstgefühl in Anwesenheit seines strengen Vaters gehabt hat, die Angst vor Hunden bei der Repertorisation getrost vernachlässigen. In diesem Fall wäre es richtig, den ursprünglich psychoanalytischen Mechanismus der Verschiebung anzunehmen.

Diese beiden Beispiele, das eine bestätigt die Existenz eines Symptoms, und das andere negiert sie, konstituieren den Modus Operandi der Psychoanalyse, von der fremde Techniken in die Homöopathie eingeführt wurden. Die· Psychoanalyse arbeitet mit dem, was *latent*, die Homöopathie hingegen mit dem, was *manifest* ist.

1.3 Psychische Symptome und normale Charaktereigenschaften

▶ Symptome sind nichts, als der nach außen gekehrte Ausdruck von Lebensenergie in einem irritierten Zustand. ⑪

Pathologisch werden die Symptome in der Homöopathie nur per definitionem. Der Unterschied zwischen den normalen Charaktereigenschaften einer Person und ihren psychischen Symptomen, wenn sie krank ist, kann nur graduell sein. Krankheit vergrößert, vermindert oder verzerrt nur solche Qualitäten, die längst vorhanden sind. Solange man bei guter

Gesundheit, man kann auch sagen »im Gleichgewicht« ist, sind diese Züge nur schwer erkennbar, wohingegen im Falle einer Krankheit, bestimmte Züge deutlicher und drängender zu Tage treten. Das Arzneimittelbild kann als eine Karikatur des Gesunden betrachtet werden.

> Der Mensch ist nicht die Arznei, sondern, wie EUGENIO CANDEGABE sagt, der Mensch »erleidet die Arznei«. Das Symptom wird erlitten oder es erzeugt Leiden bei dem Patienten, der für das Symptom empfänglich ist, er wird zum Sklaven seiner Symptome und sein Benehmen wird durch seine Symptomatik bedingt. Er reagiert nicht länger normal auf seine Umgebung.

Ausnahmsweise treffen wir in den Repertorien auch auf Symptome, die nicht eindeutig als pathologisch eingestuft werden können, wie zum Beispiel »Tanzen« (RG.55/I), »mathematisch begabt« (SR.728) oder »Frühreife« (RG.22/II). PASCHERO arbeitet diesen Punkt weiter heraus:

»Richtig wäre es zu sagen, daß das, was wir als Krankheiten bezeichnen, nichts als eine intensivierte Antwort auf das Leben, ein Höhepunkt der Anpassung an die Umstände ist, und es gibt keinen, wie auch immer gearteten Unterschied zwischen einer ›spontanen‹ und einer ›pathologischen‹ Heilung. Leben bedeutet, Heilung zu erfahren. Jedes pathologische Symptom ist nichts weiter, als die Überhöhung eines normalen physiologischen Vorgangs: der Schmerz ist eine Reaktion des Alarmes, oder des Appells, der die Notwendigkeit ausdrückt, eine kritische Somatisation aufzulösen; die Entzündung und die Eiterung sind Exaltierungen normaler Leukozytenfunktionen; das Ödem ist eine Steigerung des intrazellulären Flüssigkeitsaustausches; Fieber ist eine Übertreibung der normalen Thermoregulation; Nekrosen und Gewebsuntergänge, Hautausschläge, Schwitzen, Katarrhe und Diarrhöe sind die kritische Entlastung von metabolischen Abfallprodukten; Hypertrophie ist die Adaptation an Beanspruchung; ein Tumor ist eine Übertreibung der Anabolie; Geisteskrankheiten mit kindlichen Verteidigungsmechanismen entstehen durch das Aufeinandertreffen von primitiven Impulsen und restriktiver Erziehung. Alles Phänomene, die ein biologisches Verhalten des Organismus zwischen natürlicher Zuflucht und den Auswirkungen der Krankheit implizieren, wie bei einer momentanen Übertreibung des physiologischen Rhythmus, einem speziellen Effekt des Lebens und nicht wie ein fremdartiger Mechanismus des Lebens selbst, was das Ergebnis einer Unsinnigkeit wäre.«

1.4 Die Symptome in den verschiedenen Repertorien

Zweifellos ist das Repertorium von J. T. KENT das verläßlichste. Es ist ein organisches Repertorium, in dem ähnliche Symptome grundsätzlich unter denselben Rubriken auftauchen, andernfalls sind Querverweise angegeben. Demzufolge werden wir, wenn wir »*Arrogant*« (RG.7/I) oder »*Stolz*« (RG.54/II) in dem Abschnitt über die psychischen Symptome nachschlagen, hingeleitet zu »*Hochmütig*« (RG.35/I). Auf dieselbe Art und Weise werden »*Grausamkeit*« (RG.34/I) dem Symptom »*Boshaft*« (RG.11/I) ⑫; »*Hinterlistig*« (RG.35/I) dem Symptom »*Trügerisch*« (RG.57/II) und »*Ehrgeiz, ohne*« (RG.16/I) sowie »*Trägheit, körperliche*« (RG.57/II), dem Symptom »*Faulheit*« (RG.20/I) zugeordnet.

Der Grund für diese Querverweise liegt darin, daß die Symptome nicht verwechselt werden sollen, weil entweder der Patient sich nicht klar genug ausgedrückt hat oder die Interpretation des Homöopathen in eine falsche Richtung ging.

Je geringer die Unterscheidungsmöglichkeiten zwischen den verschiedenen Symptomen sind, desto größer ist das Risiko, sie zu verwechseln. KENT ermahnte uns, auf die korrekten Rubriken zu achten und zeigte deshalb, in seinem Repertorium in Klammern direkt dem jeweiligen Symptom nachgestellt, Querverweise zu einigen anderen Symptomen auf, wie zum Beispiel bei »*Ungestüm* (siehe *Eile, Ungeduld*)«. KENTS Querverweise wurden in diesem Buch beibehalten.

Das Synthetische Repertorium von BARTHEL und KLUNKER ist monumental, aktuell und sehr nützlich. Basierend auf dem Repertorium der homöopathischen Materia Medica von J. T. KENT, enthält es zusätzlich Informationen anderer Quellen, wie auch aus den Rubriken anderer Repertorien. Leider hat das den Nachteil, daß einige Symptome in den beiden Repertorien verschiedenen Rubriken zugeordnet sind. So erscheint »*Müßiggang*« in KENTS Repertorium unter »*Faulheit*«, im synthetischen Repertorium dagegen gibt es dafür eine eigene Rubrik. »*Eitelkeit*« und »*Hochmut*« werden bei KENT kombiniert, wohingegen im synthetischen Repertorium wiederum beide Symptome einzeln aufgeführt werden.

KENTS hauptsächliche Quellen für seine Arbeit am Repertorium, und an den »Vorlesungen zur reinen Materia Medica« waren HAHNEMANNS »Reine Arzneimittellehre«, HERINGS »Guiding Symptoms« und ALLENS »Encyclopaedia of Pure Materia Medica«.

Anmerkung:
Die in Klammern angegebenen, einem Symptom nachgestellten Buchstaben RG. beziehen sich auf das »Repertorium Generale« von KENT, in der 6. Auflage und die arabischen und römischen Ziffern beziehen die Seite und die Spalte, in der dieses Symptom dort erscheint. Die Buchstaben SR. hingegen beziehen sich auf BARTHEL und KLUNKERS »Synthetisches Repertorium«, Band 1, und deren nachgestellte Zahl steht für die Kolumne, unter der das Symptom dort auftaucht.

II.
Praktische
Symptomatologie

1. Psychische Symptome A–K

1.1 Albernes Benehmen (RG.1/II); Dumm (RG.16/I)

Auch wenn in der Materia Medica die Symptome des albernen Beneh-
mens und die des kindischen Verhaltens nicht immer differenziert werden, so gibt es doch klare Unterschiede zwischen den beiden. Daß sich
Kinder albern oder wie Clowns benehmen, kann man als Arzt sehr
einfach bereits während der Konsultation beobachten. Solche Versuche,
lustig oder amüsant zu erscheinen, zeigen häufig die geringe Selbstachtung des Kindes, oder aber ein Heischen nach Aufmerksamkeit an.

Verwandte Symptome
▷ Possen, reißt (RG.42/II)
▷ Scherzen, lächerliches oder albernes (RG.48/II)
▷ Sprache, alberne (RG.52/I)

Arzneimittel	Materia medica
Carbo animalis	Mal weinerlich, ein anderes Mal alberne Heiterkeit.
Carbo vegetabilis	Sensible, leicht zu verärgernde Stimmung, bei der schnell eine alberne Fröhlichkeit erregt werden konnte; beim Lachen entspannten sich die Muskeln an den Armen oder den Händen.
Cubeba	Paroxysmen von alberner Fröhlichkeit, mit großer Redseligkeit oder leisem Weinen, ebenfalls gegen Abend.
Curare	Alberne Lustigkeit, unterbrochen von Furcht und Weinen. / Nächtliche Anfälle von Ekstase, wie durch das Hören von Musik ausgelöst.
Hyoscyamus	Alberne Aktionen. Komische Entfremdung des Geistes; sie verrichten lächerliche Aktionen wie Affen.

Arzneimittel	Materia medica
Mercurius solubilis	Er war albern, er spielte Streiche und machte sich mit albernem Zeug zum Narren; am Abend machte er ein Feuer im Ofen (während des heißen Sommers), legte Schwerter über Kreuz, stellte Lichter in die eine Ecke des Raumes, Stiefel in eine andere und war die ganze Zeit vollkommen ernst; wobei er vollständig indifferent gegenüber Wärme oder Kälte war; aber sein Kopf war verwirrt und schwer.
Nux moschata	Er wurde albern und delirant. / Er fühlte eine alberne Fröhlichkeit, konnte aber nicht sprechen; hatte kein Verlangen danach, zu sprechen. Er stand still auf der Straße, machte alberne Gesten; zwischen den Attacken sank er in geistige Abwesenheit, und als er sich sammelte, erschien alles um ihn lächerlich. Während dieser Zeit schaute er albern und kindisch, wie ein Idiot.
Phosphorus	Albernes, unzusammenhängendes Sprechen, gefolgt von stillem Delirium, mit klaren Intervallen.
Physostigma	Er benahm sich albern; sagte, daß es ihn verrückt gemacht habe.
Robinia	Mentale Entfremdung und Verrücktheit, mit wütenden Bewegungen oder mit Gelächter, Possen, Springen und Tanzen.
Secale cornutum	Dummheit.
Sulfur	Wenn man ihn anspricht, erscheint er ganz abwesend, als ob er aus einem Traum geweckt worden wäre; er erscheint töricht, muß sich dazu zwingen, zu verstehen und richtig zu antworten.

1.2 Anfassen, muß alles (RG.1/II)

Menschen mit diesem Symptom scheinen zu denken, daß alles in ihrer Umgebung mit den Händen untersucht werden muß.

Kinder fassen bei der Konsultation alles an: Bilder, Bücher, den Rezeptblock, die Lampe, die Meßlatte, das Blutdruckmeßgerät – nehmen einfach alles in die Hände. Sie stellen die Geduld des Homöopathen, der von der ruhelosen Berührung der Kinderfinger nicht ausgespart bleibt, auf eine harte Probe.

1.3 Angst, Gesundheit, um die (RG.4/II)

Auch dieses Symptom ist sofort erkennbar. Einige Patienten versuchen ständig, ihre Beschwerden vor dem Arzt zu verstecken, da sie Angst davor haben, von ihm zu einer Untersuchung geschickt zu werden, die ihren dunklen Verdacht, an einer schweren und unheilbaren Krankheit zu leiden, bestätigen könnte. Eine entgegengesetzte Haltung zeigt jener Patient, der regelmäßig seinen Arzt besucht und ihn darum bittet, nochmals sein Herz abzuhören, ein weiteres Mal eine harmlose Warze anzuschauen oder auch, ein weiteres Mal eine bestimmte Blutuntersuchung zu machen. Diese Untersuchungen bestätigen dann dem Patienten aufs Neue, daß seine Gesundheit noch intakt ist. Bedauerlicherweise währt diese Sicherheit nur kurz. Er wird zu weiteren Konsultationen wiederkommen, um dieselben Untersuchungen mit erneuerter Dringlichkeit zu erbitten.

Angst um ihre Gesundheit haben auch beeinflußbare Menschen und Hypochonder. Ein *beeinflußbarer Mensch* ist am Boden zerstört oder reagiert über Gebühr betroffen, wenn man ihm sagt, er sehe schwach oder blaß aus; auch hat er das Gefühl, die gleiche Krankheit zu erleiden, wie er sie kurz zuvor bei jemand anderem gesehen hat oder er liest etwas über eine Krankheit und glaubt, diese Symptome bei sich selbst zu finden.

Der *Hypochonder* hat demgegenüber die Tendenz, wirkliche oder eingebildete Beschwerden zu übertreiben. Fortwährend ist er in Sorge um seine Gesundheit und das gibt ihm Raum, in einem speziellen Teil oder im ganzen Körper, immerfort nach Schmerzen oder ungewöhnlichen Gefühlen, zu suchen. Jeden Tag überprüft er im Spiegel seine Konjunktiven, sein Gesicht, mißt seinen Puls, usw. Diese Angst um die Gesundheit ist nicht zu verwechseln mit dem Symptom *»Angst, hypochondrische«* (RG.4/II), da der Begriff der Hypochondrie in der homöopathischen Semiologie eine andere Bedeutung erfahren hat. T. F. ALLEN übersetzte »Hypochondrie« in seiner Enzyklopädie mit *»Traurigkeit«* und KENT gibt eben diese Referenz für seine Rubrik *»Hypochondrische Stimmung«* (RG.35/II) an.

Beispiele aus der Praxis:
▷ Eine Frau sagte über ihre 63jährige Mutter: »Bei den geringsten Schmerzen glaubt sie bereits, daß sie Krebs hat. Sie denkt sehr viel darüber nach und fragt mich jeden Tag, ob sie irgendwie schlecht aussähe.«
▷ Die Ehefrau eines Patienten sagte: »Er ist ein Hypochonder; alle Krankheiten dieser Welt – er hat sie.«

▷ »Ich bin sehr leicht beeinflußbar; wenn ich zum Beispiel über eine Krankheit lese, habe ich innerhalb einer Stunde alle Symptome dieser Krankheit.«

Arzneimittel	Materie medica
Bufo	Er ist reizbar, ängstlich wegen seines Gesundheitszustandes, mit größter Angst vor dem Tode.
Caladium	Er ist sehr besorgt um seine Gesundheit, und besorgt und ängstlich wegen allem Möglichen.
Cocculus	Ernst und weniger besorgt um seine eigene Gesundheit; er ist sehr ängstlich aufgrund der Krankheiten anderer.
Cubeba	Ist sehr beunruhigt über seine Gesundheit und seine soziale Position.
Nitricum acidum	Plötzlich von besonders qualvoller Angst betroffen, läuft sie zu ihrem Arzt, da der aber nicht zu Hause ist, mietet sie sich einen Wagen, um dorthin zu fahren, wo sie ihn zu finden glaubt. Während der Fahrt vergeht der Schmerz. Zu Hause angekommen, geht es ihr schlechter als je zuvor und sie fühlt sich deshalb gezwungen, den ganzen Tag zu fahren, bis alle Wirkungen der Salpetersäure vergangen sind.
Phosphorus	Mutlos wegen seiner Gesundheit.
Pulsatilla	Ängstliche Besorgnis über ihre Gesundheit.
Sepia	Traurigkeit über ihre Gesundheit.
Sulfur	Während der Prüfung war ich sehr über den Zustand meiner Gesundheit besorgt und hatte Angst, daß ich richtig krank werden könnte.

1.4 Angst, Gewissensangst, als ob eines Verbrechens schuldig (RG.4/II)

▶ Das Gefühl der *Schuld* oder der *Gewissensangst* ist in der homöopathischen Semiologie ein Symptom von höchstem Wert. Im allgemeinen kann man sagen, daß diesem Symptom, in den Fällen, in denen es angezeigt ist, der höchste Stellenwert bei der Hierarchisierung beigemessen werden sollte.

Ein Mensch, der Schuld empfindet, erleidet sie und das ist für ihn eine schreckliche Qual. Wenn sich jemand schuldig gemacht hat, ist er nicht nur verantwortlich für das Delikt, sondern er ist auch derjenige, der durch die ständige Erinnerung daran bestraft wird. Bestraft durch das schmerzliche Imago von der eigenen Person beim Akt des Sündigens, beim Begehen dieses fatalen Fehlers.

Das Gefühl von Schuld kann Vorstellungen der Überschreitung, des Schandmales, der Sünde und des Fehlers mit einschließen. Dabei kann es sein, daß sich der Patient, wegen eines belanglosen, nie begangenen Fehlers oder einer Sünde demütigt und für nichtswürdig hält. Dieses Gefühl kann von Angst, Besorgnis und Qual begleitet sein.

Die Pathogenesen zeigen, daß die Modalitäten der »Gewissensangst« sehr verschieden sein können. Häufig finden wir das Gefühl, ein Verbrechen begangen zu haben oder etwas Schlechtes getan zu haben. Interessant ist es auch zu sehen, daß in vielen Arzneimittelbildern das Gefühl der Schuld mit der Idee der Strafe verknüpft zu sein scheint, wie zum Beispiel der Empfindung einer Verdammnis in die Hölle oder einer Bedrohung durch Schande.

In Fällen der Melancholie können Schuldgefühle zum zentralen Symptom werden. Hier sind die Schuldgefühle häufig mit der Absicht verknüpft, Selbstmord zu begehen. Für den Patienten kann dieser Selbstmord gleichwohl die Strafe, die er für sein Vergehen erhält, als auch die Lösung seines Dilemmas sein. Alternativ kann sich die Strafe auch als eine Freudlosigkeit oder eine Ablehnung von Genuß äußern.

›Gewissensangst‹ von ›Gewissensbissen‹ zu unterscheiden, ist manchmal sehr schwierig. Bei ›Gewissensbissen‹ handelt es sich um ein Gefühl der Trauer und der Reue, nachdem man etwas Schlechtes getan hat. Natürlich muß die Reue im Vergleich zum begangen Fehltritt unverhältnismäßig intensiv sein, um als Symptom eine Bedeutung zu erlangen.

► In Zweifelsfällen können auch beide Symptome kombiniert werden.

Beispiele aus der Praxis:

▷ »Ich habe das Gefühl, immer an allem schuld zu sein: Ob es nun bei meinem Sohn in der Schule schlecht gelaufen ist oder mein Mann einen schlechten Tag bei der Arbeit hatte ... Ich habe Schuldgefühle, weil ich nicht bei meiner Mutter im Krankenhaus gewesen bin, als sie starb. Und das, obwohl es überraschend passierte, nachdem sogar geplant war, sie wieder auf eine andere Station zu verlegen.«

▷ »Ich bin eine sehr schuldgeplagte Frau. Mein Bruder starb an einem Herzproblem; als er starb hatten wir uns aus den Augen verloren ... ich weiß nicht warum ich mich noch schuldig fühle. Ebenso fühle ich mich schuldig, weil ich nicht mehr Zeit mit meiner Mutter verbracht habe – ihr nicht näher gewesen zu sein, als mein Vater starb ... Ich war damals dreizehn.«

▷ »Ich erinnere mich oft an meine Eltern und fühle mich dann schuldig. Ich möchte sie für das, was ich ihnen angetan habe, um Verzeihung bitten. Das alles hat zu einer Zeit begonnen, als ich auf meine Mutter wütend war, weil sie mich als Schülerin in ein Internat geschickt hat.«

▷ »Ich habe starke Schuldgefühle; ich bekomme dann immer so ein Gefühl, als ob man mich bestrafen wird, und daß ich für etwas büßen muß, vielleicht durch den Tod meines Ehemannes oder meines Sohnes.«

▷ Eine Mutter erzählte mir, daß ihr 7 Jahre alter Sohn eines Morgens erwachte und sagte:»Ich bin schlecht, ich habe mein Essen weggeworfen, und dabei gibt es Leute, die vor Hunger sterben müssen.« Sie fügte hinzu, daß ihr Sohn immer bemüht sei, sich zu entschuldigen.

Arzneimittel	Materia medica
Alumina	Beim Sehen von Blut oder Messern wird sie bedrängt von schrecklichen Gedanken; sie fühlt sich zum Beispiel so, als ob sie Selbstmord begehen wolle, obwohl sie dagegen eine starke Abneigung empfindet.
Aurum	Er fühlt sich unruhig und unsicher, und stets stellt er sich vor, daß er etwas vernachlässigt habe und deshalb Tadel verdiene; es scheint, als ob er sein Unbehagen mit sich herumträgt, und das nimmt ihm alle Energie und Ausdauer.
Chelidonium	Ärgerlich, beunruhigt, niedergeschlagen, als ob er etwas Böses begangen hätte, was ihm keine Ruhe läßt. Erschreckt sich bei dem kleinsten Geräusch, als ob er kein ruhiges Gewissen hätte.
Cobaltum	Verwerfliches, schäbiges Gefühl, als ob er etwas Böses getan hätte, von dem andere wissen; als ob er einem nicht ins Gesicht schauen könnte.

Arzneimittel	Materia medica
Cocculus	Angst, als ob sie ein großes Verbrechen begangen hätte. / Große Angst, als ob er etwas Böses getan hätte.
Cyclamen	Extreme Traurigkeit, als ob er etwas Übles begangen und seine Pflicht nicht erfüllt hätte. Innerer Gram und Gewissensangst, als ob er seine Pflicht nicht getan oder ein Verbrechen begangen hätte.
Hyoscyamus	Er betrachtet sich als einen Verbrecher.
Ignatia	Angst, als ob er ein Verbrechen begangen hätte.
Mercurius solublis	Angst und Besorgnis im Blut; wußte nicht, was er tun sollte; es schien, als ob er ein Verbrechen begangen hätte; ohne Hitze; ferner mit einem Gefühl, als ob er seine Sinne nicht unter Kontrolle hätte, den ganzen Tag über.
Myrica	Erwachte in einer schwermütigen Stimmung, einem für ihn ungewöhnlichen Zustand, fühlte sich sehr verunsichert und hatte den bleibenden Wunsch, zu nörgeln; alles ging schief; sah in dieser Welt einen Ort, an dem zu leben nicht länger möglich ist; hält sich für besser als andere, am Morgen; hatte eine sehr gedrückte Stimmung; verurteilte sich für zahlreiche eingebildete Fehler; totale Hypochondrie, am Nachmittag.
Natrium muriaticum	Angst, als ob sie etwas Falsches getan hätte; mit Hitze und Nachtschweiß.
Nitricum acidum	Ängstlichkeit, wie Herzklopfen, mit Übelkeit, ohne das Bestreben zu erbrechen; als ob sie ein Verbrechen begangen hätte, nachts im Bett; sie konnte nicht im Bett liegenbleiben.
Pulsatilla	Angst beim nächtlichen Erwachen, als ob sie ein Verbrechen begangen hätte.
Ruta	Den ganzen Tag über sehr besorgt, als ob er einen Fehler begangen hätte; selbst wenn jemand nur die Türe öffnete, hatte er Angst, daß dieser nur deshalb gekommen sein könnte, um ihn zu verhaften.
Sarracenia	Er fürchtet sich, macht sich Vorwürfe; denkt, etwas Falsches getan oder Schande über die Familie oder seine abwesenden Freunde gebracht zu haben.

Arzneimittel	Materia medica
Silicea	Exzessive Gewissensbisse, wegen Kleinigkeiten, als ob er einen sehr großen Fehler begangen hätte.
Thuja	Plötzliches Auftauchen düsterer Gedanken, die Unsicherheit hervorrufen; ist besorgt, daß ein Unglücksfall eintreten könnte; mit eingebildeten Gewissensbissen und mit dem deutlichen Gefühl, als ob diese Gewissensbisse, etwa aus dem Bauch kommend, zum Herzen aufsteigen; mit Schlaflosigkeit und innerer Unruhe, speziell im unteren Teil des Rückens, was ihn zu fortgesetzter Bewegung zwang. / Sie bildet sich ein, eine Sünde begangen zu haben. / Fortwährende Angst, als ob er ein großes Verbrechen begangen hätte, mit Vergeßlichkeit und allgemeinem Zittern, was ihn sogar beim Schlafen störte.
Veratrum album	Angst, wie von einem schlechten Gewissen, als ob er ein Verbrechen begangen hätte.
Zincum	Sehr unruhige Stimmung, als ob er ein Verbrechen begangen hätte

1.5 Angst, Zukunft, um die (RG.6/I)

Bei diesem Symptom ist es wichtig, zu wissen, welchen Einschränkungen es unterliegt. Manchmal können bereits ein paar Fragen zeigen, daß die vermeintliche Angst vor der Zukunft in Wirklichkeit eine sehr viel spezifischere Angst, mit einer anderen Rubrik ist, wie zum Beispiel *»Furcht, Armut vor«* (RG.23/II).

Erst wenn sich dieses Gefühl auf zwei oder mehr Ängste aus verschiedenen Bereichen der Zukunft bezieht, ist es angezeigt, die allgemeinere Rubrik *»Angst, Zukunft, um die«* anzuwenden.

Menschen, die vor der Zukunft Angst haben, werden beunruhigt durch all die Probleme, die das Leben in Bereichen wie Gesundheit, Arbeit, Geld, Studium, Liebe und so fort, für sie bereithält. Mit anderen Worten werden sie von ihrem Schicksal völlig in Anspruch genommen.

Häufig sind andere Symptome mit der Angst vor der Zukunft verknüpft, wie zum Beispiel *»Selbstvertrauen, Mangel an«* (RG.50/II) oder *»Furcht, ereignen, etwas wird sich«* (RG.24/I). Aufgrund dieser Angst werden die Patienten extrem wachsam und nehmen endlose Vorsichtsmaßnahmen auf sich, um sich vor den verschiedenen Risiken des Lebens zu schützen.

Verwandte Symptome:
▷ Depression, Zukunft, beim Denken an die (RG.16/I)
▷ Jammern, Zukunft, über die (RG.36/II)
▷ Weinen, Zukunft, um (RG.77/II)
▷ Gedanken versunken in, was aus ihm werden soll (RG.30/I)

Beispiele aus der Praxis:
▷ »Ich plane mein Leben. Aus Angst, daß etwas passieren könnte, nehme ich alle möglichen Sicherheitsmaßnahmen auf mich.«
▷ »Ich lebe nicht die Gegenwart ohne das Morgen; wenn ich daran denke, wie es weiter gehen soll, kann ich mich nicht an der Gegenwart erfreuen. Ich frage mich, wie mein Leben wohl sein wird, wenn ich in drei Jahren in die Rente gehe, wie es mir finanziell gehen wird, und ob ich gesund sein werde.«
▷ Eine Ärztin: »Ich bin furchtbar besorgt um meine Zukunft; ich frage mich, ob ich dann noch praktiziere; ich habe Angst davor, eine Zyste zu bekommen und deswegen hysterektomiert zu werden.«
▷ »Ich bin sehr wachsam. Ich versuche immer, das Unvorhersehbare vorauszuahnen, um in die Zukunft schauen zu können.«
▷ »Ich fürchte mich vor der Zukunft. Voller Angst denke ich daran, daß ich im nächsten Jahr an der Universität sein werde, ich frage mich, wie es mir dort wohl ergehen wird. Ich möchte wissen, ob es möglich sein wird, gleichzeitig zu arbeiten und zu studieren. Ich weiß nicht, ob ich das alles schaffe.«
▷ »Angst habe ich vor der Zukunft, vor dem Älterwerden, vor einer Lähmung und in Bezug auf meine finanzielle Situation.«

Arzneimittel	Materia medica
Anacardium	Innere Beklemmung, die ihm keinen Frieden ließ. Er fühlte sich besorgt wegen jeder Kleinigkeit, als ob daraus große Schwierigkeiten entstehen könnten; mit Besorgnis um die Zukunft. / Ängstliche Besorgnis und Nachdenklichkeit, beim Nachdenken über seine gegenwärtige und zukünftige Bestimmung.
Antimonium crudum	Ängstliche Gedanken über sich selbst, über sein gegenwärtiges und zukünftiges Schicksal, während des Tages.

Arzneimittel	Materia medica
Antimonium tartaricum	Die ganze Zeit eine ungewöhnliche, bemerkenswerte (mehr für andere als für sich selbst) und wilde Fröhlichkeit, gegen Abend; dies gab Raum für Ärgerlichkeit, Verdrießlichkeit und ängstliche Gedanken über die Zukunft; sie denkt, daß sie in ihrem gegenwärtigen Zustand bleiben wird.
Arnica	Angst vor der Gegenwart und vor der Zukunft.
Bryonia	Ängstlichkeit; er ist besorgt um die Zukunft.
Calcarea acetica	Traurigkeit bis zum Weinen, mit beunruhigter Sorge um die Gegenwart und um die Zukunft.
Calcarea carbonica	Große Angst und Besorgnis vor der Zukunft, mit Furcht vor Schwindsucht.
Cicuta virosa	Er dachte mit Angst an die Zukunft und war fortwährend traurig. Aufgeregt, mit Besorgnis wegen der Zukunft; alles, was mit ihm geschehen konnte, schien gefährlich zu sein.
Cyclamen	Tiefgründige Gedanken über die Gegenwart und die Zukunft, fast bis zum Weinen. – Er ist ganz in tiefen Gedanken versunken; er möchte allein sein und denkt besonders über seinen zukünftigen Zustand nach.
Digitalis	Ängstlichkeit, mit großer Furcht vor der Zukunft, schlechter gegen 6.00 Uhr nachmittags, mit Traurigkeit und Weinen, was ihm Besserung bringt.
Drosera	Er ist deprimiert über die Verfolgung durch andere von allen Seiten, ferner entmutigt und besorgt wegen der Zukunft.
Hippomanes	Besorgtheit, Angst wegen der Zukunft, am Abend.
Hura brasiliensis	Traurigkeit, Melancholie; sie denkt verzagt an die Zukunft.
Jodum	Ängstlichkeit und Erschöpfung; die Patienten beschäftigen sich die meiste Zeit mit ihrer Zukunft.
Kalium bromatum	Depression des Gemütes, während der er die schwermütigsten Gedanken zu seinem gegenwärtigen und zukünftigen Zustand erlebte, wenn man sich aus den Anzeichen der Qual, wie Weinen, Stöhnen und Händeringen, welche er fort-

Arzneimittel	Materia medica
	während zeigte, eine Meinung bilden kann. Zwei Stunden danach schlief er ein, und als er acht Stunden später erwachte, war er vollkommen gesund.
Phosphoricum acidum	Traurig und bekümmert was die Zukunft angeht.
Solanum tuberosum	Sie ist sehr besorgt über ihr zukünftiges Schicksal, von dem sie sich einbildet, daß es elend sein wird.
Sulfur	Der Zustand ist sehr quälend und sie ist besorgt um ihre Zukunft.
Sumbul	Die Stimmung ist sehr depressiv, mit Verzweiflung wegen der Zukunft.

1.6 Ausdauer, keine (RG.8/I)

Häufig ist mit dem Symptom *»Unbeständigkeit«* das Symptom *»Stimmung, unbeständig, labil«* (RG.54/I) verbunden. Dies kann sich als eine Schwankung zwischen zwei gegensätzlichen Polen äußern, wie Freude und Trauer oder wie eine Bewegung durch sehr verschiedene Geisteszustände – *Reizbarkeit, Fröhlichkeit, Angst, Apathie, Aktivität, Aufregung, Niedergeschlagenheit etc.* Solche Menschen sagen von sich, daß sie unbeständig seien oder zu Stimmungsschwankungen neigten. Sie können beeindruckbar sein und auf die geringsten Dinge gerührt reagieren.

1.7 Beklagt sich (RG.8/II)

Menschen, die sich häufig beklagen, tun dies oft ohne guten Grund. Trotzdem finden sie immer etwas oder jemanden, um sich zu beklagen. In der Tat benötigen sie eher eine Zuhörerschaft, als einen ernstzunehmenden Grund, um zu nörgeln. Dabei können auch Gefühle von Ärger und Verdruß vorliegen.

Der klassische Nörgler jammert immer über irgend etwas. Wenn ein Zug zu spät kommt, wird er die Mitreisenden mit Bemerkungen langweilen wie z. B.: »Es ist eine Beleidigung gegenüber den Passagieren. Ein Zeichen von Mißachtung. Die Regierung ist schuld, daß sie den Service nicht verbessern und ich gerate nachher in Schwierigkeiten, weil ich zu spät zur Arbeit komme.« Wenn Sie ihn das erste Mal sehen, scheint er noch ein kritischer Mensch zu sein, aber in Wirklichkeit will er sich nur beklagen. Er könnte Bücher darüber schreiben.

Beim Kind zeigt sich dieses Symptom meist als widerwillig gemurmelter Verdruß, sobald es gebeten wird, etwas zu tun.

Dieses Symptom kann man, wenn auch in einer anderen Form, ebenso bei Menschen entdecken, die ihrer Umgebung fortwährend von ihren Problemen, Symptomen, jedem Schmerz und jeder Beschwerde erzählen. Manchmal ist es die Familie, die mit dieser langweiligen Tortur fertig werden muß, oft ist es aber der Arzt, der mit der unendlichen Zahl von Symptomen gequält wird, von denen der Patient zu jeder Tages- und Nachtzeit zu berichten weiß.

Beispiele aus der Praxis:

▷ »Zu Hause nennt man mich ›Jammerliese‹. Ich beschwere mich, wenn mein Mann die Hausarbeit nicht erledigt, meine Kinder unordentlich sind oder wenn sie nicht spülen. Ich nörgle, weil das der einzige Weg ist, um bei ihnen Aufmerksamkeit zu erreichen.«

▷ »Ich weiß schon, daß es meine Familie langweilt, sich meine Symptome anzuhören, aber ich kann nichts daran ändern.«

▷ »Als ich jünger war, nannte man mich einen Querulanten (›Motzki‹). Ich habe gegen alles protestiert, war niemals mit etwas einverstanden.«

▷ Die Frau des Patienten sagte: »Wenn er aufwacht, beklagt er sich, daß es zu warm oder zu kalt sei. Wenn mit ihm irgend etwas nicht in Ordnung ist, beklagt er sich den ganzen Tag darüber. Er ist ein richtiger Nörgler.«

Arzneimittel	Materia medica
Cina	Das Kind weint und beklagt sich. Jammern und Stöhnen.
Corallium rubrum	Sehr klagend. Er fürchtet und sorgt sich wegen der Schmerzen.
Cyclamen	Melancholischer als je zuvor; sie klagte über ihre weinerliche Stimmung.
Digitalis	Sehr agitiert; fortwährendes Klagen.
Ignatia	Unbegründetes Klagen über zuviel Krach.
Mercurialis	Sie beklagte sich über Niedergeschlagenheit und Traurigkeit und wünschte, weinen zu können.
Nabalus	Reizbarkeit des Gemütes, am Abend sehr klagend.

Arzneimittel	Materia medica
Phosphoricum acidum	Er klagte fortwährend über seine Krankheiten.
Spiranthes	Ausgiebiges Klagen, mit Schluchzen. Klagende Stimmung.
Sulfur	Jammern und Klagen, mit Ringen der Hände Tag und Nacht, mit viel Durst und wenig Hunger, trotzdem schlingt sie ihr Essen hastig herunter.
Tarantula	Anfall von Wahnsinn; sie übt Druck auf ihren Kopf aus und zieht sich an den Haaren; ruht etwa 6 Minuten aus und dann beginnt sie von neuem mit Ruhelosigkeit, Klagen und Drohen. Sie schlägt ihren Kopf mit den Händen, kratzt sich, antwortet nicht, wenn sie gefragt wird.
Thea	Außerordentlich reizbar und schwach; beklagt sich in erster Linie über ein leeres Gefühl im Epigastrium.
Tussilago fragrans	Klagende Stimmung, nörgelt an allem herum, macht gehässige Bemerkungen, deren Natur er selbst nicht erkennt, daher ist er auch verwundert, daß andere sich dadurch verletzt fühlen können; aus diesem Grund bleibt er, als er sich des Charakters seiner Aussagen bewußt wird still, aus Angst seine Kollegen zu verletzen.

1.8 Beleidigend (RG.8/II)

Dieses Symptom sollte man gemeinsam mit dem Symptom »*Fluchen, verfluchen*« (RG.21/II) betrachten, um daraufhin beide voneinander unterscheiden zu können. Beide Ausdrücke bezeichnen verbale Angriffe auf Menschen oder Dinge. Die »beleidigende« Person benutzt rüde oder beleidigende Ausdrücke um jemand anderen anzugreifen. Dahingegen ist das »Fluchen« ein energischer Ausdruck dafür, daß ein anderer Schaden nehmen möge. Ebenso bezeichnet dieser Begriff den Gebrauch von Flüchen als Ausdruck der Überraschung oder der Verärgerung.

▶ Bei der Bewertung dieser Symptome sollte man sich jedoch immer den Bildungsstand und die Lebensumstände des Patienten vergegenwärtigen.

Arzneimittel	Materia medica
Borax	Gewalttätig; er schimpft und flucht wegen Kleinigkeiten.
Cubeba	Hat den Anreiz, Leute zu verfluchen, sie zu schlagen, ihnen ins Gesicht zu spucken und sie sogar zu beißen.
Derris pinnata	Er ist in der Stimmung, zu schlagen und redet schlecht über seine engsten Freunde.
Hydrastis	Vergeßlichkeit (während des Schreibens). Sobald ich etwas möchte und mich darum bemühe oder meine Hand danach ausstrecke, vergesse ich für ein paar Sekunden, was ich wollte. Das macht mich dann sehr ärgerlich und ich bekomme Lust, alles und jeden, der mich in der letzten Zeit geärgert hat, zu verdammen und zu verfluchen.
Hydrophobinum (Lyssinum)	Durch alles gekränkt; gibt kränkende Antworten. Hat Lust dazu, beleidigende Ausdrücke zu verwenden.
Hyoscyamus	Beleidigend, streitend, disputierend.
Lilium tigrinum	Während der Anhörung einer Vorlesung bestand das Verlangen, den Dozenten zu schlagen und abends hatte sie Lust, zu fluchen und die Dinge im allgemeinen zu verdammen sowie obszöne Dinge zu sagen und zu denken; war in der Laune, Leute zu schlagen und zu verletzen. Als diese Gefühle entstanden, vergingen die uterinen Schmerzen.
Lycopodium	Wie von Sinnen; sie sucht Streit, macht unbegründete Vorwürfe, ist übermäßig gewalttätig und schlägt jene, die sie so beleidigt hat.
Mercurius solubilis	Mürrisch und mißtrauisch den ganzen Tag; er behandelt seine Kollegen beinahe beleidigend und sieht jedermann als seinen schlimmsten Feind an.
Nitricum acidum	Anfälle von Raserei und Verzweiflung mit Fluchen und Verwünschungen. Ist dazu aufgelegt, sich zu ärgern und beleidigende Ausdrücke zu verwenden.
Oenanthe	Exzessive Erregung; sie sprach zu sich selbst, fluchte und lästerte zu Gott. Zur selben Zeit wurde sie von krampfhaftem Lachen gepackt.

Arzneimittel	Materia medica
Opuntia	Am Nachmittag, Ausbruch von Gereiztheit, ärgerlich auf die nächsten Verwandten, in der Stimmung zu fluchen, sehr unzufrieden, kommt nicht hinweg über den Gedanken an Verletzungen, die durch Freunde zugefügt wurden.
Sarracenia	Hang zum ärgerlich werden und zum Aussprechen verletzender Worte sowie zu Exzessen.
Stramonium	Starkes Delirium, wütend, nicht beherrschbar, spricht unzusammenhängend und hat Lust dazu, in ihrer Sprache ausfallend zu werden; sie konnte nicht in einer Position gehalten werden, sondern rollte auf der Veranda umher, als ob sie blind wäre.
Veratrum album	Fluchen und Heulen die ganze Nacht und beklagt sich darüber, dumm zu sein; mit Kopfschmerzen und Speichelfluß.

1.9 Beleidigt, leicht, nimmt alles übel (RG.8/II)

Menschen mit diesem Symptom sind empfänglich dafür, nebensächliche Dinge oder harmlose Witze als Beleidigung aufzufassen, um dann gereizt oder sogar heftig zu reagieren. Es können unsichere Menschen sein oder Menschen mit einem *überstarkem Ehrgefühl*, bei denen bereits eine leichte Kränkung sehr schnell dazu führen kann, daß sie verärgert reagieren.

▶ Das Symptom *»Reizbarkeit, nimmt alles übel«* (RG.45/II) sollte beim Repertorisieren gemeinsam mit *»Beleidigt, leicht, nimmt alles übel«* benutzt werden.

1.10 Beschäftigung, Ablenkung bessert (RG.9/II)

Besserung durch Beschäftigung ist eine weit verbreitete Konstellation. Die Besserung kann sowohl physisch oder psychisch sein. Meist drückt sie sich in der Unfähigkeit aus, ohne Aktivitäten sein zu können. Solche Menschen können keine Minute der Untätigkeit ertragen. In wilder Aufregung werfen sie sich von einer Beschäftigung auf die nächste, ohne eine Pause zu machen. Dieses zwanghafte Verlangen nach Beschäftigung führt häufig dazu, daß sie Dinge tun, die eigentlich nicht zu ihrer Arbeit gehören. Solche Menschen lesen alles, was ihnen in die Hände fällt, ungeachtet dessen, ob es interessant ist oder nicht. Es geht nicht mehr darum, zu lesen, sie wollen vielmehr keinen einzigen Moment vergeuden. Manuelle Aktivitäten sind noch besser – Stricken ist die Haupttätigkeit vieler hyperaktiver Frauen. Viele solcher Patientinnen stricken im Wartezimmer, im Bus, oder während sie fernsehen.

◄ Man sollte das Symptom jedoch nicht mit »*Geschäftig*« (RG.31/II) oder »*Fleißig*« (RG.21/II) verwechseln.

Beispiele aus der Praxis:

▷ »Ich kann es nicht ertragen, müßig zu sein. Ich habe immer etwas zu tun, wenn nicht, suche ich mir eine neue Beschäftigung.«

▷ »Wenn ich nicht stricke, bin ich nicht glücklich. Ich stricke selbst dann, wenn ich fernsehe.«

▷ »Wenn ich traurig werde, suche ich mir eine Beschäftigung, um nicht den Dingen nachzuhängen.«

▷ »Ich bin nervös und ruhelos, ich halte nicht einmal für einen Augenblick inne, denn ich muß beschäftigt bleiben, weil ich sonst verzweifeln würde.«

▷ »Ich bin sehr aktiv, mache immer etwas am Haus, ob ich nun etwas streiche oder repariere. Wenn ich keine Beschäftigung habe, dann suche ich mir eine, sonst würde ich mich nicht gut fühlen. Ich hasse es, Zeit zu verschwenden.«

▷ »Ich war immer sehr aktiv, immer stricke oder nähe ich etwas, ich kann es nicht ertragen, untätig herumzusitzen und meine Zeit zu vergeuden. Wenn ich nichts zu tun habe, fühle ich mich sehr faul und werde depressiv.«

▷ »Ich muß immer beschäftigt sein. Selbst wenn ich fernsehe, dann stricke oder nähe ich dabei – ich habe das Gefühl, daß ich meine Zeit verschwenden würde, wenn ich das nicht täte.«

▷ »Ich bin hyperaktiv. Selbst im Urlaub finde ich Sachen, die erledigt werden müssen. Wenn nicht, dann bin ich ganz beunruhigt und werde depressiv.«

1.11 Bestimmtheit (RG.9/II)

Bei diesem Symptom handelt es sich um eine bestimmte Form von *Eigensinnigkeit* mit einer ganz eigenen Charakteristik. Bei »Bestimmtheit« finden wir im wesentlichen ein außergewöhnliches Selbstvertrauen, mit großer Gewißheit über Wort und Tat. Hierbei handelt es sich nicht um eine normale Charakteristik – Symptome müssen ja bekanntlich bis zu einem pathologischen Grade hervorstechend sein, um als signifikant gelten zu können. Bei »Bestimmtheit« fehlt jede Fähigkeit zu zweifeln. Nichts ist es wert, diskutiert zu werden, immer hat der Patient recht und er hat das Monopol auf die Wahrheit.

Bei Menschen, die für sich in Anspruch nehmen, sehr selbstsicher zu sein, liegt häufig ein Gefühl der Unsicherheit zugrunde. Bei »Bestimmtheit« kommt es jedoch nicht zu diesem Mechanismus. Ein solcher Mensch leidet nie unter Schüchternheit, Erwartungsangst oder Feigheit.

»Hartnäckigkeit« (RG.34/I) ist ein Symptom, das sowohl mit »Eigensinnigkeit« als auch mit »Bestimmtheit« eng verbunden ist. Der Patient hält dabei stur an seinen Meinungen oder Entscheidungen fest.

▶ In BOENNINGHAUSENS Repertorium finden wir unter den Rubriken »Dogmatisch« und »Bestimmtheit« dieselben Arzneimittel:

- **Camphora**
- **Causticum**
- **Ferrum metallicum**
- **Lachesis**
- **Mercurius vivus.**

Beispiel aus der Praxis:

▷ Eine 33 Jahre alte Frau: »Ich bin sehr dickköpfig, ich finde es sehr schwer, die Meinung anderer Leute anzuhören. Die Leute sagen, daß ich zu selbstsicher bin, daß ich nie an der Wahrheit meiner Worte zweifle.«

1.12 Boshaft (RG.11/I)

▶ Im englischen Repertorium faßt KENT unter der Rubrik »Boshaft« solche Symptome zusammen, die mit Groll synonym oder verwandt sind. Dort finden wir »Rachsüchtig«, »Nachtragend« und »Grollend". ⑬

Der Kranke selbst kann nur schwer erkennen, daß er rachsüchtig ist und selbst wenn er es erkannt hat, wird es ihm schwerfallen, es zuzugeben. Ebenso wie beim Neid oder beim Egoismus ist der Patient versucht, diese unsozialen Gefühle zu verstecken oder zu negieren und wenn man sie fragt, ob sie rachsüchtig sind, so werden sie es meist verneinen. Möglicherweise sagen einige so etwas, wie: »Ich bin nicht rachsüchtig, aber ich habe ein gutes Gedächtnis« oder: »Ich bin nicht rachsüchtig, aber ich vergesse selten etwas.« Weitere häufige Aussagen sind: »Wenn mich jemand beleidigt, dann ist er für mich gestorben« und »Es gibt keine Rache, ohne vorausgegangene Kränkung.« Zweifellos muß auch dieses Gefühl häufig und stark erlebt werden, um als ein wirkliches Symptom gewertet werden zu können.

Wenn ein solcher Patient über seine Beziehungen zu Freunden oder Verwandten erzählt, hören wir von langen Phasen des Grolles und der Rachegefühle gegen eine oder mehrere dieser Personen. Auslöser konnte dabei eine geringe emotionale Frustration oder ein Streit sein, letztlich kann dem aber sowohl eine kleine Meinungsverschiedenheit, als auch tief empfundener Haß zugrunde liegen. Das Gefühl verringert sich aber nicht im Laufe der Zeit, sondern es wird, unabhängig von der ursprünglich auslösenden Ursache, immer wieder durch die Erinnerung hervorgeholt. Der rachsüchtige Patient kann weder vergeben, noch vergessen.

Bei Kindern kann das Grollen kürzere Zeit andauern. Wenn Sie bei der Befragung der Eltern zu hören bekommen, daß das Kind »einige Tage lang« grollt, dann sollte uns das nicht von der Wertung als Symptom abhalten, da für ein Kind »ein paar Tage« »einigen Jahren« beim Erwachsenen gleichkommen.

Die Worte eines **Natrium muriaticum**-Patienten zeigen uns, wie aus einer emotionalen Frustration tiefe Rachegefühle werden können: »Ich lasse mich emotional vollkommen auf Menschen ein, aber wenn dieser Mensch mich betrügt, dann könnte ich ihn verbrennen – nie könnte ich diese Schmähung vergessen.«

Nicht selten wird Groll von dem Wunsch nach *Rache* begleitet. In solchen Fällen ist eine Wertung als Symptom zweifellos legitim. Dafür hat BARTHEL die Rubrik »*Rache, Haß und*« (SR.572) als Unterrubrik von »*Haß*« (SR.570), in sein Synthetisches Repertorium aufgenommen, für die er BOENNINGHAUSENS Repertorium als Quelle angibt.

Zwischen dem Groll und dem Haß gibt es eigentlich keinen signifikanten Unterschied. Man kann einzig feststellen, daß es sich beim Groll um ein aktuelles, gerade bestehendes Gefühl handelt, und daß der Haß das auslösende Gefühl für den Groll war. Aber die beiden Begriffe sind in ihrer Bedeutung eigentlich zu verwandt, als das man sie trennen könnte.

Diesen Zusammenhang finden wir auch im Repertorium: alle Arzneien des Symptoms »Haß«, mit Ausnahme von **Rhus toxicodendron,** tauchen ebenfalls unter der Rubrik »Boshaft« auf. In diesem Punkt hängen die beiden Symptome so eng voneinander ab, daß KENT in der Rubrik »Haß« empfiehlt, noch einmal bei Groll nachzuschauen.

Wie ein Beispiel für das Symptom Haß ist die Aussage folgender Patientin:

▷ »Wenn mein Mann etwas an mir kritisiert, dann haue ich ihm eine runter; in solch einem Augenblick hasse ich ihn so sehr, daß ich ihm den Tod wünsche.«

Arzneimittel	Materia medica
Comocladia	Streithafte, rachsüchtige Stimmung, während einer ganzen Woche und Verachtung für die Gegner.
Haematoxylon	Boshaftigkeit.
Hydrastis	Schlechte Laune; Rachsucht. Boshafte, ärgerliche Stimmung, mit dem Verlangen, jeden vor den Kopf zu stoßen, der anderer Meinung ist; das dauerte den ganzen Tag an. Boshaftigkeit mit einer Laune, alles und jeden zu stoßen und zu schlagen; dieses Gefühl verschwand gegen Abend.
Manganum	Verbitterte Stimmung, unversöhnlich, und lange Zeit grollte er gegen jemanden, der ihn beleidigt hatte.
Natrium muriaticum	Haß gegen Menschen, die ihn beleidigt hatten.
Nitricum acidum	Lange gehegter Groll, unempfindlich gegen Entschuldigungen und Rechtfertigungen.
Opium	Sehr nachtragend in der Nacht.
Pediculus	Boshafte, spöttische Laune.
Sarracenia	Grollender Charakter, mit peinlicher Genauigkeit, speziell dann, wenn er sich krank fühlt.
Sulfur	Zahlreiche, krankhafte und außergewöhnlich unangenehme Einfälle, die Groll verursachen; jedoch freudige Gedanken (und Melodien), meist aus der Vergangenheit, nehmen von ihr Besitz; sie drängen ihr ins Gedächtnis, so daß sie sich während des Tages nicht von ihnen losmachen kann, mit Vernachlässigung der Geschäfte, schlechter am Abend, wenn sie durch die Gedanken vom Einschlafen abgehalten wird.
Tussilago fragrans	Klagende Stimmung, nörgelt an allem herum, macht gehässige Bemerkungen, deren Natur er selbst nicht erkennt, daher ist er auch verwundert, daß andere sich dadurch verletzt fühlen könnten; aus diesem Grund bleibt er aus Angst, seine Kollegen zu verletzen still, als er sich des Charakters seiner Aussagen bewußt wird.

1.13 Böse, bösartige Veranlagung (RG.11/I)

Hierbei handelt es sich um die *extremste Form der Boshaftigkeit*. Man findet es bei perversen und abnormen Menschen, die Strukturen des menschlichen Zusammenlebens zerstören und dem Leben anderer Menschen großen Schaden zufügen. Das Symptom wird vorherrschend bei Kriminellen, Mördern, Dieben und Schwindlern gefunden. Schlechten Menschen, die keinerlei Schuldbewußtsein oder Bedauern empfinden.

Arzneimittel	Materia medica
Cubeba	Rasende Verrücktheit, mit Boshaftigkeit; er zerbricht alles, an das er heranreichen kann, aus bloßer Bosheit.
Curare	Jähzornigkeit, bösartige Veranlagung; wünscht sich im Hinterhalt zu liegen, um andere anzugreifen, sie sogar zu töten und auszurauben.
Sarracenia	Verrücktheit, mit Bosheit und Wut oder guter Laune und extremer Selbstzufriedenheit. ⑭

1.14 Chaotisches, wirres Verhalten (RG.11/II)

Ein chaotischer Mensch hat absolut keinen Sinn für Ordnung. Alles ist vollkommen durcheinander. Er kann tun was er will, er schafft es nicht, sich zu organisieren. Weder weiß er, wo etwas ist, noch weiß er, was er gerade tun sollte.

▶ Dieses Symptom sollten wir aber abgrenzen von der Gewohnheit eines faulen Ehemanns, der seine Sachen überall herumliegen läßt, wohl wissend, daß seine entgegenkommende Frau alles für ihn wegräumen wird, ebenso wie von den Gewohnheiten des Kindes, dessen Spielsachen durch die Mutter weggeräumt werden.

Menschen jeden Alters können chaotisch sein, aber am häufigsten findet man dieses Symptom bei Kindern. Uns allen ist der schlampige Junge bekannt: das Hemd hängt aus der Hose, die Schuhlasche ist nicht zurechtgezogen und das Haar ist zerzaust. Wenn man seine Schulhefte anschaut, sieht man, daß die Schrift immer wieder von den Linien abkommt und daß die Seiten voller Eselsohren sind. Oft sind solche Jungen auch unbedacht und stolpern über herumliegende Sachen. (Siehe auch »*Unbekümmert*« (RG.58/I))

Das Symptom kann auch bei der chaotischen Hausfrau, die einfach keine Ordnung halten kann, zutreffen: ihre Wohnung ist ein einziges Chaos, in dem man einfach nichts finden kann. Menschen wie sie können in wenigen Augenblicken ein derartiges Durcheinander zustande bringen, das sie Stunden dafür brauchen würden, um wieder Ordnung zu schaffen.

Wenn Patienten erzählen, daß sie immer alles finden, wie unordentlich es auch aussehen mag, reicht das allerdings nicht, um auf das Symptom »chaotisch« zu schließen. Wirklich chaotische Menschen sind mehr oder weniger vollständig konfus.

▶ Die Symptome »*Müßiggang*« (SR. 597) und »*Unsauberkeit*« (SR. 400) sind häufig mit »chaotisch« assoziiert.

Verwandte Symptome im Synthetischen Repertorium:
▷ Ordentlich ausführen, kann nichts (792)
▷ Unordentlich (1054)

Beispiele aus der Praxis:
▷ Ein Arzt: »Ich bin total chaotisch. Ich kann nicht einmal die Krankengeschichten meiner Patienten in Ordnung halten. Mit allem anderen ist es genauso.«
▷ »Ich bin furchtbar unorganisiert. Damit Sie verstehen, wie extrem es ist, gebe ich Ihnen ein Beispiel: Vor ein paar Tagen habe ich meine Geldbörse verlegt. Überall habe ich danach gesucht; natürlich habe ich auch in meiner Handtasche nachgesehen, aber nirgends habe ich sie gefunden. Zum Schluß hat mein Mann die Börse gefunden. Sie war in meiner Handtasche.«
▷ »Mein Schwiegervater sagt immer, ich sei ›Juanita Chaos‹ weil ich so schlecht organisiert bin. Ich kann einfach keine Ordnung halten. Jedes Mal vergesse ich, bei der Zahnpastatube den Deckel wieder aufzuschrauben oder meinen Kamm nicht herumliegen zu lassen und immer, wenn ich vom Einkaufen zurückkomme, habe ich etwas von dem, was ich besorgen wollte vergessen.«
▷ »Ich bin furchtbar schlecht organisiert – ob es mein Zahnarzttermin ist, den ich vergesse oder ob es Rechnungen sind, die ich bezahlen muß. Ich komme spät nach Hause und lasse dann alles unaufgeräumt herumliegen.«
▷ »Ich kann überhaupt keine Ordnung halten. Ich komme mit der Zeit durcheinander. Meine Kleider sehen immer unordentlich aus. In meinen Taschen sind Tausende von kleinen Notizzetteln, die mich daran erinnern sollen, irgendwelche Dinge zu erledigen. Meinen Taschenkalender benutze ich nie.«

▷ »Ich bin nicht sehr ordentlich – immer durcheinander. Stapel von Dokumenten liegen in meinem Büro herum, weil ich es nicht schaffe, sie ordentlich wegzusortieren.«

1.15 Depression, wolkigem Wetter (RG.16/I)

▶ Unter dieser Rubrik finden wir nur eine Arznei und zwar **Ammonium carbonicum.** Daher empfiehlt es sich, diese Rubrik mit der etwas allgemeineren *»Wolkiges Wetter verschlechtert«* (RG.1199/II) zu kombinieren, die eine große Zahl von Arzneimitteln unter sich vereinigt.
Traurigkeit bei wolkigem Himmel ist ein Symptom, das einem häufig begegnet. Um es bei der Repertorisation verwenden zu können, sollte der Patient es immer entwickeln, wenn der Himmel sich bewölkt und natürlich sollte es verworfen werden, wenn es eine logische Erklärung dafür gibt. So erzählte mir ein Patient, daß er an wolkigen Tagen immer depressiv würde, weil er sie mit Regen verbinde. Dieser Regen wiederum erinnerte ihn an sein Geburtshaus, dessen Dach undicht war. Daher hat ihn das wolkige Wetter immer an die Armut seiner früheren Tage erinnert.

1.16 Diktatorisch, herrisch, dogmatisch, despotisch (RG.16/I)

Der diktatorische, tyrannische, dominante Typus ist jedermann gut bekannt. Das Symptom kann schon in sehr frühem Alter auftauchen. So finden wir es beim Säugling, der beharrlich die Beachtung seiner Person einfordert und bei dem Kind, das extrem unabhängig ist, Befehle gibt und seinen Willen denen aufdrängt, die es umgeben. Das Ziel des diktatorischen Menschen ist es, Macht über andere zu erhalten. Jedermann soll ihm dienen und zur Verfügung stehen.
Differenzieren sollte man dieses Symptom von Führungsqualitäten, die recht normal sind; einige Menschen haben eine natürliche Autorität. Während jedoch der Führer seine Dienste zugunsten anderer Menschen oder einer gemeinsamen Sache einsetzt, unterstellt der Diktator Menschen und Ideale seinen Interessen. Jeder, der in dieser Gruppe Führungsqualitäten und die Befähigung dafür zeigt, wird aus der Gruppe ausgeschlossen, da der Diktator Angst haben muß, daß er selbst eines Tages hinausgeworfen wird.
Bei der Anwendung dieses Symptoms auf Patienten, die fortwährend versuchen, ihren Weg durchzusetzen oder Aufmerksamkeit zu erregen,

oder auch versuchen, andere Leute dazu zu bringen, etwas für sie zu tun, muß man darauf achten, daß der Grund für ihr Benehmen nicht Selbstsucht oder Faulheit ist. So erzählte zum Beispiel ein **Sulfur**-Patient: »Ich mag es, Befehle zu geben, weil ich faul bin und ich finde es angenehm, wenn andere Leute Dinge für mich erledigen.« Hierbei handelt es sich deutlich um »Faulheit« und nicht um »diktatorisch«.

Ein **Lycopodium**-Patient versteckte Gefühle der Minderwertigkeit hinter einem diktatorischen Verlangen. Er erzählte mir: »Ich bin streng, weil Weichheit ein Zeichen von Schwäche ist.«

Zweifellos ordnet KENT *dogmatisch* der Rubrik »diktatorisch« zu, weil dieses Symptom häufig bei starken und dominanten Persönlichkeiten auftritt. Der dogmatische Mensch hat Charaktereigenschaften, die ebenfalls unter dem Symptom *»Fanatismus«* und *»Bestimmtheit«* zu finden sind. Er verteidigt extreme Vorstellungen und gibt sich Utopien hin. Fehler in seinen Doktrinen, die er blind verteidigen würde, erkennt er nicht, auch wenn sie sich widersprechen oder inkohärent sind.

Arzneimittel	Materia medica
Arnica	Widerspenstige Unverschämtheit und Anmaßung.
Lycopodium	Wahnsinnig, wütend, neidisch, vorwurfsvoll, überheblich und gebieterisch.

1.17 Eifersucht (RG.16/I)

Bei der Beurteilung dieses Gefühles muß man große Vorsicht walten lassen, da es sich um eine sehr weit verbreitete Empfindung handelt, wodurch sein Wert als Symptom geschmälert wird. Kinder und junge Pärchen zeigen häufig auf die eine oder andere Art und Weise Zeichen der Eifersucht und bevor man in solchen Fällen das Symptom annehmen kann, muß die Eifersucht in einem *außergewöhnlichen Ausmaß* vorliegen.

Um die Eifersucht als Symptom werten zu können, sollten eine oder mehrere der folgenden Charakteristika zutreffen:

- Die Eifersucht ist grundlos. Wenn ein Motiv existiert, können wir sie nicht als Symptom annehmen.
- Das Gefühl ist heftig und obsessiv.
- Die Eifersucht erzeugt Gefühle des Leidens.
- Die Eifersucht geht mit Vorwürfen an den Partner einher, was nicht selten zum Streit führt.

Obwohl die Eifersucht immer einen Beigeschmack von Neid hat, sollten wir beide Gefühle voneinander zu trennen wissen. Ein praktisches Beispiel soll verdeutlichen, was ich damit meine: eine junge Frau, die ich einmal mit **Sepia** behandelt habe, erzählte mir bei ihrer ersten Konsultation, daß sie als Kind immer auf ihren Bruder eifersüchtig war. Als ich sie fragte, warum das so war, antwortete sie:»Er war der Junge, und deshalb durfte er spät heimkommen und Schimpfworte verwenden, wohingegen ich ›die Kleine‹ war und mit meinen Puppen spielen mußte.« In diesem Fall ist das zugrundeliegende Gefühl der Neid und nicht die Eifersucht.

Arzneimittel	Materia medica
Anantherum	Unbeherrschbare Eifersucht, alles erzeugt Eifersucht.
Lachesis	Gegen Abend eine sehr ungewöhnliche, beinahe verrückte Eifersucht, genauso unsinnig, wie unwiderstehlich.
Nux vomica	Aus Eifersucht streitet er sich, ist vorwurfsvoll, schimpft und ist beleidigend, verwendet unfeine Ausdrücke; kurze Zeit später heult und weint er lautstark.
Opium	Erschien eifersüchtig und angstvoll wegen der Leute in seiner Umgebung.

1.18 Egoismus (RG.16/I)

Der Egoist denkt allein an sich selbst. Es geht ihm nur um sein eigenes Wohlergehen, die Interessen der anderen übersieht er. Es ist für ihn auch unmöglich, mit anderen zu teilen. Er gibt nichts von sich, nicht einmal seine Zeit, die er nur seinen eigenen Belangen widmet. Ein selbstsüchtiges Kind ißt seine Süßigkeiten allein auf, und wenn etwas übrigbleibt, versteckt es den Rest vor seinen Freunden, um nicht mit ihnen teilen zu müssen. Obwohl es Spielsachen hat, die ihm ganz allein gehören, will es auch die Spielsachen des Bruders oder der Schwester haben. Teilen ist für dieses Kind unvorstellbar.
Der skrupellose Mensch, der andere für seine Zwecke ausnutzt, ist ebenso selbstsüchtig.

Verwandte Symptome:

▷ »Gleichgültigkeit, gegen andere« (RG.33/II)

▷ »Gleichgültigkeit, um das Wohlergehen anderer« (RG.33/II)

Beispiele aus der Praxis:

▷ »Ich bin egoistisch. Ich nehme, was ich brauche, ohne an andere Menschen zu denken; alles dreht sich um mich.«

▷ »Ich hatte einen Streit mit meiner Frau, weil sie den Fön an einen Freund verliehen hat. Ich habe ihn gebraucht und er war nicht da. Das ist mein Fön, nicht ihrer.«

▷ »Meine Frau ist Psychologin. Sie hat mir von ihren Patienten erzählt, aber ich hatte schon bald keine Lust mehr zuzuhören und wollte mich mit etwas anderem beschäftigen. Daraufhin hat sie sich bei mir beklagt, daß ich ihr nicht zuhöre, daß ich sehr egozentrisch sei.«

▷ »Marcello (so erzählte mir seine Mutter) macht immer, was er will. Er hängt die ganze Zeit vor dem Fernseher und niemand kann mehr ein anderes Programm sehen. Er denkt niemals an andere.«

▷ »Ich bin sehr besitzergreifend, ich verleihe meine Werkzeuge nie an irgend jemanden und mein Auto würde ich nicht einmal meiner Frau leihen.«

1.19 Eigensinnig (RG.16/I)

▶ Eigensinnigkeit ist ein uns allen gut bekannter Charakterzug. Man muß ihn allerdings von Symptomen wie *»Herausfordernd, trotzig«* (RG.35/I), *»Bestimmtheit«* (RG.9/II) und *»Widersprechen, Widerspruch, verträgt keinen Widerspruch«* (RG.77/II) abgrenzen.

Das Symptom »Eigensinnig« hat viele Synonyme: widerspenstig, stur, hartnäckig, halsstarrig, verstockt, verbissen, zäh. Ein eigensinniger Mensch hält bis zum bitteren Ende an seiner Meinung oder Vorstellung fest. Nichts kann ihn von seinem Irrtum überzeugen oder dazu bringen, seinen Standpunkt zu ändern. Er weicht keinen Zentimeter zurück.

Eine andere Manifestation dieses Symptoms ist die Beharrlichkeit. Wir finden sie bei hartnäckigen Menschen mit starkem Willen, die unermüdlich und stur arbeiten, bis sie ihre Ziele erreicht haben. Solch ein Mensch behält seine Ziele klar im Auge und Hindernisse bringen ihn nur dazu, seine Anstrengungen und seine Konzentration noch zu steigern.

Arzneimittel	Materia medica
Arnica	Eigensinniger und dickköpfiger Widerstand gegen die Ansichten anderer Menschen.
Calcarea carbonica	Eigensinnige Veranlagung. / Eigensinnige, niedergeschlagene Stimmung.
Camphora	Verlangen zu streiten; eigensinnig.
Capsicum	Eigensinnig und schreit auf.
Carbo animalis	Eigensinnig; niemand konnte etwas tun, um es ihm recht zu machen.
Causticum	Wütend, eigensinnig und streitsüchtig.
Chamomilla	Ärgerlich, schlecht gelaunt und eigensinnig bis zum Streit, zu Beginn der Menstruationsblutung.
Chelidonium	Eigensinnigkeit.
Drosera	Eigensinnigkeit in der Ausführung seiner achtsam zurechtgelegten Pläne.
Hepar sulfuris	Extrem ärgerlich und eigensinnig.
Ignatia	Gegen Abend ist er unzufrieden, mürrisch und eigensinnig; niemand kann es ihm recht machen oder ihm zu Gefallen sein.
Ipecacuanha	Neigt extrem zu Eigensinn und Ärgerlichkeit.
Kalium jodatum	Halsstarrige Eigensinnigkeit.
Lycopodium	Er kann eine innere Eigensinnigkeit kaum verbergen.
Muriaticum acidum	Eigensinnig, ärgerlich; unwillig irgendeine Art von Arbeit zu beginnen; am Abend.
Nitricum acidum	Verdrießlich, mit trauriger und eigensinniger Stimmung, mit Ruhelosigkeit, so daß sie nicht weiß, wohin sie sich wenden soll.
Phosphoricum acidum	Eigensinnig wegen allem.
Phosphorus	Eigensinnig.
Silicea	Nervöse Erregung. / Das Kind wird eigensinnig und dickköpfig. / Eigensinnig.

Arzneimittel	Materia medica
Sulfur	Eigensinnig und weinerlich zur Zeit des morgendlichen Stuhlgangs. Kann an nichts denken, wofür sie dankbar wäre; ist eigensinnig und unnachgiebig, ohne zu wissen warum. / So eigensinnig und mürrisch, daß er niemandem antwortet und niemanden in seiner Nähe toleriert; er kann das, was er sich wünscht, nicht schnell genug erreichen.

1.20 Empfindlich, geringstes Geräusch, gegen (RG.17/I)

Das Tropfen des Wasserhahns, das Geräusch des Windes, das Ticken der Uhr oder das Summen einer Fliege – das alles sind Geräusche, die einem Patienten mit diesem Symptom auf die Nerven gehen. Er hört solche Geräusche und empfindet sie als sehr störend.

1.21 Empfindlich, Sinneseindrücke, gegen (RG.17/II)

▶ Dieses Symptom muß in einem *außergewöhnlichen Grade* vorliegen, bevor man es für die Repertorisation in Erwägung ziehen kann.

Es paßt auf solche Menschen, die viel an ihre Sinnenfreuden und deren Erfüllung denken. Sie mögen es, gut zu essen und zu trinken, erfreuen sich an guter Musik und finden große Erfüllung in der Sexualität. Sie lieben das Prickeln eines jeden angenehmen Gefühls.

Solche Menschen machen einen Kult aus ihrer Neigung und widmen ihrer Erfüllung viel Zeit, Vorstellungskraft und Energie.

Eine Patientin sagte einmal: »Ich bin sehr sinnlich, ich liebe Musik, Farben, Formen, Tanzen, Malen und körperliche Freuden. Ich mag es zu schmecken und esse langsam, um es wirklich zu genießen.«

Die Rubrik *»Gourmand«* (SR. 565) ist ein verwandtes Symptom, welches auf Menschen zutrifft, die üppige Mahlzeiten mögen und sich an großen Mengen guten Essens erfreuen können.

1.22 Entrüstung (RG.18/I)

▶ Die Modalität *»Entrüstung, Beschwerden, durch«* (RG.18/I) wird häufig mit *»Kränkung, Beschwerden nach«* (RG.37/II) verwechselt, weil der Patient in beiden Fällen unter etwas leidet, was er als Beleidigung seiner Person empfindet.

Es ist möglich, daß beide Symptome gleichzeitig vorhanden sind, ihr Unterschied liegt indes in der Tatsache, daß bei Entrüstung immer auch ein Gefühl der Verärgerung vorliegt. Solche Menschen, die schnell entrüstet reagieren, haben ein gesteigertes Empfinden für Ehre, Rechtschaffenheit und Gerechtigkeit. Ihre zentrale Aussage ist:»Ich hasse jede Art von Ungerechtigkeit.« Solche Patienten reagieren auf jedes Zeichen von unverdienten Privilegien ärgerlich und Vordrängler erregen bei ihnen Gefühle der Verachtung, weil für sie jeder seine Zeit zu warten hat.

Verwandte Symptome:
▷ Zorn, Beschwerden nach, mit Entrüstung (RG.79/I)
▷ Ehrgefühl, Folge von verletztem (RG.16/I)
▶ Das erste dieser beiden Symptome sollte mit der Rubrik»Entrüstung« kombiniert verwendet werden, weil sie dadurch um die Arzneien **Lycopodium, Mercurius vivus** und **Natrium muriaticum** erweitert wird. Diese Konstitutionstypen sind häufig entrüstet.

Verwandte Symptome im Synthetischen Repertorium:
▷ Ungerechtigkeit nicht ertragen, kann (633)

Beispiele aus der Praxis:
▷ »Es war keine korrekte Ausschreibung, nach der die Professur vergeben wurde. Selbst wenn es mich meine Karriere kosten sollte, werde ich Briefe an die Fakultät schreiben um mich darüber zu beschweren. Ich bin so verärgert.«
▷ »Die Ungerechtigkeit, die Lügen und die Betrügereien machen mich wütend. Alle, die für das, was in Argentinien passiert ist, verantwortlich sind, sollten umgebracht werden.«
▷ »Respektlosigkeit und Ungerechtigkeit finde ich empörend, so etwas macht mich sehr ärgerlich.«
▷ »Ungerechtigkeit macht mich krank und Anmaßung toleriere ich nicht.«
▷ »Auch wenn es mich nichts angeht, aber Ungerechtigkeiten ertrage ich nicht. Wenn jemand im Betrieb übergangen wird, dann gehe ich seinetwegen zum Chef, um mich für ihn einzusetzen.«
▷ »Wenn es zu Ungerechtigkeiten kommt, reagiere ich sehr heftig – ich werde dann ärgerlich und verbittert. Das ist auch der Grund, weshalb ich mich zur Sozialarbeit entschlossen habe.«
▷ »Die Gesellschaft, für die ich siebzehn Jahre lang gearbeitet habe, ist verkauft worden. Vorher hatte ich die dritthöchste Position nach dem Chef inne und nun haben sie mich wegrationalisiert. Ich war furchtbar entrüstet und seitdem geht es mir nicht gut. Meine Nerven sind nicht in

Ordnung, ich bin intolerant und ich werde oft laut. Ich bin ein völlig anderer Mensch geworden.«

▷ »Es regt mich wirklich auf, wenn jemand in zweiter Reihe parkt oder auf der Überholspur schläft. Ich ärgere mich sehr darüber, wenn jemand keinen Respekt für die Rechte der anderen hat. Ich kann es überhaupt nicht ertragen, wenn ich im Laden stehe und darauf warte, bedient zu werden und dann kommt jemand herein und fragt nach diesem oder jenem, ohne erst einmal abzuwarten, bis er an der Reihe ist.«

Arzneimittel	Materia medica
Arsenicum	Entrüstung am Morgen, wenn er im Bett ist; er schiebt empört die Kissen umher, deckt sich auf, sieht niemanden und will nicht angesprochen werden. / Entrüstung, abwechselnd mit Milde; in ihrer Entrüstung schaut sie niemanden an und will nichts hören; sie weint auch.
Calcarea phosphorica	Wegen unerfreulicher Nachrichten ist er außer sich, Schweiß bricht aus; neigt zu Entrüstung und Zorn.
China	Ärgerlich und unentschlossen; sie ist nicht imstande, ihr Ziel zu erreichen und daher ist sie entrüstet.
Ferrum phosphoricum	Begründete Entrüstung wird gefolgt von Beklemmung der linken Brust und des Bauches.

1.23 Ernst (RG.18/I); Feierlich (RG.21/I)

Die Menschen dieser Gruppe sind immer und bei jeder Gelegenheit umsichtig, ernst und formell. Nie sind sie vergnügt und nie machen sie Witze oder lachen.

◀ Das *gegenteilige* Symptom ist »*Leichtsinnig, frivol*« (RG.39/II).

Arzneimittel	Materia medica
Arsenicum	Große Ernsthaftigkeit.
China	Ernste Stimmung.
Cina	Große Ernsthaftigkeit und Empfindlichkeit; bei dem kleinsten Scherz ist er gekränkt.
Cyclamen	Obwohl vorher fröhlich, wurde er nun plötzlich ernst und irgendwie ärgerlich; nach einiger Zeit wurde er wieder lebhaft, kurz danach schlecht gelaunt.
Ferrum	Ich bin geneigt, Kleinigkeiten großen Wert beizumessen und bin generell in einer ungewöhnlich ernsten Stimmung, ohne äußeren Anlaß.
Gratiola	Ernst, nachdenkliche Stimmung.
Hydrophobinum (Lyssinum)	Fühlte sich ungewöhnlich ernst.
Ignatia	Still, ernst, melancholisch; kann nicht dazu gebracht werden, zu sprechen oder vergnügt zu sein; mit flachem wäßrigem Geschmack aller Nahrungsmittel und geringem Appetit.
Ledum	Große Ernsthaftigkeit den ganzen Tag; alles, was ihm passierte, wurde nachdenklich und ernst betrachtet.
Origanum	Sie war in einer sehr gerührten Stimmung; nach dem 5. oder 6. Tag wurde sie ernst, angstvoll, still, traurig, unzufrieden, verzweifelt und lebensmüde.
Phosphoricum acidum	Traurig, ernst, entmutigt, nur beim Gehen an der frischen Luft, je weiter er geht, desto mehr nimmt es zu; im Haus wird es graduell weniger und er wird lebhafter.
Platinum	Am ersten Tag sehr ernst und schweigsam, am nächsten Tag macht sie Witze und lachte über alles.
Senecio	Abends in einer meditativen Stimmung, sehr ernst, geneigt über die Vergangenheit und die Zukunft nachzudenken.

Arzneimittel	Materia medica
Staphysagria	Ernste Stimmung, still beschäftigt mit sich selbst, spricht sehr wenig.
Sulfuricum acidum	Gesetzte, ernste Geistesverfassung.
Thuja	Bemerkenswert ernste Stimmung bei einem jungen Mädchen. / Sehr ernste Gemütsverfassung, trotz Vergnügtheit derer um ihn, am Abend.
Tilia	Ernste, nachdenkliche Stimmung.
Valeriana	Ernsthaftigkeit.

1.24 Erwartungsangst, Beschwerden durch (RG.19/II)

Dies ist ein sehr verbreitetes Symptom. Die Beschwerden durch Erwartungsangst zeigen sich besonders häufig bei unsicheren Patienten mit Versagensangst und bei Patienten mit Angst vor der Zukunft. Zweifellos jedoch muß der Patient nicht unsicher sein, noch muß bei ihm eine Angst vor der Zukunft bestehen, damit wir diese Beschwerden als Symptom werten können. Es genügt uns bereits die Präsenz einer körperlichen oder geistigen Beschwerde, die auf dem Boden eines zukünftigen Ereignisses entstanden ist, welches für den Patienten den Rang einer Verpflichtung einnimmt.

Die normale Nervosität des Prüflings vor seinem Examen sollte nicht als Symptom angesehen werden. Ausgenommen in solchen Fällen, bei denen die Nervosität so stark wird, daß sie den Prüfling, mit Furcht, Durchfall, Herzklopfen, Schlaflosigkeit, Bauchkrämpfen und so weiter behindert. Manchmal verschwinden die Beschwerden, sobald die Aufgabe oder das Examen beginnt: der Student, der einen Augenblick zuvor noch starr vor Angst war, wird vollkommen ruhig und legt eine exzellente Prüfung ab.

Patienten, die bereits eine Stunde vor dem eigentlich vereinbarten Termin im Wartezimmer sitzen oder die erzählen, daß sie immer an Schlaflosigkeit leiden, bevor sie zu ihrem Arzt, zu ihrem Rechtsanwalt oder auch nur auf Reisen gehen, leiden ebenso unter Erwartungsangst.

In der Rubrik »Beschwerden, Erwartungsspannung« (SR. 15) seines Repertoriums beging BARTHEL den Fehler, die Rubrik »Erwartungsangst« mit der Rubrik »Ahnung, Vorgefühl«, aus dem Repertorium von BOENNINGHAUSEN, zu vereinigen. Die dort aufgeführten Arzneien, wie zum Beispiel **China, Kalium carbonicum, Lachesis, Sepia** und so weiter, umfassen zwar Vorahnungen, aber keine Erwartungsangst.

Verwandte Symptome
▷ Angst, Erwartungsspannung vor einer Verabredung, bei (RG.3/II)
▷ Angst, Zeit festgesetzt ist, wenn (RG.6/I)
▷ Erregung, Erwartung von Ereignissen, in (RG.18/II)
▷ Furcht, Kirche oder Oper zu gehen, wenn bereit zur (RG.25/I)
▷ Hast, Zeit einzuhalten, um die verabredete (RG.34/II)

Verwandte Symptome im Synthetischen Repertorium
▷ Erwartungsspannung, Lampenfieber (SR. 54)
▷ Furcht, Prüfung, vor (SR. 498)

1.25 Fanatismus (RG.20/I)

Fanatismus kann bei Männern und Frauen jeden Alters gesehen werden, am häufigsten aber bei jungen Menschen. Diese Menschen können jeder politischen Partei oder religiösen Gruppe angehören; daher ist es sehr wichtig, herauszufinden, wo die Interessen und Meinungen des Patienten liegen.

Ein Fanatiker kann leicht durch seine Haltung und sein Benehmen erkannt werden. Innerhalb einer Gruppe kann er sich mit leidenschaftlichem Enthusiasmus der Unterstützung einer Idee hingeben. Je größer die Wertigkeit eines Einwandes ist, desto aggressiver und hartnäckiger wird er diese verteidigen. Lieber würde er sterben, als zuzugeben, daß er selbst falsch liegt und sein Gegner recht hat. Das führt dazu, daß er seine Probleme bis zur Absurdität verknüpft, als daß er versucht, sie zu lösen.

Seine Blindheit und seine fehlende Flexibilität bewahren ihn vor einer Klarstellung seiner Gedanken und einem Wechsel der Vorstellungen. Anderen Sichtweisen gegenüber verschließt er sich.

Bei Kindern zeigt sich Fanatismus als eine extreme, fast manische Neigung oder Anhänglichkeit an Sachen. Eine Mutter sagte über ihren 6 Jahre alten Sohn: »Manchmal ist er richtig fanatisch. Erst mußte er wie besessen, den ganzen Tag mit seinem Tretauto spielen, und jetzt ist es der Fußball, für den er alles fallengelassen hat. Sobald wir nach draußen gehen, dribbelt er mit seinem Ball, oder auch nur mit Steinen.«

Religiöser Fanatismus hat mit der Rubrik »Religiöser Erregungszustand« (RG.45/II) eine *eigene Rubrik*. Eine **Sulfur**-Patientin berichtete einmal: »Ich bin sehr religiös und ich empfinde tief für Jesus Christus. Fortwährend denke ich darüber nach, warum Jesus dieses oder jenes gesagt hat, mein ganzes Leben dreht sich um die Religion.«

Arzneimittel	Materia medica
Thuja	Schwachsinnig, mit frommem Fanatismus, große Angst vor Arbeit, unaufhörliche Ruhelosigkeit, Schlaflosigkeit, Verstopfung und Unterdrückung der Regelblutung, allmähliche Abnahme 14 Tage nach Einnahme der Arznei und innerhalb von 9 Monaten dauerhafte und radikale Heilung.

1.26 Faulheit, Abneigung gegen Arbeit (RG.20/I); Ehrgeiz, fehlender (RG.16/I)

▶ Faulheit im Sinne eines Symptoms muß man von physischer Schwäche oder Inaktivität abgrenzen, denn hier finden wir eine organische Erklärung für diesen Zustand.

Einem wirklich faulen Menschen fehlt es nicht an Energie. Faule Kinder spielen und rennen und springen genauso viel wie ihre Freunde, wenn sie aber ihre Hausaufgaben machen, im Haushalt helfen oder einige Besorgungen erledigen sollen, fehlt ihnen die Kraft, sich dazu aufzuraffen. Sie horten ihre Energie und nutzen sie für solche Aktivitäten, an denen sie wirklich interessiert sind. ⑮

Derartige Menschen haben keinen Ehrgeiz. Es gibt für sie eine große Zahl von Schimpfausdrücken: Faulpelz, Tunichtgut, fauler Knochen und so fort.

(Siehe auch »Geschäft, Abneigung gegen")

Beispiele aus der Praxis:

▷ »Veronica würde nichts tun, wozu sie keine Lust hat. Weil es ihr soviel Spaß macht, verbringt sie Stunden damit, zu kochen, ich kann sie aber einfach nicht dazu bringen, ihre Hausaufgaben zu erledigen oder zu baden. Sie ist sehr gerne mit ihrer Freundin zusammen, aber sie würde sich nicht die Mühe machen, bei ihr anzurufen oder zu ihr zu gehen, um sie zu treffen.«

▷ »Natalia ist sehr faul. Sie lehnt sich gerne in ihrem Sessel zurück, legt ihre Füße hoch und sieht fern. Wann immer sie etwas haben möchte, bittet sie einen von uns, es ihr zu besorgen.«

▷ »Weil sie so faul ist, ist sie in der Schule nicht so gut, wie sie es sein könnte, – sie zieht die Bequemlichkeit vor. Als sie noch jünger war, hatte sie eine starke Abneigung gegen alles, was physische Anstrengung bedeutete.«

Verwandte Symptome im Synthetischen Repertorium:

▷ Antrieb, fehlender (23)

▷ Müßiggang (597) – Dieses Symptom wird in KENTS Repertorium durch die Rubrik »Faulheit« abgedeckt. Die Referenz dazu finden wir in T. F. ALLENS »Encyclopaedia of Pure Materia Medica«, Band 11, Seite 655.

Arzneimittel	Materia medica
Aloe	Große Faulheit gegen Mittag. Große Erschöpfung und Faulheit.
Borax	Er vertrödelt den Nachmittag, kommt nicht recht zu seiner Arbeit; wechselt von einer Beschäftigung zur anderen, von einem Raum in den anderen; bleibt nicht bei einer Beschäftigung. / Abgeneigt, zu arbeiten; er erledigt nur, wozu er gewaltsam gezwungen wurde.
Bromum	Er wird widerwillig gegen seine Beschäftigung, es scheint, als ob er sie aufgeben müßte.
Bufo	Faul und entmutigt.
Cantharis	Sehr mürrisch, faul, schläfrig, melancholisch, gereizt.
Causticum	Sehr ärgerlich und faul.
China	Kein Verlangen zu arbeiten; er ist inaktiv.
Cina	Vollständige Abneigung gegen Arbeit.
Coca	Nicht in der Laune, zu lernen oder Journale zu lesen; faul und schläfrig.
Cocculus	Kein Verlangen zu arbeiten.
Elaps	Abneigung gegen Arbeit.
Natrium carbonicum	Träge Stimmung, phlegmatisch, faul. / Widerwille gegen Arbeit; er geht untätig umher, wenn er jedoch einmal mit der Arbeit angefangen hat, so geht es weiter wie üblich.
Paullina pinnata	Faul und abgeneigt gegen Arbeit.

Arzneimittel	Materia medica
Physostigma	Es ist mir vollständig unmöglich, mich zu konzentrieren oder eine einzige Zeile zu übersetzen (4. Tag); totale Abneigung gegen jegliche geistige Arbeit; Faulheit und Apathie herrschen vor.
Robinia	Faulheit und Apathie, mit dem Verlangen, die ganze Zeit im Bett zu verbringen.
Spongia	Ärgerlich und faul; wünschte zu ruhen und war nur wenig geneigt, zu sprechen.

1.27 Feigheit (RG.21/II)

Feigheit ist ein Gefühl der Schüchternheit, es wird begleitet von Unentschlossenheit und manchmal besteht auch der Wunsch wegzulaufen.
Das Motto des Feiglings ist: »Laß' dich nicht hineinziehen!«. Es ist ihm unerträglich, sich Problemen zu stellen oder irgendeine Art von Risiko in Kauf nehmen zu müssen. Seine Überzeugung, daß Probleme unlösbar sind, bringt ihn dazu, sich ihnen auch nicht zu stellen. Deshalb vergibt er Chancen und läßt das Leben an sich vorbeiziehen, ohne Vertrauen in die eigenen Fähigkeiten, in die Möglichkeiten des persönlichen Erfolges.
Der Feigling ist ein Mensch, der es bereits in der Schule immer vermieden hat, in Kämpfe verwickelt zu werden, selbst wenn sein Gegner schwächer war als er. Seine Zeit als Student schleppt sich dahin und er sieht, wie Leute ihn überholen, die jünger sind als er selbst, während er immerfort jenes »eine Jahr mehr« oder »nur einen weiteren Kredit« benötigt. Er ist der ewige Verlobte, für den eine Heirat eine völlig neue Welt von Verantwortung bedeutet, mit der er sich nicht konfrontiert sehen will. Es ist der Kaufmann, der keine geschäftlichen Risiken eingeht, sondern eher die Sicherheit eines schmalen Einkommens bevorzugt. Er schreckt zurück, wenn er angegriffen wird. Aus Angst vor einer wütenden Zurückweisung hält er lieber den Mund, anstatt etwas zu sagen. Er scheint friedliebend zu sein, ist aber eigentlich nur daran interessiert, seine eigene Haut zu retten. Was ihm fehlt, ist das, was die mutige Person zuviel hat (Siehe »Mutig« (RG.41/II)).

Arzneimittel	Materia medica
Causticum	Mangel an Courage.
Cuprum	Angsterfüllt; fehlende Courage.
Acidum hydrocyanicum	Fehlende Courage.
Ipecacuanha	Seine Courage nimmt ab und er neigt sehr zu Verdrießlichkeit und schlechter Laune.
Sepia	Völliges Fehlen von Courage.
Sulfur	Traurig, ohne Mut.

Gegenüberstellung von »Mutig«

Arzneimittel	Materia medica
Bovista	Sehr mutig und lebhaft; er möchte mit jedem kämpfen.
Ignatia	Kühnheit.
Natrium carbonicum	Resolut, beharrlich, selbstbeherrscht, mutig.
Opium	Kriminelle (in Indien) verlieren ihre Angst vor dem Tode und gehen mutig zu ihrer Hinrichtung ⑯. Große Stärke: Courage, Selbstzufriedenheit. Gefühl der Courage mit Aktivität, als ob er mit Gewalt alles vollenden könnte, was erwartet wird, ohne Furcht und Angst, mit einem speziellen Gefühl der Lebhaftigkeit.

1.28 Fleißig (RG.21/II); Arbeitswut(RG.7/I); Aktivität, Verlangen nach (RG.1/II)

Fleiß – eine Hingabe zu harter Arbeit – ist natürlich häufig ein völlig normales Charakteristikum.
Das wird durch die Materia Medica bekräftigt, wenn bei Arzneimitteln wie **China, Digitalis** und **Ledum** Aktivität und Fleiß als kurative Symptome aufgeführt sind. Der Wert dieses Symptoms wächst verständli-

cherweise mit der Stärke seiner Ausprägung: einige Menschen sind richtig süchtig nach Arbeit. Ein fleißiger Mensch betätigt sich, im Gegensatz zu jenen, die nur beschäftigt sein müssen (siehe »*Beschäftigung, Ablenkung bessert*« (RG.9/II)) immer produktiv und kann Perioden der Freizeit noch genießen.

Arzneimittel	Materia medica
China	Verlangen nach Arbeit, Verlangen zu lesen, zu schreiben, nachzudenken; eine generelle, bemerkenswerte Aktivität und Fleiß (kurative Handlung).
Digitalis	Neigung zu geistiger Arbeit und jeder Art von Beschäftigung (kurative Handlung).
Ignatia	Sehr fleißige Stimmung; ruhelos tut er mal dieses, mal jenes.
Indigo	Großes Verlangen zu arbeiten.
Lachesis	Er möchte sehr viel tun; fängt viele Sachen an. / Verlangen nach sehr großer Beschäftigung, ohne die geringste Ausdauer. / Er sitzt spät in der Nacht bei geistiger Arbeit, mit großer Aktivität. / Er ist am Abend getrieben, produktiv zu arbeiten, obwohl er während des Tages sehr müde gewesen ist; er sitzt die ganze Nacht, ohne die geringste Schläfrigkeit oder Erschöpfung; er schreibt mit größter Freiheit und gesteigerter Vitalität über alles, was er weiß; neue Dinge bremsen fortwährend seinen Geist; ebenso erregt ist er am folgenden Tag nach sehr wenig Schlaf; die Aktivität nimmt nur graduell ab, ohne folgende Reaktion des Geistes; bei wiederholten Prüfungen.
Ledum	Freudige Stimmung; mit Selbstzufriedenheit und Verlangen nach Aktivität. ⑰
Lycopodium	Erregt, geschäftige Stimmung am Abend, ohne Ausdauer wechselte er von einem Thema zum anderen, mit dem Problem, die Gedanken zu konzentrieren und noch größerer Schwierigkeit, irgend etwas zu beenden; während des Lesens schlief er ein.

Arzneimittel	Materia medica
Opium	Ich fühlte ein intensives Verlangen nach Beschäftigung und konnte kaum den Wünschen meiner Freunde, mit denen ich verkehrte, nachgeben.

1.29 Frechheit, Impertinenz (RG.22/I)

»Impertinenz« und »Unverschämtheit« sind Synonyme, weshalb wir im Repertorium unter beiden Rubriken *dieselben Arzneimittel* finden.
▶ *»Unverschämt«* (RG.59/I) hat jedoch ein paar zusätzliche Arzneimittel, und daher sollten wir uns auch auf dieses beziehen.

1.30 Frühreife (RG.22/II)

Ein frühreifes Kind entwickelt bestimmte geistige oder physische Qualitäten in einem früheren Alter, als es gemeinhin üblich ist: das eine kann im Alter von 3 Jahren lesen, ein anderes kann mit Unterstützung im Alter von 4 Monaten aufstehen, wieder ein anderes beginnt bereits noch früher mit der Zahnung. Bei der Bewertung dieser Symptome sollte man allerdings große Vorsicht walten lassen, da Eltern verständlicherweise dazu neigen, die Fähigkeiten ihrer Kinder etwas zu übertreiben. **Calcarea carbonica** erscheint im Synthetischen Repertorium in dieser Rubrik (»*Frühreife*«, SR. 800). Die Quelle dafür waren KENTS »Vorlesungen zur homöopathischen Materia Medica«. Allerdings beinhaltet **Calcarea carbonica** für KENT nur eine religiöse Frühreife.
▶ PASCHERO hat in dieser Rubrik **Carcinosinum** ergänzt und nach meiner Erfahrung ist dies auch die Arznei, die am häufigsten angezeigt ist.

1.31 Furcht (RG.23/I)

Das Repertorium enthält eine mannigfaltige Anzahl verschiedener Befürchtungen und alle haben großen Wert bei der Suche nach dem rechten Similimum.
Hier die gängigsten:

1.31.1 Furcht, Unfällen, vor (RG.27/I)

◄ Dieses Symptom sollte nicht mit »*Furcht, ereignen, etwas wird sich*« (RG.24/I) verwechselt werden. Bei diesem Symptom sollte ausgeschlossen werden, daß der Patient selbst oder ein enger Freund oder Verwandter in einen schweren Unfall verwickelt worden ist.

1.31.2 Furcht, Alleinsein, vor dem (RG.23/II)

Ein einfach zu verstehendes Symptom. Wenn die Angst davor, allein zu sein, daher rührt, daß der Patient Angst vor Einbrechern hat, so vermindert sich die Wertigkeit und möglicherweise muß das Symptom auch ganz abgelehnt werden. Ein interessantes Symptom ist in diesem Zusammenhang auch »*Gesellschaft, Abneigung gegen, jedoch schreckliche Furcht, allein zu sein*« (RG.32/I).

1.31.3 Furcht, Tieren, vor (RG.26/II)

Ein Symptom, das häufiger bei Frauen und Kindern gefunden wird. Es kommt dann zur Anwendung, wenn die Furcht sich gegen *jede Art* von Tieren richtet. Bei speziellerer Angst vor Hunden oder Katzen sollte man die speziellere Rubrik »*Furcht, Hunden, vor*« (RG.25/I) bzw. »*Furcht, Katzen, vor*« (SR. 483) anwenden. Der letzteren Rubrik sollte, nach PASCHERO, **Silicea** zugefügt werden. ⑱

Für die richtige Anwendbarkeit muß bei Angst vor Hunden ausgeschlossen werden, daß diese durch ein traumatisches Erlebnis entstanden ist, bei dem der Patient angegriffen oder gebissen wurde.

► Das Symptom besitzt dann eine sehr hohe Wertigkeit, wenn der Patient selbst realisiert, daß seine Furcht absurd und ohne jede logische Grundlage ist. So zum Beispiel, wenn er sich vor einem harmlosen Welpen fürchtet oder ausnahmslos auf die andere Straßenseite geht, um nicht an einem Hund vorbeigehen zu müssen.

1.31.4 Furcht, Menschenmenge, in einer (RG.25/II)

Diese Furcht begegnet uns in Fußballstadien, Kinos, Theatern, Demonstrationen und an anderen überfüllten Plätzen.

► Es muß von »*Furcht, Menschen, vor*« (RG.25/II) abgegrenzt werden, einem Symptom, bei dem die Anzahl der Anwesenden nicht relevant ist und üblicherweise Gefühle der Verfolgung assoziiert sein können.

Ein Patient sagte einmal: »Ich habe Angst vor den Menschen, weil sie sehr aggressiv reagieren können, ich habe schon gesehen, daß sie sich ohne jeden Grund geschlagen haben.«

1.31.5 Furcht, Dunkelheit, vor (RG.24/I)

Im Alter zwischen zwei und fünf Jahren ist es völlig normal, sich im Dunkeln zu fürchten. Wenn bei kleinen Kindern »Furcht vor Dunkelheit« irgendeinen Wert als Symptom bekommen soll, muß es über längere Zeit hinweg präsent sein. Hiervon ist jedoch die Furcht vor der Dunkelheit an einem fremden Ort oder beim Betreten eines unbeleuchteten Hauses auszunehmen. Ebenso kann man es bei Kindern ignorieren, die von den Eltern daran gewöhnt wurden, mit einer kleinen Lampe oder einem Spalt breit Licht durch die Tür einzuschlafen.

▶ Wenn jedoch Erwachsene in völliger Dunkelheit nicht einschlafen können, dann ist die Existenz dieses Symptoms als gesichert anzunehmen.

Die Furcht vor der Dunkelheit bekommt auch dann eine *geringere Wertigkeit,* wenn klar wird, daß es sich eigentlich um eine Furcht vor Geistern oder das Gefühl, daß jemand hinter einem steht, handelt – Symptome, die bei einigen Patienten dann auftauchen, wenn sie sich im Dunkeln befinden.

1.31.6 Furcht, Tod, vor dem (RG.26/II)

Furcht vor dem Tod ist ein konstitutives Kennzeichen der menschlichen Rasse.

▶ Sein Wert als Symptom beginnt erst dort, wo das normale Leben des Patienten gestört, die Furcht fortwährend und quälend wird. Es kann sich sowohl um eine Furcht vor dem nahen wie vor dem fernen Tod handeln.

Wir müssen unbedingt nach dem Grund für diese Furcht fragen: so ist zum Beispiel bei einem eifersüchtigen Patienten, der angegeben hat, sich vor dem Tode zu fürchten, weil er den Gedanken daran nicht erträgt, daß seine Frau nach seinem Tod noch einmal heiratet, diesem Symptom kein Wert beizumessen.

1.31.7 Furcht, Ziel nicht zu erreichen, das (RG.27/I)

▶ Viele Homöopathen interpretieren dieses Symptom falsch. Das Ziel ist *nicht transzendental* gemeint, es beschreibt vielmehr die Angst, aus Erschöpfung nicht mehr an einem bestimmten Ziel ankommen zu können.

Arzneimittel	Materia medica
Lycopodium	Müdigkeit und Erschöpfung während des Gehens, so daß er Furcht hatte, sein Ziel nicht mehr erreichen zu können, um 17 Uhr.

1.31.8 Furcht, Krankheit, vor drohender (RG.25/I)

Unter dieser Rubrik finden wir auch Arzneien, bei denen die Krankheit nicht nahe bevorsteht. Bei vielen Patienten ist Furcht vor Krankheit gleichzeitig mit Furcht vor dem Tode assoziiert.

▶ Wenn wir den Patienten fragen, warum er sich vor Krankheit fürchtet, so ergibt das manchmal Antworten von unschätzbarem Wert für die Charakterfindung.

Ein Patient sagte: »Ich habe Angst davor, krank zu werden, weil Krankheit einen handlungsunfähig macht und das gibt mir das Gefühl, anderen Leuten unterlegen zu sein. Ich vermittle immer den Eindruck, gesund zu sein.«

Angst vor Hunden kann die eigentliche Furcht vor einer Tollwutinfektion verdecken. Solch eine Angst vor ansteckenden Krankheiten wird im Synthetischen Repertorium durch *»Furcht, Krankheit, ansteckenden, epidemischen Krankheiten, vor«* (SR. 494) beschrieben. In KENTS Repertorium erscheint sie dagegen als *»Furcht, Infektion, vor einer«* (RG.25/I).

▶ Zum Zweck der Repertorisation sollten beide Rubriken kombiniert werden.

Ein Patient, der in einem Krankenhaus arbeitete, sagte: »Ich habe furchtbare Angst, mir irgendwo was einzufangen. Bei meiner Angst vor Patienten mit ansteckenden Krankheiten ist es manchmal sehr schwer, meine Arbeit vernünftig zu erledigen. Möglicherweise sollte ich meinen Beruf aufgeben.«

Furcht vor Infektionen kann sich ebenso in einer Angst davor ausdrücken, sich mit Tetanus oder epidemischen Krankheiten anzustecken und sich durch physischen Kontakt mit täglichen Gebrauchsgegenständen zu kontaminieren (eine Furcht, die den Patienten dazu bringt, seine Hände regelmäßig zu waschen, um einer Ansteckung vorzubeugen). Der Patient erzählte mir: »Ich würde nie im Bus einen Handgriff anfassen und es beunruhigt mich, wenn jemand vor mir niest oder hustet. Ich würde nie irgendwo anders als zu Hause ein Badezimmer benutzen.«

1.31.9 Furcht, Unheil, vor (RG.27/I)

▶ Die beiden Symptome »*Furcht, ereignen, etwas wird sich*« (RG.24/I) und »*Furcht, Unglück, vor*« (RG.27/I) sind eng mit »Furcht, Unheil, vor« verbunden.

Eine genaue Analyse dieser drei Symptome und ihrer Paragraphen, mit denen sie in ALLENS Enzyklopädie der reinen Materia Medica beschrieben sind, legt die Vermutung nahe, daß alle drei dieselbe Bedeutung haben und nur durch ihre jeweiligen Prüfer verschieden ausgedrückt wurden.

Unter der Rubrik »Furcht vor Unheil« finden wir all jene Arzneien mit Furcht vor etwas Bösem (an dieser Stelle kann für ›etwas Böses‹ auch jede beliebige andere Übersetzung von »Evil«, wie zum Beispiel Schlechtes oder Übles, eingesetzt werden). Bei dem Symptom »Furcht, ereignen, etwas wird sich« handelt es sich um die Furcht davor, daß sich etwas Schlechtes, Unangenehmes oder Unheilvolles ereignet. Wenn uns ein Patient erzählt, er habe Angst, daß etwas passiert, sollten wir für die Repertorisation die beiden Symptome »Furcht vor Unheil« und »Furcht, daß sich etwas ereignet« kombiniert benutzen.

▶ Dagegen verwenden wir das Symptom »Furcht vor Unglück« nur in dem Fall, in dem der Patient genau diese Furcht spontan und wörtlich äußert. Jedoch sollten wir auch hier die Existenz der beiden anderen Symptome nicht vergessen.

In den meisten Fällen, in denen der Patient etwas Schlimmes befürchtet, wird er, wenn man ihn bittet, konkreter zu werden, antworten: »Ein Unglück.«

Beispiel aus der Praxis:
Eine Patientin erzählte mir: »Wenn mein Mann oder eines meiner Kinder spät heimkommt, so muß ich unvermeidlich daran denken, daß mit ihnen etwas Schreckliches passiert ist. Als meine Tochter einmal Fieber hatte, kam mir gleich der Gedanke, daß sie sterben müßte und genauso war es, als meine Schwester an Hepatitis erkrankte.«

Arzneimittel	Materia medica
Alumina	Fortwährend ist sie von unguten Gedanken besessen, die sie zum Weinen bringen; zur selben Zeit fühlt sie sich unbehaglich und besorgt, als ob ihr ein Unheil geschehen würde; alles, was sie anschaut, erfüllt sie mit Traurigkeit.

Arzneimittel	Materia medica
Arnica	Besorgtheit um zukünftiges Unheil.
Calcarea acetica	Ängstliche Veranlagung, als ob in der Zukunft etwas Böses drohen würde oder befürchtet werden müßte, mit konstanter Neigung zu arbeiten.
Calcarea carbonica	Furchtsam und ruhelos, als ob etwas Schlimmes passieren würde.
Calcarea sulfurica	Übermäßige, bittere Melancholie, mit qualvollen Vorahnungen von Unheil geliebter Personen.
Castoreum	Sehr melancholisch und deprimiert, als ob ihr ein Unheil zustoßen würde, nachmittags.
Causticum	Ängstliche Besorgnis, daß etwas Unheilvolles passieren könnte, mit drängendem Stuhlgang.
Chininum sulfuricum	Der Tag klar und windig, für viele ein Feiertag und wenig Leute auf der Straße, sorgten dafür, daß die Straßenzüge sehr still erschienen; ich fühlte, wie eine Schwermut mich überfiel, als ob etwas Unheilvolles drohen würde; gebessert durch einen besonderen Glauben an die Allmächtigkeit; das geschah zwischen 15 Uhr und 16.15 Uhr. Wiederkehr dieses Gefühls von drohendem Unheil am Nachmittag. / Große Ängstlichkeit, auf Besorgnis hinauslaufend, als ob etwas Unheilvolles passieren würde.
Cina	Große Ängstlichkeit und Besorgnis, beim Gehen an der frischen Luft, als ob ihm etwas Unheilvolles passiert wäre.
Clematis	Ängstliches Unbehagen, als ob ihm etwas Böses widerfahren würde.
Ferrum	Angst, als ob ihr etwas Unheilvolles passiert wäre. Nächtliche Beklemmung, als ob ihr etwas Schlimmes passiert wäre; sie konnte nicht schlafen; warf sich im Bett hin und her.
Kalium jodatum	Sehr besorgt und weinerlich, als ob ein Unheil drohen würde, abends, mit der Dauer von zwei Stunden.
Lachesis	So große Besorgnis während des Reitens an der frischen Luft, daß es ihm erschien, als ob ihm großes Unheil drohen würde, wie ein unheilvolles Vorzeichen; es quälte ihn für mehr als eine Stunde.

Arzneimittel	Materia medica
Menyanthes	Besorgtes Gefühl in der Nähe des Herzens, als ob ein Unheil drohen würde, und als ob er eine Not überstehen müßte.

»Furcht, ereignen, etwas wird sich«

Arzneimittel	Materia medica
Causticum	Große Besorgnis, immer wenn etwas geschieht; mutlos, niedergeschlagen, übermäßige Erschöpfung und Entkräftung. Ängstliche und unbequeme Stimmung, als ob etwas Unangenehmes drohen würde; das macht ihn zu jeder Arbeit unfähig.
Elaps	Furchtsamkeit, große Angst davor, allein zu sein, als ob etwas passieren würde, oder als ob ein Rowdy eindringen würde.
Fluoricum acidum	Während des wackeligen Gefühls hat er die entschiedene, wenn auch nicht ängstliche Erwartung, als ob ihm dort etwas Schreckliches passieren würde, aber er fühlt keine Angst. / Ein Gefühl, als ob ihm Gefahren drohen würden, ohne daß er sich gefürchtet hätte; speziell während des Drucks im Hinterkopf, während des Schwankens, bei dem Schmerz in der Blase etc.
Hydrophobinum (Lyssinum)	Das Gefühl, als ob ich eine schlimme Nachricht gehört hätte oder noch hören würde; mürrisches und nörgeliges Gefühl bis 16 Uhr. / Sehr niedergeschlagene Stimmung; fühlte sich, als ob etwas sehr Unangenehmes passieren würde. / Das Gefühl, als ob bald etwas sehr Ärgerliches passieren würde; geht vorüber, wenn er daran denkt. / Er kann den Gedanken daran, daß etwas Schlimmes passieren wird, oder daß er etwas Schreckliches tun wird, nicht verdrängen. / Eine unbeschreibliche Vorstellung, daß mir etwas Furchtbares passieren würde, konnte ich nicht abschütteln; den ganzen Tag hatte ich das Gefühl, als ob mir ein großes Unglück geschehen würde.

Arzneimittel	Materia medica
Kalmia	Ein Gefühl der Angst; ich fühle mich, als ob mir etwas sehr Schreckliches passieren würde.
Moschus	Angst, als ob bald etwas passieren würde.
Strychninum	Eine Furcht vor etwas, was sich bald ereignet.

»Furcht, Unglück, vor«

Arzneimittel	Materia medica
Anacardium	Täuschung der Phantasie; er bildet sich ein, daß er hört, wie sein Name mit der Stimme der weit entfernten Mutter und Schwester gerufen wird, begleitet durch eine Vorahnung von Unglück und Angst.
Asterias rubens	Gefühl der exzessiven Qual, von Mittag bis 15 Uhr, es scheint, als ob Unglück drohen würde, als ob er schlechte Nachrichten hören würde, er fühlt sich dann, als ob er sich den Tränen hingeben müßte (6. Tag). / Depression, Gefühl der Müdigkeit; es scheint, als ob ihm ein Unglück geschehen würde, und daß er, sollte es wirklich über ihn hereinbrechen, eher weinen würde, als sich dagegen zu schützen oder darüber ärgerlich zu werden.
Calcarea carbonica	Erschreckte, beunruhigte Stimmung, als ob ihm oder jemand anderem bald ein Unglück geschehen würde, welche er nicht überwinden konnte.
Clematis	Er schien von einem Kummer oder Schmerz oder dem Schatten eines drohenden Unglücks bedrückt.
Cyclamen	Ärgerlich und traurig; hat keine Lust zu arbeiten; sie fühlt große Angst, als ob ein großes Unglück drohen würde.
Glonoinum	Ein Gefühl des drohenden Unglücks, mit Sensationen im Brustkorb.
Graphites	Große Angst, am Abend, als ob ein Unglück passiert wäre, mit Hitze des Gesichts und Kälte der Hände und Füße.

Arzneimittel	Materia medica
Jodum	Er fürchtet, daß aus jeder Art Lappalie ein Unglück entstehen würde.
Magnesia sulfurica	Besorgt und mutlos, als ob ein Unglück drohen würde.
Phellandrium	Traurige Stimmung und Furcht den ganzen Tag, wie von drohendem Unglück; sie weinte und war geneigt, an traurige Themen zu denken.
Phosphorus	Angst, wie von drohendem Unglück.
Sulfur	Ängstliche Veranlagung; ich konnte mich von der Erwartung eines großen Unglücks nicht freimachen, obwohl ich keinen Grund für eine solche Furcht hatte, am Abend.
Tabacum	Unbehaglichkeit und Angst, am Nachmittag, als ob ein Unglück eintreten würde.
Veratrum album	Angst, als ob er ein großes Unglück fürchten würde, als ob etwas Unheilvolles drohen würde.
Zincum	Ängstliche Stimmung, wie von einem Unglück.

1.31.10 Furcht, Geistern, Gespenstern, vor (RG.24/II)

Diese Furcht ist häufiger, als man erwarten würde, jedoch schämen sich viele Patienten sie zuzugeben. Die Furcht vor Geistern und Gespenstern bezieht auch eine Angst vor Toten oder Erscheinungen von »der anderen Seite« mit ein.

1.31.11 Furcht, hochgelegenen Orten, vor (RG.25/I)

Auch dies ist eine häufigere Befürchtung, obwohl in dieser Rubrik nicht viele Arzneien erscheinen. In den meisten Fällen haben die Patienten ebenfalls das Symptom »*Schwindel, hochgelegenen Orten, an*« (RG.86/II).

◄ Als Symptom sollte man »Furcht vor hochgelegenen Orten« allerdings verwerfen, wenn sie nur beim Fliegen oder in großen Höhen auftritt. Menschen, die eine wirkliche Höhenangst haben, könnten es nicht ertragen, im ersten Stock auf dem Balkon zu stehen und Kinder würden nicht auf Bäume klettern oder Schlitten fahren.

1.31.12 Furcht, engem Raum, in; Klaustrophobie (RG.24/I)

Klaustrophobie ist die Furcht oder Angst, die in geschlossenen Räumen auftritt. Das klassische Beispiel ist die Furcht vor Aufzügen: einige Menschen würden eher zehn Treppen hinauf gehen, als einmal den Lift zu benutzen. Andere ertragen es nicht, wenn die Türen oder Fenster geschlossen bleiben (in solch einem Fall sollte man nachforschen, ob es sich nicht eher um die Symptome *»Allgemeines, Freien, Verlangen«* (RG.1147/II) und *»Allgemeines, Freien, Besser im«* (RG.1147/II) handelt). Es gibt zwei allgemeine Symptome, bei denen es in geschlossenen Räumen schlimmer ist: *»Allgemeines, Keller, Gewölbe etc. verschlechtert«* (RG.1153/I) und *»Allgemeines, Ohnmacht, engen, geschlossenen Raum, im«* (RG.1165/II).

◄ Das Symptom *»Angst, Haus, im«* (RG.4/II) ist, obwohl im Falle des Arzneimittels **Tilia,** nicht immer eine Modalität der Klaustrophobie.

Klaustrophobie kann durch eine Angst vor dem Tod verdeckt werden. So sagte eine Patientin, daß sie vorm Sterben Angst habe, als sie jedoch gefragt wurde, warum das so sei, antwortete sie ohne Zögern: »Weil ich Angst davor habe, in einen Sarg gesteckt zu werden. Ich habe schon mit meiner Familie gesprochen und möchte unbedingt verbrannt werden.« In diesem Fall war sicherlich die Klaustrophobie das relevantere Symptom.

Arzneimittel	Materia medica
Tilia	Er kann wegen eines Gefühls der Besorgnis und Angst nicht im Haus bleiben; der Raum scheint zu eng und er ist gezwungen, ins Freie zu gehen, am Abend, als er sich besser fühlt.

1.31.13 Furcht, Geräusche, durch (RG.25/I)

▶ Dieses Symptom ist sehr nützlich in der Kindheit, den größten Wert zeigt es nach dem ersten Lebensjahr.

Kinder mit diesem Symptom fürchten sich vor den Geräuschen von Autohupen, Maschinen, Staubsaugern und Mixern. Ein 3 Jahre altes Kind zum Beispiel hatte ebenso Angst vor Spielzeugrevolvern und Ballons. *»Furcht vor Geräuschen«* kann ebenso auf das Symptom *»Furcht, Räubern, vor«* (RG.26/I) hinweisen.

1.31.14 Furcht, Armut, vor (RG.23/II); Furcht, Ruin, vor finanziellem (RG.26/I); Furcht, Armut, vor (RG.23/II)

»Furcht vor Armut« kann man bei Menschen, die in ihrer Vergangenheit Zeiten der Not erlitten haben, als echtes Symptom annehmen, vorausgesetzt, daß diese Furcht hinreichend ausgeprägt ist. Geschäftsleute und Fabrikanten, die sich ständig um den Verkauf ihrer Waren Sorgen machen und mit einer ständigen Furcht vor einer Geschäftsflaute leben, kann man dieses Symptom zuordnen.
Bei vielen Patienten sind Ängste vor finanzieller Unsicherheit von Angst vor Hunger oder Verhungern begleitet: *»Furcht, verhungern, zu«* (RG.27/I).

1.31.15 Furcht, Öffentlichen Orten (RG.26/I)

▶ Dieses Symptom Agoraphobie ist das Gegenteil von Klaustrophobie.
Der Begriff beschreibt eine krankhafte Angst davor, weite und offene Flächen (ein Platz oder eine Straße) allein zu überqueren, häufig mit begleitenden Gefühlen der Qual.
Ein Patient erzählte mir:»Ich habe Angst vor großen, leeren Flächen, wie Strände oder große Plätze oder in den Bergen. Es macht mir Angst.«
Man sollte bei allen Patienten, die Angst davor haben, nach draußen zu gehen, untersuchen, ob es sich nicht eigentlich um eine Agoraphobie handelt.
◀ Wenn allerdings die Furcht oder Angst, vor die Tür zu gehen, nicht notwendigerweise mit offenen und großen Plätzen assoziiert ist, kann man eine Agoraphobie ausschließen.

1.31.16 Furcht, Fahren im Wagen, beim (RG.24/II)

Dieses Symptom steht auch für eine Furcht davor, in einen Autounfall verwickelt zu werden. Man muß herausfinden, ob der Patient in seiner Vorgeschichte in einen Autounfall verwickelt worden ist.
▶ Eine kuriose Modalität, die bei vielen **Sepia**-Frauen bemerkt worden ist, ist eine Furcht beim Mitfahren in dem vom Ehemann gefahrenen Wagen.

1.31.17 Furcht, Räubern, vor (RG.26/I)

Vorsichtsmaßnahmen gegen Diebstahl oder Einbruch zu unternehmen, sind natürliche Impulse eines jeden Individuums. Die Stufe einer Furcht erreicht es dann, wenn wie besessen wieder und wieder das Türschloß überprüft, unter das Bett und in den Kleiderschrank geschaut wird. Solche Menschen erstarren, wenn sie das geringste verdächtige Geräusch hören.

1.31.18 Furcht, Gewitter, vor (RG.25/I)

Diese Furcht kann nicht als ein wirkliches Symptom gewertet werden, wenn der Patient im Zusammenhang mit einem Gewitter ein Unglück erlebt hat, wie zum Beispiel ein Blitzschlag, der sein Haus zerstört hat.

1.32 Gedächtnisschwäche (RG.28/I)

Die häufigsten Modalitäten sind:
- *Gedächtnisschwäche, auszudrücken, sich (RG.28/II)*
  Dieses Symptom erklärt sich von selbst. Bei der Konsultation spricht der Patient langsam und findet nicht die richtigen Worte, um seine Sätze zu bilden. Er weiß nicht, wie er seine Symptome ausdrücken soll.
- *Gedächtnisschwäche, Eigennamen, für (RG.28/II)*
  Hierbei handelt es sich um die am weitesten verbreitete Modalität. Einige Patienten erzählen, das sie die Namen von Familienmitgliedern, Freunden oder sogar ihren eigenen Namen **(Medorrhinum)** vergessen.
- *Gedächtnisschwäche, Worte, für (RG.29/I)*
  Dieses Symptom paßt selbst in jenen Fällen, wenn alltägliche Begriffe häufig vergessen werden.

1.33 Geringschätzung, Beschwerden durch (RG.31/II)

Dieses Symptom bezieht sich auf Menschen, die speziell auf geringschätzige Behandlung oder Mißachtung empfindlich reagieren.

Beispiele aus der Praxis:
- ▷ »Ich bin sehr leicht beleidigt, und es dauert ziemlich lange, bis ich darüber hinweg bin.«
- ▷ »Wenn mich jemand anfährt oder zurechtweist, werde ich krank.«
- ▷ »Ich bin sehr schnell verletzt, wenn mich jemand mit Verachtung straft. Ich habe das Gefühl, als ob jede Bemerkung, die über mich gemacht wird, unflätig sein müßte.«

Arzneimittel ⑲	Materia medica
Chamomilla	Neigung zu Zorn, Geringschätzung und Streitsucht. / Mürrisch, zu Geringschätzigkeit aufgelegt.
Cicuta virosa	Verachtung und Geringschätzung gegen das menschliche Geschlecht; er ging ihnen aus dem Weg, verabscheute ihre Tollheiten sehr und seine Veranlagungen schienen sich zur Misanthropie auszuweiten; er zog sich in seiner Einsamkeit zurück.
Comocladia	Selbstzufriedene Gedanken und Verachtung anderer.
Guaiacum	Verachtung.
Ipecacuanha	Schlecht gelaunt, still, in sich selbst zurückgezogen, alles geringschätzend. Mürrische Stimmung, die alles geringschätzig macht, dabei wünscht er sich, daß auch andere nichts werten oder schätzen mögen.
Natrium muriaticum	Geringschätzig, schlecht gelaunt, aufgebracht.
Nux vomica	Geringschätzig, mürrisch, zur Ärgerlichkeit aufgelegt.
Platinum	Verachtend, schaut mitleidig auf die Leute herab, die üblicherweise verehrt werden, mit einer anfallsweise gegen ihren Willen auftretenden wegwerfenden Geste.
Spongia	Geringschätzig, eigensinnig, schlecht gelaunt.

1.34 Geschäfte, Abneigung gegen (RG.31/II)

Abneigung gegen seine Geschäfte und in Erweiterung dessen, Abneigung gegen die eigene Arbeit oder den Beruf ist ein Symptom, welches eng mit »*Faulheit*« (RG.20/I) verbunden ist. Der Unterschied besteht darin, daß sich die Faulheit bei den Patienten mit »Abneigung gegen seine Geschäfte« ausschließlich dann zeigt, wenn er seine Aufgaben erledigen soll.

1.35 Geschwätzigkeit (RG.31/II)

Geschwätzigkeit ist ein Symptom, das vorzugsweise während manischer Zustände gefunden werden kann. Jede Unterhaltung wird von einem reißenden, nie enden wollenden Wortschwall begleitet.
Einen geschwätzigen Menschen kann man leicht erkennen. Es ist sehr schwer, ihn dazu zu bringen, die auftauchenden Fragen zu beantworten und es ist beinahe unmöglich, ihn zu unterbrechen. Für den Homöopathen wird der geschwätzige Patient häufig zur großen Last, der nicht nur seine Geduld, sondern auch die Geduld der Patienten, die zufällig im Wartezimmer sitzen, erschöpft.
In einer Konsultation ist die Geschwätzigkeit für den Patienten eine Art der Katharsis, bei der er sich etwas von der Seele redet, wie es sonst bei einer Beichte geschehen würde.

▶ Das Symptom hat einen größeren Wert, wenn es generalisiert auftritt – das heißt, wenn der Patient zu jeder Zeit und zu jedermann über alles mögliche spricht.

1.36 Gesellschaft, Abneigung gegen, schreckliche Furcht, allein zu sein, jedoch (RG.32/I)

▶ Ein interessantes Symptom. Dieser Mensch möchte einerseits allein sein, will aber andererseits jemanden in der Nähe haben. (Beachte ebenso: »Angst, allein zu sein«.)

1.37 Getragen zu werden, wünscht (RG.32/II)

▶ In der Pädiatrie hat dieses Symptom einen großen Wert. Es sollte generell als eine Modalität der Besserung von geistigen oder physischen Symptomen wie Unruhe, Weinen, Schmerzen etc. angewandt werden.
Häufig mögen es kleine Kinder, wenn sie getragen werden. Seinen Wert als Symptom bekommt es aber erst, wenn die Kinder älter werden und der Wunsch getragen zu werden, spontan entsteht und nicht durch Handlungen der Erwachsenen anerzogen worden ist.

▶ Besonderen Wert erhält es dann, wenn die Kinder normalerweise nicht getragen werden wollten.

Verwandte Symptome:
▷ Stilles Wesen, getragen wird, nur still wenn (RG.53/II)
▷ Ruhelosigkeit, Kindern, bei, Herumgetragen-Werden bessert (RG.47/II)

▷ Weinen, getragen wird, wenn, still, nur wenn es getragen wird, Kind ist (RG.76/I)

Arzneimittel	Materia medica
Chamomilla	Das Kind ist nur ruhig, wenn es auf dem Arm getragen wird.
Ipecacuanha	Wimmernde Stimmung, muß getragen werden.

1.38 Gewissenhaft in Kleinigkeiten (RG.32/II)

Der kleinliche Mensch ist ein selbst ernannter Perfektionist, er ist extrem genau und ein Liebhaber des Unverdorbenen. Seine Vorstellungen von Sauberkeit, Aufgeräumtheit und Ordnung liegen deutlich über den normalen Vorstellungen: Sie sind maßlos übertrieben. Es ist das Kleinkind, welches schmutzige Hände, offene Schubladen oder offene Türen unerträglich findet und den Krümel auf dem Fußboden sieht. Man kann das Symptom sehr schön beim Spiel solcher Kinder beobachten.

Für **Arsenicum album** ist es unerträglich, wenn ein Bild schief an der Wand hängt. Es ist nicht nur so, daß sie es geradehängen wollen, es schmerzt sie geradezu, wenn sie das nicht tun können.

Bei **Sepia**-Frauen ist dieses Symptom häufig in einer manischen Sauberkeit ausgedrückt, welche in einem so hohen Grade vorhanden sein kann, daß es in der Familie zu Streit kommt. Eine solche Patientin erzählte mir: »Sie sagen, daß ich verrückt bin, nur weil ich, nachdem der Besuch gegangen ist, auch wenn das um vier in der Frühe ist, noch spüle, die Servietten und die Tischdecke wasche und die Wohnung aufräume.«

▶ Unter »Gewissenhaft in Kleinigkeiten« gibt es einen Querverweis zu »*Sorgsamkeit*«. Ein sorgsamer Mensch hat in allem, was er tut, einen starken Sinn für Verantwortung und Pflichten.

Arzneimittel	Materia medica
Hyoscyamus	Er wirft sich selbst etwas vor und hat Gewissensbisse.
Ignatia	Reine, sensible Stimmung, feinfühlige Gewissenhaftigkeit.

Arzneimittel	Materia medica
Jodum	Milde Sinnesart, sorgsam, schüchtern, mit derber Empfindsamkeit.

1.39 Gleichgültigkeit, Teilnahmslosigkeit, Apathie usw. (RG.33/I)

Obwohl Gleichgültigkeit in Fällen von Melancholie ganz gewöhnlich ist, ist es doch sehr nützlich, wenn die Modalitäten analysiert werden. Die gängigsten und aussagekräftigsten Modalitäten sind *»Gleichgültigkeit, alles, gegen«* (RG.33/II) sowie *»Gleichgültigkeit, Vergnügen, gegen jedes«*.

1.39.1 Gleichgültigkeit, alles, gegen (RG.33/II)

Hier finden sich wirklich apathische Menschen, die ihr Interesse sogar an solchen Dingen verloren haben, die sie früher einmal anregten. Sie sind einsilbig, freudlos, humorlos, sprechen wenig und lächeln kaum.

Beispiele aus der Praxis:
▷ »Nichts interessiert mich, ich habe gar nicht das Verlangen, irgend etwas zu tun, es macht mir keinen Spaß mehr zu kochen. Ich hasse jede Art von Arbeit. Oft habe ich keine Lust zu sprechen.«
▷ »Ich habe keinen Enthusiasmus mehr, alles scheint monoton zu sein, und ich sehe einfach den Sinn nicht mehr.«
▷ »Alles was ich will, ist, im Bett zu bleiben. Ich sehe nicht fern, lese keine Zeitung, nichts interessiert mich. Ich habe kein Sexualleben, meine Frau erträgt mich nicht mehr. Ich möchte noch nicht einmal meine Verwandten besuchen.«

Arzneimittel	Materia medica
Arnica	Gleichgültigkeit gegen alles.
Bovista	In Gesellschaft war sie lebhaft; allein, traurig, depressiv, und ohne Interesse für irgend etwas.
Cannabis sativa	Nichts befriedigt ihn; er ist gleichgültig gegen alles.

Arzneimittel	Materia medica
Capsicum	Gleichgültigkeit gegen alles.
Carbo vegetabilis	Gleichgültig, völlig interesselos. / Er hörte alles, ohne daß es ihm angenehm oder unangenehm gewesen wäre, und ohne daß er darüber nachgedacht hätte. / Musik, die er gern hat, interessiert ihn den ganzen Tag über nicht.
Chamomilla	Fehlende Aufmerksamkeit, unachtsam; äußere Objekte machen auf ihn keinen Eindruck; er ist allem gegenüber gleichgültig.
Cicuta virosa	Er war gleichgültig gegen alles und begann zu zweifeln, ob er sich wirklich in dem Zustand befand, in dem er sich angetroffen hatte.
Cina	Gleichgültigkeit; weder angenehme noch unangenehme Dinge machen auf ihn den geringsten Eindruck.
Crocus	Gleichgültigkeit gegen alles.
Crotalus horridus	Niedergeschlagenheit und Gleichgültigkeit gegen alles.
Cubeba	Ausbrüche von Niedergeschlagenheit, Apathie, Unempfindlichkeit; er ist gleichgültig gegen alles.
Curare	Gleichgültig gegen alles, was um ihn vorging.
Digitalis	Sehr gleichgültig gegen alles, für einige Tage.
Ferrum	Übellaunig; abgeneigt gegen alles und gleichgültig.
Lepidium	Mangel an Ideen; Unfähigkeit zu denken; mit Gleichgültigkeit gegen alles.
Mercurius solubilis	Kümmerte sich um nichts und war gleichgültig gegen alles. / Er war gleichgültig; hatte kein Verlangen zu essen, aber wenn er aß, genoß er sein Essen und nahm soviel wie üblich.
Mezereum	Gleichgültig gegen alles; er konnte sich kaum dazu zwingen, bei den Symptomen mehr als kurze Notizen niederzuschreiben (wie bei Seekrankheit).
Nux moschata	Abwesenheit des Geistes, kann nicht denken; große Gleichgültigkeit gegen alles; Kopfhaut sehr gespannt, gegen Mittag legt er sich hin.

Arzneimittel	Materia medica
Phosphorus	Große Gleichgültigkeit gegen alles.
Secale cornutum	Gleichgültigkeit gegen alles.
Sepia	Allem gegenüber sehr gleichgültig; kein rechter Sinn des Lebens.
Staphysagria	Phlegmatisch, bedrückt, betrübt, apathisch, gleichgültig gegenüber allem, aber ohne Verdrießlichkeit und Schwäche.

1.39.2 Gleichgültigkeit, geliebte Personen, gegen (RG.33/II)

»Gleichgültigkeit gegenüber geliebten Personen« oder »emotionale Gleichgültigkeit« ist ein Symptom, das sich auf die tiefste Stufe der menschlichen Psyche bezieht – der Stufe, die KENT »die Willensebene«[20] genannt hat. Wenn sie gestört ist, bahnt sie den Weg für solche Symptome wie Haß, Suizid, Aversion und Haß gegen die eigene Familie.

»*Emotionale Gleichgültigkeit*« kann man im Repertorium unter den folgenden Rubriken finden:

▷ »Gleichgültigkeit, Kinder, gegen« (RG.33/II)
▷ »Gleichgültigkeit, geliebte Personen, gegen« (RG.33/II)
▷ »Gleichgültigkeit, Verwandten, gegen seine« (RG.33/II)
▶ Interessant ist auch die Feststellung, daß einige Arzneimittel in den beiden Rubriken »*Gleichgültigkeit*« und »*Abneigung*« gemeinsam vertreten sind. Zum Beispiel finden wir die Arzneimittel **Acidum fluoricum, Natrium carbonicum** und **Sepia** sowohl in der Rubrik »Gleichgültigkeit, Verwandten, gegen seine« als auch in der Rubrik »Abneigung, Familienmitglieder, gegen« (RG.1/I).

Beispiele aus der Praxis:

▷ »Ich habe keine Geduld mit meinen Kindern. Ich habe einen sehr guten Ehemann und meine Kinder sind bewundernswert, aber ich kann das einfach nicht anerkennen.«
▷ »Ich passe die ganze Zeit auf meine Kinder auf, ich bin bei ihnen überbesorgt, und doch werde ich ärgerlich, wenn sie mich berühren oder mich die ganze Zeit belästigen.«
▷ »Vor zehn Jahren habe ich meine Familie verlassen, weil ich mich durch meine Kinder erstickt fühlte.«

Arzneimittel	Materia medica
Helleborus niger	Ausgelassene Sorglosigkeit allem gegenüber; fühlt sich gleichgültig gegen seine Familie.
Lycopodium	Sie hat ihre Kinder satt.
Phosphorus	Gleichgültig gegen ihr Kind, in das sie ansonsten eigentlich ganz vernarrt war.
Sepia	Bis beinahe zehn Uhr vergaß sie, ihre Kinder anzuziehen und zu versorgen.

1.39.3 Gleichgültigkeit, andere, gegen (RG.33/II)

Diese Rubrik ist gemeinsam mit der Rubrik *»Gleichgültigkeit, Wohlergehen anderer, um das«* (RG.33/II) Ausformung des Egoismus bei **Sulfur**-Patienten. Ein 32 Jahre alter Junggeselle erzählte mir bei seinem ersten Besuch:»Ich fühle mich emotional gelähmt, gleichgültig gegen andere Menschen.« Ich verschrieb Sulfur und zehn Monate später war er imstande zu sagen:»Ich habe festgestellt, daß ich nicht mehr so egoistisch bin, ich denke mehr an andere Menschen. Ich bin ein bißchen altruistischer.«

1.39.4 Gleichgültigkeit, Äußeres, gegen sein (RG.33/II)

Im Repertorium steht unter dieser Rubrik nur **Sulfur,** dieses aber im dritten Grade. Man kann es sofort sehen; wenn solche Patienten zur Konsultation kommen, sind sie immer unordentlich gekleidet und ihre Schuhe sind nie sauber. Die Frau eines Patienten sagte:»Er könnte sich nicht weniger um seine Erscheinung kümmern – er wäre recht glücklich, wenn er einen ganzen Monat in den selben Kleidern herumlaufen könnte.« ㉑

1.39.5 Gleichgültigkeit, Vergnügen, gegen jedes (RG.33/II)

»Gleichgültigkeit gegen jedes Vergnügen« tritt häufig in Verbindung mit »Gleichgültigkeit gegen alles« auf. Solche Menschen können sich an nichts erfreuen.

Beispiele aus der Praxis:

▷ »Früher war ich imstande, mich auch an kleinen Sachen zu erfreuen, aber ich habe meine Lebensfreude verloren. Selbst wenn ich eine

Million Dollar gewinnen würde, würde ich mich nicht glücklich fühlen. Früher habe ich an einer ganzen Menge von Sachen Spaß gehabt; jetzt tun mir die Leute nur noch leid.«

▷ »Nichts erweckt mein Interesse oder meinen Enthusiasmus, ich kann die Dinge nicht genießen. Ich habe keinerlei Ehrgeiz und es würde mich nicht einmal interessieren, an einen exotischen Platz in den Urlaub zu fahren.«

Arzneimittel	Materia medica
Cocculus	Er hat kein Verlangen und findet in nichts Befriedigung.
Ipecacuanha	Er hat an nichts Vergnügen; nichts erfreut ihn.
Kalium carbonicum	Sehr mürrisch, hat an nichts Freude.
Mezereum	Hypochondrisch und verzagt, nichts bereitet ihm Vergnügen; ihm erscheint alles tot und nichts macht auf seinen Geist einen lebendigen Eindruck.
Prunus spinosa	Freudlose Stimmung, mit nichts zufrieden.
Sarsaparilla	Hat eine Abneigung gegen alles; nichts gibt ihr Befriedigung; nur am Vormittag.
Sulfur	Sie findet an nichts Vergnügen.

1.40 Grausamkeit (RG.34/I), Hartherzigkeit (RG.34/I)

▶ Meiner Erfahrung nach tauchen diese beiden Symptome beinahe ausschließlich bei Kindern auf. Man sollte sie mit dem Symptom *»mutwillig, boshaft«* (SR. 744) vergleichen.

Obwohl sich der boshafte Mensch, ebenso wie der grausame, möglicherweise an dem Leiden anderer erfreut, ist er kein Sadist, seine Absicht ist es lediglich, sich zu amüsieren. Die grausame Person hingegen verursacht großen Schaden an Mensch und Tier, ohne einen weiteren Gedanken an sie zu verschwenden.

Wenn ein Patient berichtet, daß es ihm Spaß macht, grausame Szenen im Fernsehen oder in Filmen zu sehen, so ist das schon ein Hinweis auf das Vorliegen dieses Symptoms. Mit anderen Worten: Grausamkeit schließt nicht unbedingt aktive Teilnahme an der Verursachung von Quälerei mit ein. Der grausame Mensch ist immer unmenschlich, unversöhnlich und gnadenlos. Einige Kinder begehen sehr grausame Handlungen (wie zum Beispiel: Aufblasen von Fröschen oder lebendigen Insekten die Beine ausreißen). Will man solche Handlungen allerdings als Symptom verwenden, dann muß man untersuchen, wie häufig sie ausgeführt werden, und ob die Kinder das wirklich zu ihrem Vergnügen machen.

Ich erinnere mich an ein zwei Jahre altes **Platin**-Mädchen, das zwei lebende Küken mit einem Messer zergliederte und an einen drei Jahre alten Jungen, der kleinen Babys die Füße verdrehen und sie kneifen wollte.

1.41 Grobheit (RG.34/I)

Das Symptom »Grobheit« ist nah verwandt mit dem Symptom *»Unverschämt«* (RG.59/I). Die Charakteristika beider Symptome sind sehr ähnlich. Der grobe Mensch ist unfreundlich und ungehobelt in dem, was er tut und sagt. Genau wie der unverschämte Mensch zeigt er absolut keine Rücksichtnahme für andere, es kommt allerdings noch eine gewisse Roheit und schlechter Geschmack hinzu. Meist findet man dieses Symptom bei ignoranten, ungehobelten Menschen.

▶ Auch das Symptom *»Grobheit, Beschwerden durch«* (RG.34/I) hat sehr großen Wert.

Menschen mit einer speziellen Empfindlichkeit für ungehobeltes Benehmen werden durch die Art, wie andere Menschen ihnen etwas sagen, viel tiefer verletzt, als dadurch, was sie gerade sagen.

Beispiele aus der Praxis:
▷ »Ich gerate völlig aus der Fassung, wenn Leute unfreundlich mit mir sprechen. Ich bin sehr leicht verletzbar.«
▷ »Ich bin ziemlich mimosenhaft. Wenn jemand mir gegenüber laut wird, dann fühle ich mich ganz schrecklich. Ich werde gern rücksichtsvoll behandelt.«
▷ »Ich bin sehr empfänglich dafür, wie sich Menschen mir gegenüber verhalten. Man kann mich leicht beleidigen und ich mag es überhaupt nicht, wenn man mir gegenüber in einem unfreundlichen Ton redet.«
▷ »Ich kann es wirklich nicht ertragen, angeschrien oder unfreundlich behandelt zu werden. Ich gehe mit Menschen gern rücksichtsvoll um.«
▷ »Es ist nicht so wichtig, was sie sagen, als vielmehr, wie sie es sagen. Das ist es, worauf es ankommt. Ich bin wirklich tief verletzt, wenn jemand eine schlechte Ausdrucksweise verwendet.«

1.42 Habgierig (RG.34/I); Geiz (RG.31/I)

Habsucht ist sozial nicht akzeptiert und daher werden die Patienten kaum offen zugeben, Geizkragen zu sein. Der Homöopath kann durch Verwandte darauf aufmerksam werden oder es kann offen zu Tage treten, wenn ein Patient das Behandlungshonorar ablehnt. Der Geizige beklagt sich immer, daß es zu hoch ist und protestiert, wenn es dann noch ansteigt.

Wenn der Geizige etwas kaufen muß, geht er zu Fuß in den Laden, um das Fahrgeld zu sparen. Dort feilscht er um den Preis und ist erfreut, wenn er es schafft, einen Rabatt auszuhandeln. Nie gibt er Geld für Dinge aus, die an Wert verlieren könnten, wie zum Beispiel Kleider, Bücher oder Grundbedürfnisse wie Heizung und Licht. Oft verläßt er sich auf die Großzügigkeit anderer. Und obwohl er sich leisten könnte, gut zu leben, würde er sich nie als gut betucht betrachten. Er ist genauso interessiert daran, hier und da ein paar Pfennige einzusparen, wie in geschäftlichen Unternehmungen große Vermögen anzuhäufen.

Seine Habsucht und seine Gier sind nicht zu befriedigen. Ein Patient erzählte mir: »Ich bin wohlhabend, aber es fühlt sich nicht so an. Ich mache mir immer Gedanken darüber, wo ich noch Geld sparen könnte.«

▶ Häufig ist dieses Symptom auch mit einer *»Furcht vor Armut«* (RG.23/II) assoziiert.

Verwandte Symptome im Synthetischen Repertorium
▷ Ehrgeiz (SR. 24)
▷ Feilschen (SR. 107)
▷ Gier, Habsucht (SR. 565)

Arzneimittel	Materia medica
Pulsatilla	Neidisch; Geizig; Unzufrieden; Habgierig; er wäre glücklich, wenn er alles für sich selbst haben könnte.

1.43 Hast, große Eile (RG.34/I)

Der gehetzte Mensch ist leicht zu erkennen. Häufig verrät er sich schon durch die Art, wie er sich Ihnen vorstellt, durch sein Benehmen und seine Sprache. Solche Menschen führen alles in großer Eile aus. Manchmal sprechen und handeln sie so schnell, daß andere sich in ihrer Gegenwart gedrängt fühlen. Solche Leute können sogar mehrere Aufgaben gleichzeitig erledigen. Bei der Befragung kann es vorkommen, daß der Patient »Eile« mit Effizienz verwechselt. Um Zweifel zu vermeiden, sollten wir die Frage so klar wie möglich stellen. Es gibt auch Patienten, die von sich sagen, daß sie alles sehr schnell erledigen. Bei näherem Nachfragen erfährt man jedoch, daß diese Patienten einfach nur unter sehr großem Druck stehen und also alles sehr schnell erledigen müssen.

▶ Wenn ein Patient schnell spricht, so ist das geeignetste Symptom »Sprache, hastig« (RG.52/I). Erst wenn er seine »Hast« in zwei oder mehr Verhaltensweisen zeigt, sollten wir das allgemeinere Symptom anwenden. Als Resultat der Belastungen des täglichen Lebens ist das Symptom »Hast, Essen, beim« (RG.34/II) heute recht weit verbreitet und sollte daher mit Vorsicht angewendet werden.

Beispiele aus der Praxis:
▷ »Selbst wenn ich viel Zeit habe, beeile ich mich noch.«
▷ »Ich bin eine wandelnde Katastrophe. Ich erledige immer alles voller Hast, zwanzig Dinge zur gleichen Zeit.«
▷ »Ich renne sogar noch, wenn ich gut in der Zeit bin.«
▷ »Wenn ich in Eile bin, will ich alles ganz schnell erledigen, ich beeile mich so sehr, daß ich überall anstoße, dabei tue ich mir dann weh, schlage mir die Hände auf, stolpere über die Sachen.«

1.44 Haus, verlassen, möchte sein Haus (RG.34/II)

Dieses Symptom ist so kurios wie nützlich. Finden kann man es speziell bei Kindern, die drohen, ihr Zuhause zu verlassen, nachdem sie auf irgendeine Weise ausgeschimpft, geschlagen oder ignoriert wurden. Tatsächlich wird diese Drohung nie ausgeführt. Ich konnte dieses Verhalten bei **Veratrum album**-Patienten beobachten.

Beispiele aus der Praxis:
▷ Eine Mutter sagte über ihre 5 Jahre alte Tochter:»Wenn sie ärgerlich wird, sagt sie, daß sie uns und ihr Zuhause verlassen wird.«

▷ »Veronica sagt immer: ›Ich will dieses Haus verlassen, weil ihr mich nicht mehr liebt und meine Sachen nehme ich mit.‹« (4 Jahre altes Mädchen)

▷ »Bei verschiedenen Gelegenheiten, wenn ich Laura ausgeschimpft hatte, packte sie ihre Kleider und ihr Spielzeug und sagte, daß sie zu ihrer Tante gehen würde.«

1.45 Heftig (RG.34/II)

Dies ist ein gängiges Symptom, das kaum weiter definiert werden muß. Man kann es mit »*Zorn, heftiger*« (RG.79/I) vergleichen. Besonders wertvoll ist die Modalität »*Heftig, Gewalttaten, Wut führt zu*« (RG.34/II). Hierbei handelt es sich um die extremste Ausprägung von Aggression. Ein klassisches Beispiel für »Heftig« ist der Mann, der bei der geringsten Provokation nicht zögern würde, seine Fäuste einzusetzen.

▶ Die stärksten Ausprägungen der Aggression fallen in die Kategorie der Manie und sollten daher auch unter den Rubriken »*Raserei*« (RG.43/I) und »*Wildheit*« (RG.77/II) gesucht werden.

Spezifische Formen der Aggression können entweder gegen andere oder gegen sich selbst gerichtet sein.

Symptome, die Gewalt gegen andere beinhalten:
▷ »Beißt« (RG.8/II)
▷ »Schneiden, Verlangen andere zu« (RG.49/I)
▷ »Tritt mit den Füßen« (RG.57/II)
▷ »Spuckt Leuten ins Gesicht« (RG.53/II)
▷ »Schlagen« (RG.48/II)
▷ »Wirft, auf Personen« (RG.78/I)
▷ »Ziehen, Verlangen, andere an den Haaren zu« (RG.78/II)

Symptome, die Gewalt gegen die eigene Person beinhalten:
▷ »Leid anzutun, fürchtet, wenn allein gelassen, sich ein« (RG.39/II)
▷ »Getötet zu werden, Verlangen« (RG.32/II)
▷ »Schlagen, Kopf gegen die Wand, schlägt den« (RG.48/II)
▷ »Selbstmord, Neigung zum« (RG.50/I)

1.46 Heimweh (RG.35/I)

»Heimweh« ist ein Leiden, das durch die Abwesenheit von zu Hause, der Familie oder Freunden entsteht. Es ist die besorgte Erinnerung an etwas, was verloren wurde. Bei älteren Einwanderern, bei denen die Zeit die

Sehnsucht nach ihrem Herkunftsland nicht auslöschen konnte, kann man es manchmal sehen.

Beispiele aus der Praxis:
▷ »Es ist drei Jahre her, seit ich mich von meinem Beruf als Krankenschwester zurückgezogen habe. Jedesmal, wenn ich an einem Krankenhaustor vorbeikomme, könnte ich in Tränen ausbrechen, ich vermisse es so sehr. Eine andere Sache, die mich sehr traurig macht, ist, daß meine Tochter geheiratet hat und nach Italien gezogen ist. Ich vermisse sie die ganze Zeit.«
▷ Eine 45 Jahre alte Frau:»Ich habe meine ganze Zeit damit verbracht, darüber nachzudenken, wie glücklich meine Kindheit war. Immer, wenn ich einen Tango höre, breche ich in Tränen aus. Ich bin wie eine 90jährige, alles, was ich habe, sind meine Erinnerungen.«
▷ »Unser Umzug war ein großer Schock für meinen Sohn. Er fragt mich immer, ob wir nicht zurückgehen können, um den Ort zu sehen, wo wir gelebt haben.«
▷ Ein junger Mann von 20 Jahren:»Ich fühle mich überwältigt von meinen Erinnerungen. Ich wäre gerne wieder auf der Schule, ich vermisse meine Freunde.«

Arzneimittel	Materia medica
Carbo animalis	Am Morgen, er fühlte sich verlassen und hatte Heimweh.
Carlsbad	Sehr depressive Stimmung, wie bei starkem Heimweh; weint zum Schluß heftig.
Centaurea tagana	Heimweh.
Clematis	Reizbar, ärgerlich, gereizt, meidet jedermann, meidet seine gewöhnlichen Beschäftigungen, hat furchtbare Angst davor, allein zu sein. Lebensmüde, voller Gedanken an den Tod, mit Angst davor, daß er prompt eintreten könnte; wie auch immer, Sehnsucht nach der Ruhe des Todes. Seine Stimmung wurde bald gefolgt von Befürchtungen, Weinen und Heimweh, zum Schluß Ausbrechen der Tränen, mit stärkstem Zittern des ganzen Körpers und Weinen für eine halbe Stunde, bis er völlig erschöpft war und zum Ausruhen gezwungen war.

Arzneimittel	Materia medica
Eupatorium purpureum	Heimweh, obwohl sie ihr eigenes Haus bewohnt und von ihrer eigenen Familie umgeben ist.
Helleborus	Heimweh.
Hippomanes	Heimweh, am Abend.
Hyoscyamus	Erinnerung längst vergangener Dinge. Heilwirkung? ㉒
Magnesia muriatica	War besorgt, verzagt und einsam; hatte Heimweh und weinte.
Mercurius solubilis	Sehnsucht nach Zuhause.
Nitricum acidum	Heimweh.
Plantago	Empfindet im Ausland großes Verlangen, zu Hause zu sein.
Pulsatilla nutalliana	Stark deprimierte Stimmung, am Nachmittag; eine Art von Heimweh, mit Mutlosigkeit.
Saccharum album	Gleichgültigkeit, wie von Heimweh.
Senecio	Heimweh.
Silicea	Sehnsucht nach Zuhause.

1.47 Hellsehen (RG.35/I) ㉓

Hellsichtigkeit sollte von Symptomen wie »Vorgefühle, Ahnungen, Vorahnungen etc.« abgegrenzt werden. ㉔
Die Definitionen zu diesem Begriff differieren zwischen den verschiedenen Autoren. Jedoch stimmen die meisten darin überein, daß es Hellsichtigkeit gibt. Sie beschreibt eine Kenntnis von vergangenen, gegenwärtigen und zukünftigen Ereignissen, ohne daß eine Vermittlung durch die Sinne stattgefunden hätte. In den meisten Fällen taucht dieses Symptom als eine Form des Vorherwissens auf, üblicherweise bei traumatischen Ereignissen, wie zum Beispiel bei Unfällen oder dem Tod eines Familienmitgliedes oder eines Freundes.
Die Glaubwürdigkeit eines Patienten, der angibt, er habe solche Erfahrungen gemacht, muß man anzweifeln. Sehr häufig ist es nur der Versuch, zu beeindrucken. Daher sollte man auch immer nach Beispielen

fragen, um das Vorhandensein dieses Symptoms zu bestätigen. Idealerweise wird es auch von Familienmitgliedern bestätigt.

Üblicherweise werden hellsichtige Menschen durch diese Fähigkeit geängstigt.

Zwei Modalitäten dieses Symptoms sind »*Schlaf, Träume, hellsichtig*« (RG.1058/I) und »*Schlaf, Träume, prophetisch*« (RG.1059/II), welche für die Repertorisation kombiniert werden sollten.

▶ Merken sollte man sich ebenfalls das Symptom »*prophezeiend*« (RG.42/II).

Arzneimittel	Materia medica
Aconitum	Klare (hellsichtige) Visionen. (HAHNEMANNS Bemerkung beschreibt, daß er sich sicher war, daß seine Geliebte, fünfzig Meilen entfernt, ein bestimmtes Stück singen würde.) ㉕
Agaricus	Extravagante, gesteigerte Phantasie, Ekstase, Prophezeiung, macht Verse.
Crotalus cascavella	Während er sich in einem hellsichtigen Zustand befindet, spricht er zu jemandem, der nicht antwortet.

1.48 Herausfordernd, trotzig (RG.35/I)

Dieses Symptom ist eine Stufe stärker als Ungehorsam. Der herausfordernde Mensch ist offen rebellisch und verachtet jede Autorität. Wo der Ungehorsame noch passiv handelt, wird er provozieren. Nicht zufrieden damit, Anweisungen von der Obrigkeit nur zu verweigern, weist er sie ärgerlich zurück, selbst wenn das schmerzliche Strafe bedeutet. Eine Patientin erzählte mir: »Ich war ein sehr ungehorsames Mädchen. Ich habe meine Mutter immer provoziert, und wenn sie mich geschlagen hat, dann habe ich gesagt, daß es nicht weh täte.«

Arzneimittel	Materia medica
Bufo	Herausfordernd, Hinterlistigkeit, Boshaftigkeit.

1.49 Herzlich (RG.35/I)

▶ Dieses Symptom ist nicht so häufig vorhanden, wie Patienten es angeben, insbesondere in dem Fall, da Eltern den Charakter ihres Kindes beschreiben sollen.

Häufig ist es beispielsweise nur die Mutter, die zum Objekt der Zärtlichkeiten wird, oder das Kind ist zwar zu beiden Elternteilen, nicht aber zu jeder Zeit, liebevoll. Wenn die Eltern jedoch erzählen, daß das Kind wie eine Klette ist, weil es immer geküßt und liebkost werden möchte – nicht nur von ihnen, sondern auch von anderen Leuten – dann kann man sicher sein, daß dieses Symptom paßt.

HAHNEMANNS »Reine Arzneimittellehre« hat für das Symptom »herzlich« die Modalitäten *»umarmt«* (**Crocus** und **Platinum**) und *»küßt jedermann«* (**Senega** und **Veratrum album**). ㉖

Wenn erwachsene Patienten angeben, sie seien herzlich, sollte man versuchen, Anhaltspunkte dafür in den Bemerkungen zu finden, mit denen sie ihre Beziehungen zu Mitgliedern der Familie, Freunden und Bekannten darstellen. Viel besser als mit dem Verstand, kann man dieses Symptom emotional erfassen, indem man versucht, die Herzlichkeit des Patienten zu spüren.

Arzneimittel	Materia medica
Agaricus	Spricht gewandt und respektvoll, wie zu seinen Eltern; antwortet, wenn gefragt, nicht geradeheraus. Abwechselndes Singen und Verärgertsein, umarmt seine Gefährten und küßt ihre Hände. Diese Handlungen führt er aus, während er von einem generalisierten Krampf befallen ist, mehr zitternd als konvulsiv.
Borax	Sehr vergnügt, lebhaft, liebevoll, mit Verlangen nach jeder Arbeit und mit Gefallen daran, vormittags.
Coffea tosta	Liebe für die Familie.
Crocus	Zeitweise ist sie verdrießlich und mürrisch anderen gegenüber, und im nächsten Moment möchte sie sie umarmen.
Hura brasiliensis	Die Zuneigung ist sehr aktiv (15. Tag). Während und nach dem Ohnmachtsanfall hat er Lust dazu, jeden zu lieben, speziell jene, die bei ihm sind; er

Arzneimittel	Materia medica
	denkt häufig an den Tod, hat aber keine Angst davor; er fühlt sich sogar, als ob er ohne Bedauern sterben könnte.
Hydrastis	Aktive Zuneigungen.
Ignatia	Zärtliche Stimmung mit einem sehr klarem Bewußtsein.
Nux vomica	Extrem zärtliche und sanfte Stimmung; Musik rührt ihn zu Tränen.
Oxalicum acidum	Steigerung der Liebe zu seinen Kindern bei jemandem, bei dem dieses Gefühl schon immer vorherrschend war; ein entschieden hervorgebrachtes und klar abzugrenzendes Symptom, auf keinen anderen Grund zurückführbar.
Phosphorus	Zärtliche Stimmung.
Stramonium	Für einige Tage waren sie wie blödsinnig. Einer blies eine Feder in die Luft und ein anderer warf, mit großer Wut, Strohhalme danach; ein weiterer, völlig nackt, saß wie ein Affe in einer Ecke des Zimmers, grinste und zog den anderen Gesichter; der vierte küßte und betatschte zärtlich seine Gefährten und grinste mit einem Gesichtsausdruck in die Gesichter der anderen, der antiker war, als der einer holländischen Puppe. In diesem wahnsinnigen Zustand wurden sie eingesperrt, damit sie sich in ihrer Torheit nichts antaten. Nach elf Tagen hatten sie sich erholt, nichts von dem wissend, was passiert war.
Veratrum album	Sie küßt jedermann, der ihr in den Weg kommt, vor den Menses.

1.50 Hilflosigkeit, Gefühl der (RG.35/I)

Mit der Definition dieses Symptoms hat es Probleme gegeben. Einige Homöopathen verstehen darunter *»fühlt sich kraftlos, unfähig, etwas zu tun«* und andere sehen es als *»fühlt sich, als ob er verlassen worden wäre«*, während eine dritte Partei ein Gefühl der *Schutzlosigkeit* und *Wehrlosigkeit* vorschlägt. De facto sind diese drei Vorschläge eigentlich nur verschiedene Wege, in denen Patienten dasselbe Symptom ausdrükken.

◀ »Hilflosigkeit, Gefühl der« sollte nicht mit »*Verlassenheit, Gefühl der*« (RG.60/II) verwechselt werden. Das Gefühl der Verlassenheit bezieht sich auf fehlende Unterstützung und Sorgfalt, bei Menschen, die sich nicht mehr selbst versorgen können.

Beispiele aus der Praxis:

▷ Eine 32jährige Frau: »Ohne die Unterstützung von anderen hätte ich es nicht schaffen können.« Bei einer anderen Gelegenheit: »Wenn ich bei meiner Mutter und bei meinem Vater bin, dann schlafe ich gut, weil ich mich sicher fühle.« An einer noch anderen Stelle: »Mein Ehemann starb an einer Herzattacke und nun bin ich für so vieles verantwortlich. Ich kann damit nicht fertig werden, ich fühle mich so hilflos und alleingelassen.«

▷ »Ich fühle mich verletzlich und unbeschützt. Ich brauche jemanden, an den ich mich anlehnen kann.«

▷ Ein Krankenhausarzt: »Mein fehlendes Selbstbewußtsein begann, als ich 14 war, als meine Mutter starb. Ich fühlte mich hilflos, ich hatte keine Unterstützung. Jetzt werde ich immer ganz aufgeregt, wenn ich mich ohnmächtig fühle, meinen Patienten zu helfen.«

Arzneimittel	Materia medica
Aether	Seine Empfindungen waren so schrecklich, daß er lieber jedes Ausmaß an Schmerzen ertragen hätte, als sich nochmals denselben zu unterziehen, was er nur mit dem Zustand von völliger Hilflosigkeit und drohender Auflösung vergleichen konnte.
Jasminum	Schwach, beinahe hilflos, für einige Tage.
Kalium bromatum	Träge, deprimiert, ungleichmäßig in seinem Gang, am Morgen; am Nachmittag gänzlich hilflos.
Lycopodium	Die Gedanken scheinen stillzustehen; der Geist ist hilflos und wie betäubt, wie eine Verwirrung, wie eine Verdunkelung des Geistes.
Taxus	Status einer profunden Erstarrung und Hilflosigkeit.

1.51 Hochmütig (RG.35/I), Arrogant (RG.7/I), Stolz (RG.54/II)

▶ »Hochmütig« hat enge Beziehung zu dem Symptom »Selbstüberhebung« (RG.50/II) und »verächtlich« (RG.49/II). Für die Symptome »arrogant« und »stolz« gibt KENT »hochmütig« als Querverweis an. Der stolze Mensch ist durch ein starkes Gefühl für seinen eigenen Wert charakterisiert. Er ist mit sich selbst zufrieden.

Ein hochmütiger Mensch kann sowohl durch das, was er sagt, wie auch durch sein arrogantes Verhalten und Gebaren als solcher erkannt werden. Er ist ein Aufschneider, der viel Geschrei macht und vorspielt, was er nicht ist. In seiner Eitelkeit denkt er, daß er besser als alle anderen sei. Er will berühmt sein und respektiert werden. Er ist der wichtigtuerische Pedant, der viel Aufsehen um seine Gelehrigkeit macht.

Ein hochmütiges und arrogantes Verhalten verdeckt in den meisten Fällen ein starkes Minderwertigkeitsgefühl.

Verwandte Symptome:
▷ Einbildung (conceit) (PASCHERO: **Lachesis, Nux vomica, Platinum, Veratrum album)**
▷ Wahnideen, minderwertig, die Menschen erscheinen geistig und körperlich (beim Betreten des Hauses nach einem Spaziergang) (RG.70/I)
▷ Wahnideen, niedrig und gering, andere sind, während er groß ist (RG.70/II)
▷ Wahnideen, von Überlegenheit (RG.73/I)
▷ Anmaßend (RG.6/II)

Verwandte Symptome im Synthetischen Repertorium:
▷ Eitelkeit (SR. 1055)

Beispiele aus der Praxis:
▷ Eine Frau über ihren Ehemann: »Sein größter Fehler ist es, zu glauben, daß er alles wüßte – er ist eine wandelnde Enzyklopädie.«
▷ »Als Kind war ich sehr selbstbewußt. Ich war immer Klassenbester und verachtete jeden anderen, aus diesem Grund hatte ich nicht besonders viele Freunde. Ich wollte in allem der Beste sein und war ziemlich arrogant, ich habe versucht, jedem meine Sichtweisen aufzuerlegen.«

Arzneimittel	Materia medica
Hamamelis	Sie hat das Gefühl, daß alle in ihrer Umgebung ihr Ehrerbietung entgegenbringen und großen Respekt vor ihren Meinungen haben sollten.
Platinum	Arrogant, stolzes Gefühl.
Robinia	Angst, nach Anerkennung zu streben; exzessiver Stolz; er hält sich für besser als den Kaiser.

1.52 Hoffnungsvoll (RG.35/II)

▶ »Hoffnungsvoll« sollte mit der Rubrik »*Optimist*« (SR.792) kombiniert werden, weil sie in der Praxis nur schwierig zu trennen sind.
Diese Menschen bleiben in den schwierigsten Situationen ruhig, vertrauensvoll, daß sich alles zum Besten wenden wird. Sie sind immer fröhlich, mit einer außergewöhnlich rosigen Sicht der Zukunft. Ihre Schlagworte sind »es wird schon alles gutgehen« und »mach' dir keine Sorgen«.

Arzneimittel	Materia medica
Ferrum magneticum	Hoffnungsvoll, mit Ausgelassenheit und Vertrauen in die Zukunft.
Hydrastis	Ungewöhnliche Fröhlichkeit und Hoffnung, einige Tage.
Kalium carbonicum	Wechselhafte Stimmung; ein Mal gut und still und ein anderes Mal aufgeregt und ärgerlich über Kleinigkeiten; gelegentlich hoffnungsvoll, gelegentlich verzagt.
Raphanus	Kapriziöse Manie, Betäubung, Traurigkeit und Tränen, wechselnd mit hoffnungsvoller Stimmung; sie fürchtet, anderen zur Last zu fallen.

1.53 Hoffnungslosigkeit (RG.35/I)

▶ Dieses Symptom sollte man mit dem Symptom »*Pessimist*« (SR. 794) aus dem »Synthetischen Repertorium« von BARTHEL kombinieren.

Der hoffnungslose Mensch oder Pessimist leidet an einem Gefühl von Traurigkeit und an fehlendem Selbstbewußtsein. Das Leben ist für ihn mit Schwierigkeiten gepflastert und die Zukunft ist immer mit Problemen behaftet. Er sieht immer schwarz und sein Stichwort ist »da kann man nichts machen«, da er glaubt, daß Bemühungen nutzlos sind. Ein Patient sagte:»Ich habe keine Hoffnungen oder Vertrauen, ich zweifle alles an, ich bin fatalistisch und ich glaube nicht, daß man was tun kann, um den Lauf der Dinge zu ändern.« Ein anderer Patient sagte mir:»Ich lebe in einem Zustand der Qual und Verzweiflung, als ob meine ganze Welt bald zusammenbräche. Ich spüre, daß ich keine Zukunft habe.«

▶ KENTS Repertorium führt unter der Rubrik »Hoffnungslosigkeit« keine Arzneimittel auf, statt dessen wird der Leser an die Rubrik »*Verzweiflung*« (RG.63/II) verwiesen. Hier finden wir zwei wichtige Modalitäten:»*Verzweiflung, Genesung, an der*« (RG.63/II) und »*Verzweiflung, religiöse*« (RG.63/II).

▶ Hierbei sollten auch die beiden Symptome »*Zweifelnd, Genesung, an der*« (RG.79/II) und »*Zweifelnd, Seelenheil, am*« (RG.79/II) Erwähnung finden.

Arzneimittel	Materia medica
Carbo animalis	Hoffnungslosigkeit.
Ferrum phosphoricum	Am frühen Abend Verlust von Courage und Hoffnung; besser seit dem Schlafen.
Gadus morrhua	Tiefe Melancholie, Anfälle von Hoffnungslosigkeit, für 48 Stunden, während derer das Verlangen nach dem Tod nur noch schwer kontrolliert werden konnte. Die intellektuellen Fähigkeiten sind erstarrt.
Graphites	Trauer über die geringsten Vorkommnisse, bis zur Verzweiflung.
Morphinum	Einige Patienten sitzen in stummer Verzweiflung da, nach einer Gelegenheit suchend, um sich von ihrem Leiden zu befreien.

Arzneimittel	Materia medica
Natrium carbonicum	Sehr ärgerlich und unzufrieden mit der ganzen Welt; er fühlte sich fortwährend, als ob er sich selbst schlagen könnte, sein ganzes Leben ärgerte ihn und er hätte es vorgezogen, überhaupt nicht zu existieren; er war in Sorge wegen der Zukunft und geneigt zu verzweifeln, den ganzen Tag.
Natrium muriaticum	Anfälle von kompletter Hoffnungslosigkeit und innerer Verzweiflung, die ihm alle Kraft nahmen. / Obschon sie eine wohlerzogene und intelligente Frau war, erschien ihr Geist hoffnungslos und verwirrt.
Nitricum acidum	Grenzenlose Verzweiflung.
Opium	Hoffnungslos, mürrische Stimmung, Ärgerlichkeit.
Psorinum	Sehr melancholisch und verzweifelnd; trotz seines Glückes wünscht er zu sterben.
Secale cornutum	Ekel vor dem Leben; Verzweiflung.
Thuja	Sehr unglückliche Stimmung, verzweifelnd. / Gleichbleibend große Verzweiflung wird schließlich durch komplette Gleichgültigkeit abgelöst. / Ansteigende Verzweiflung, welche nirgendwo eine Pause erlaubt, es schien Tag und Nacht unerträglich zu sein.
Wiesbaden	Ungeduldig und depressiv, ohne Hoffnung.

1.54 Impulsiv (RG.36/I)

Dieses Symptom ist eng mit »*ungestüm*« verwandt, der Unterschied zwischen den beiden besteht darin, daß der impulsive Mensch niemals denkt, bevor er handelt; er hat keinen Begriff von Intention oder Bedächtigkeit. Ein momentaner Eindruck bringt ihn dazu, plötzlich zu handeln, entweder verbal oder physisch, er realisiert die Verwicklungen seiner Handlungen erst im nachhinein. Viele Patienten, die von diesem Symptom berichten, bedauern diesen peinlichen und potentiell gefährlichen *Verlust von Selbstkontrolle*.

Beispiele aus der Praxis:

▷ »Ich bin impulsiv, ich ertrage die Dinge nicht, ich bin nicht sehr taktvoll und mir fehlt es an Diplomatie.«

▷ »Ich handle impulsiv, ohne nachzudenken.«

▷ »Ich bin sehr impulsiv, ich denke nicht darüber nach, was ich sage, ich sage etwas und dann bedaure ich es.«

▷ »Ich bin extrem impulsiv, man könnte es explosiv nennen. Ich reagiere sehr rasch und später bereue ich es. Vor ein paar Tagen hat einer meiner Angestellten einen kleinen Fehler gemacht und ich habe ihn deswegen heftig beschimpft. Unglücklicherweise haben einige Kunden das beobachtet und waren dann geschockt über meinen Ausbruch. Einmal, während eines Streits mit meiner Frau, habe ich mit meiner Faust die Tür eingeschlagen und ein anderes Mal habe ich den Fernseher auf den Boden geworfen.«

▷ »Als Kind habe ich sehr heftig reagiert, ich habe nie aufgehört zu denken.«

▷ »Ich bin impulsiv, ich reagiere heftig, explosiv. In der Hitze des Augenblicks trete ich gegen die Möbel und zerbreche Sachen. Mit meiner ersten Frau bin ich sehr gewalttätig umgegangen. Ich schlug sie – ich wußte nicht, was ich tat.«

▷ »Ich bin sehr explosiv und impulsiv; ich sage Dinge, ohne darüber nachzudenken und später bereue ich das bitter.«

▷ »Ich kann mich nicht dabei bremsen, den Menschen schmerzliche Dinge zu sagen.«

▷ »Ich kann mich nicht kontrollieren.«

Arzneimittel	Materia medica
Arsenicum album	Gefühl der Impulsivität.
Ginseng	Im allgemeinen ein ruhiger Geist; trotzdem gibt es noch ungeduldige Impulse und Furcht vor Unfällen, zeitweise mit der Neigung zu weinen oder ängstlich wegen der Zukunft zu sein.

1.55 Jammern, Klagen (RG.36/II)

Der Patient stöhnt, weint und seufzt, sowohl bei Kummer als auch bei großen Schmerzen. Tatsächlich handelt er jedoch nur so, um von den Menschen seiner Umgebung bemitleidet zu werden.

Arzneimittel	Materia medica
Opium	Jammern und Heulen während der ersten Stunden.

1.56 Kindisches Benehmen (RG.36/II)

Kindisches Verhalten ist ein sehr häufiges Symptom, das in jedem Alter auftreten kann. Meist wird es vom Arzt übersehen.

Von Kindischem Verhalten sollte man hormonelle Störungen, in deren Verlauf es zu einer Entwicklungsverzögerung kommen kann, abgrenzen.

Das Symptom kann aus einer verzögerten, emotionalen Entwicklung entstehen, oder einfach eine Regression auf kindliche Charakterzüge, Verhaltensweisen, Geschmäcker und verbale oder imitative Ausdrucksformen von Kindern beinhalten.

Eine Frau sagt über ihren 6 Jahre alten Sohn:»Lautaro ist kindisch, anstatt daß er richtige Bilder malt, kritzelt er nur herum, und nie zieht er sich selbst an, er ist eigentlich nur ein großes Baby. Er heult wie ein Baby und manchmal spricht er auch so.« (Lautaro hat eine 9 Jahre alte Schwester)

Das Symptom kann auch bei Erwachsenen gefunden werden, die angeben»große Kinder« zu sein, wie Kinder, oder mit Kindern spielen, und die gleichen Vorlieben haben (Kinderbücher und Programme, Süßigkeiten, etc.). Bei Kindern, die vor der Geburt eines Geschwisterchens, Regressionen (Enuresis, infantile Sprache) erleben, sollte man in der Behandlung sehr vorsichtig sein.

Das Symptom taucht häufig auch auf bei Patienten mit emotionaler Unreife auf **(Pulsatilla, Ignatia):** Schutzbedürfnis, übersteigerte Fixierung auf Elternbilder, emotionale Instabilität, Egoismus, Eifersucht, gestörtes Problemlösungsverhalten, etc.

◄ Kindisches Verhalten darf nicht verwechselt werden mit *Imbezillität* (RG.36/I) oder *Idiotie* (RG.36/I), bei denen wir geistiges Unvermögen finden. Imbezillität beschreibt die geistige Reife eines 3- bis 7jährigen und Idiotie den Entwicklungsstand eines unter 3jährigen. (HENRI EY).

Arzneimittel	Materia medica
Argentum nitricum	Schwachsinnige Erscheinung; er schaut Leute mit einem dümmlichen Gesichtsausdruck an, sogar während er mit ihnen über ein ernstes Thema spricht; er benimmt sich schüchtern und albern, und spricht in kindischer Art und Weise.
Carboneum sulfuratum	Eigentümlich idiotisch und kindisch.
Chloralum	Vormals eine Frau mit starkem Willen und exzellenter Geistesverfassung, wurde sie tatsächlich in vielen Dingen lustlos und feige, kindisch, bettelte um Chloralhydrat.
Crocus	Kindische Albernheit; törichte Demenz.
Crotalus cascavella	Sie spielt wie ein Kind mit ihren Fingern.
Senega	Heiter; kindische Ausgelassenheit; ein kleiner Auslöser macht ihn vernarrt und leidenschaftlich.

1.57 Kränkung, Beschwerden nach (RG.37/II)

Dieses Symptom zeigt sich spontan während der Konsultation, oder wir erfahren es durch die Frage:»Was berührt sie am meisten?«. Viele Krankheiten, wie zum Beispiel Zwölffingerdarmgeschüre oder Herzinfarkte können ihren Ursprung in einem durch Demütigung entstandenen Kummer haben.

Bei einer »Kränkung« wird der dadurch entstehende Kummer zu dem auslösenden Grund oder zum störenden Faktor, der die Gesundheit des Patienten beeinträchtigt. Die zwei klassischen Beispiele, sind einerseits der Angestellte, der es kontinuierlich mit dem tyrannischen Chef zu tun hat und andererseits die Frau, die weiß, daß ihr Ehemann ihr untreu ist.

Der gekränkte Patient fühlt sich mißbraucht, erniedrigt und belästigt (siehe auch »*Entrüstung*« (RG.18/I)).

Beispiele aus der Praxis:
▷ »Seit zehn langen Jahren halte ich es nun mit meinem Ehemann aus; ich wußte, daß er mich von Anfang an betrogen hat. Er hat meine Gesundheit ruiniert. Er ist ein Tunichtgut, er arbeitet nie.«

▷ »In der Zeit der Militärregierung wurde ich entlassen – ursprünglich war ich Oberschwester in einem Krankenhaus. Ich fühlte mich so hilflos, es schmerzte mich furchtbar. Ich weinte einen Monat lang und bekam daraufhin ein Glaukom.«

▷ »Ich nehme mir schnell Dinge zu Herzen. Sobald ich über Mißstände nachdenke, fühle ich mich schrecklich.«

Arzneimittel	Materia medica
Formica	Plötzliche und unerwartete Rückkehr eines Gefühls der Kränkung und der Trauer, mit lebhafter Erinnerung an lang vergangene Umstände, die tiefe Kränkung und tiefen Schmerz ausgelöst haben und viele Jahre seines Lebens unglücklich gestaltet haben; hervorgerufen wurden diese Umstände von einem nahen Verwandten; dieser Kummer dauert an und wird immer dann manifest, wenn er gerade nicht beschäftigt ist.

Arzneimittel	Materia medica
Colocynthis	Colocynthis beeinflußt speziell das Nervensystem von Menschen, die über Jahre hinweg viel Verdruß und Ärger gehabt haben. Ein Mann, dessen Geschäfte schlecht gelaufen sind, wird reizbar und es folgt nervöse Erschöpfung. Eine Frau, die Tag und Nacht auf ihren untreuen Ehemann aufpaßt und ihn von anderen Frauen fernhalten muß, nimmt allmählich einen empfindlichen, reizbaren Gemütszustand an und regt sich bei der geringsten Provokation auf. Dies ist der Zustand des Colocynthisprüfers.

1.58 Kummer, Beschwerden, durch (RG.37/II)

Dieses Symptom paßt im allgemeinen für Patienten, bei denen verschiedene Beschwerden durch die Trauer über den Verlust einer geliebten Person entstanden sind. Bei seiner Feststellung muß man in jedem Fall absichern, daß das ursprüngliche Gefühl Trauer war und nicht Angst, fehlende Unterstützung, Schuld oder ähnliches.

Ebenso kann man es bei den Menschen finden, die krank werden, wenn ein Mitglied der Familie fortgeht: Ein 6 Jahre alter Junge erlitt jedesmal schwere Wesensveränderungen, Depressionen und heftige Asthmaattacken, wenn sein Vater auf Geschäftsreise ging.

Beispiele aus der Praxis:

▷ »Ich kränkele ständig, seit mein Vater vor zwei Jahren gestorben ist. Ich bin immer depressiv und leide an Kopfschmerzen, Schwindelanfällen und Übelkeit.«

▷ »Ich hatte Vitiligo und Asthma seit mein Vater vor vierzehn Jahren starb. Ich denke oft an ihn und spreche mit meinen Kinder genauso, als würde er noch leben.« (weint). Das Symptom *»untröstlich«* (RG.59/I) paßt hier ebenso auf diesen Patienten.

1.59 Kummer, stiller (RG.37/II)

Dieses Symptom bezieht sich auf solche Menschen, die ihre Trauer mit niemandem teilen. Man findet es im allgemeinen bei reservierten Menschen (*»zurückhaltend, reserviert«* (RG.79/II)).

Beispiele aus der Praxis:

▷ »Ich bin eine sehr stille Person. Ich spreche mit niemandem über meine Probleme, nicht einmal mit meiner Mutter, ich will sie nicht beunruhigen.«

▷ »Ich beschwere mich nie oder bitte um Sympathie. Ich habe resigniert – niemand weiß, daß ich traurig bin, weil ich es für mich behalte.«

▷ »Mein Mann starb vor zwölf Jahren. Meine Kinder wissen nicht, daß ich traurig bin und jeden Tag weine. Das habe ich immer verborgen. Sie, Herr Doktor sind die erste Person, der ich davon erzählt habe.«

Arzneimittel	Materia medica
Nux vomica	Stiller Kummer und Traurigkeit.

2. Psychische Symptome L–Z

2.1 Lachen, ernste Dinge, über (RG.38/I)

Ein sehr kurioses Symptom. Manchmal erzählen die Patienten, daß sie, eher unwillkürlich, bei Gelegenheiten lachen müssen, die eher betrüblich als lustig sind.

Beispiele aus der Praxis:
▷ »Bei so ernsten Gelegenheiten, wie zum Beispiel Beerdigungen kann ich mein Lachen kaum zurückhalten. Einmal sah ich, wie ein Kleinkind seine Finger in die Tür eines Busses bekam und konnte mich vor Lachen nicht mehr halten.«
▷ »Es dauert lange, bis ich weine. Erst bekomme ich ein Gefühl der Enge in der Brust, doch anstatt zu weinen, fange ich an zu lachen. Mein Benehmen kann seltsam sein – wenn ich nervös werde, breche ich in Lachen aus. Jedermann sagt mir, ich sei seltsam.«

Arzneimittel	Materia medica
Anacardium	Er lacht, wenn er ernst sein sollte. Wenn er mit ernsten Dingen beschäftigt ist, zwingt ihn ein Kitzeln in der Magengrube zum Lachen; bei der Beschäftigung mit lächerlichen Angelegenheiten kann er das Lachen unterdrücken.

2.2 Langeweile (RG.39/I)

Langeweile ist ein Symptom, welches bei Patienten jeden Alters auftreten kann, vornehmlich finden wir es jedoch bei Kindern.
Nichts kann die Aufmerksamkeit oder den Enthusiasmus eines Menschen erwecken, der unter dem Symptom Langeweile leidet. Alles in ihm schreit förmlich danach, etwas zu tun, um seine Energien einzusetzen, aber nichts scheint ihm dafür lohnenswert genug zu sein. Seine Welt ist schwermütig, alle Aufgaben sind eintönig und alle Menschen mittelmäßig. Er ist nicht am rechten Ort und nicht in der rechten Gesellschaft, und doch ist ihm das Vergehen der Zeit eine Tortur. Die ständige Wiederholung von Übungen dämpft seine Lust und erschöpft ihn. Die Aussage

»nichts Neues unter der Sonne« könnte für ihn kennzeichnend sein, für ihn ist alles alt. Er ist gelähmt von einem Gefühl des Ekels und des vorzeitigen Versagens. Seine Langeweile ist für ihn die Gefängniszelle, aus der er nicht entkommen kann. Sein Leben ist monoton und ohne Erleichterung, das akzeptiert er aber nur widerstrebend.

◄ Von einem faulen Menschen unterscheidet sich der gelangweilte Patient dadurch, daß er *unter der Langeweile leidet.* Eine faule Person zuckt dazu nur mit den Schultern. Ebensowenig ähnelt ihm der gleichgültige Mensch, der überhaupt nicht daran interessiert ist, irgend etwas zu tun. Er hat in seiner Langeweile jedoch den Wunsch, zu handeln, nur weiß er nicht wie.

In Wirklichkeit hat die Welt für den gelangweilten Menschen ihre Anziehungskraft verloren, weil er sie nicht mehr sieht, für ihn war in der Vergangenheit alles besser. Das was er heute hat, kann er nicht schätzen, weil es nicht so gut ist, wie das, was er gestern hatte. Bei der Betrachtung seines Lebens fragt er sich, ob es noch lebenswert sei. Aber er gibt nicht zugunsten der Melancholie oder der Faulheit auf. Auf eine bestimmte Art ist er ein Rebell, fordernd und hoffnungsvoll, obwohl er ebenfalls verdrossen und verbittert erscheinen kann. Letztlich hat er einfach jede Vergnügtheit verloren.

◄ Das Symptom bezieht sich nicht auf Menschen, die von anderen als langweilig empfunden werden.

Beispiele aus der Praxis:

▷ »Ich bin fortwährend lustlos und gelangweilt, ich möchte mit niemandem reden.«

▷ »Nichts interessiert mich, alles, was mir früher mal Spaß gemacht hat, langweilt mich jetzt.«

▷ Eine Mutter sagte über ihr 6 Jahre altes Mädchen: »Alles, was sie sagt, ist ›was kann ich nur tun, mir ist so langweilig?‹«

▷ »Mir ist immer langweilig, ich weiß nicht, was ich tun soll, wie ich meine Zeit ausfüllen soll.«

▷ »Ich habe ein starkes Gefühl von Langeweile, ich fühle mich wie eine Maschine. Nie ändert sich etwas, ich gehe zur Arbeit, hole die Kinder von der Schule ab, spiele samstags Golf. Alles, was ich tue, langweilt mich, ich habe für nichts mehr richtigen Enthusiasmus.«

Arzneimittel	Materia medica
Alumina	Intolerabel gelangweilt; eine Stunde erscheint ihm wie ein halber Tag.

Arzneimittel	Materia medica
Curare	Konstant gelangweilt.
Hura brasiliensis	Sie ist im allgemeinen achtlos gegenüber der Zukunft; gelangweilt und weinend; denkt über den Tod nach, ohne daß sie Angst davor hat.
Kalium bichromicum	Entmutigung, die auf Langeweile hinausläuft.
Kalium jodatum	Langeweile, weinerliche Stimmung, trauriger Ausdruck.
Lachesis	Langeweile mit Zittern.
Lycopodium	Langeweile.
Magnesium muriaticum	Ängstlich und besorgt, mit Langeweile, gegen Abend.
Mancinella	Er ist von allem gelangweilt.
Natrium carbonicum	Langeweile; er ist von sich selbst ganz in Anspruch genommen und weiß nicht, wer er ist, am Morgen.
Nux vomica	Langeweile; die Zeit erscheint unerträglich lang, während der ersten Stunden.
Petroleum	Kein Verlangen danach, zu arbeiten; kein Vergnügen an Objekten, die er üblicherweise mochte, daher unerträglich gelangweilt.
Spiranthes	Faulheit und Langeweile.
Tarantula	Langeweile, alternierend mit Heiterkeit. / Langeweile, Ärgerlichkeit, einfach zu verärgern, entgegen seiner Gewohnheit und seiner Veranlagung.
Zincum	Besorgnis und Langeweile; sie sucht Gesellschaft.

2.3 Langsamkeit (RG.39/I)

Dieser Patient ist in allem, was er tut, langsam. Er ist fortwährend passiv und still. Der Homöopath erkennt das Symptom an der gemächlichen Sprechweise des Patienten und an der Zeit, die der Patient braucht, um nach der medizinischen Untersuchung seine Kleider wieder anzulegen. Manchmal erzählen einem Mütter, daß ihre Kinder eine Ewigkeit brauchen, um sich morgens für die Schule fertigzumachen.

2.4 Launenhaftigkeit (RG.39/I); Will etwas, er weiß nicht was (RG.77/II)

Dies ist ein normales Charakteristikum in der frühen Kindheit. In dieser Zeit kann es nur dann als Symptom gelten, wenn es häufig oder systematisch über einen langen Zeitraum auftaucht. Hierbei sollte es aber vor dem familiären Hintergrund gesehen werden; Vorsicht ist bei der Behandlung von Kindern geboten, die durch ihre Eltern verzogen wurden.

Zwei Qualitäten sind bei einer launenhaften Person kombiniert: *Unbeständigkeit* (Er wünscht sich alles oder er weiß nicht, was er will, wechselt einfach das Objekt seiner Begierde.) und *Eigensinnigkeit* (Sein Verlangen ist gebieterisch und beharrlich.). So wünscht sich das Kind, dem die Mutter gerade ein Spielzeug gekauft hat, noch bevor es den Spielwarenladen verlassen hat, ein anderes Spielzeug, auf das es gerade aufmerksam geworden ist. Blind gegen allen Verstand, heult es, schreit, stampft mit seinen Füßen auf und wirft sich in einem Wutanfall auf den Boden. Kein Argument, außer physischer Gewalt, kann dieses Kind wieder dazu bringen, sich zu beruhigen.

Dieses Symptom finden wir auch bei Kindern, die ein Verlangen nach unangemessenen Dingen haben. Ich erinnere mich an den Fall eines 6jährigen Jungen, der jedes Mal, wenn die Familie ausfuhr, verlangte, das Auto des Vaters fahren zu dürfen. Jedes Mal endete es damit, daß er einen Klaps bekam.

Arzneimittel	Materia medica
Capsicum	Launenhaft; einmal fortwährendes Lachen, kurz darauf Weinen.
Chamomilla	Pausenloses Wimmern; das Kind will dieses oder jenes, und wenn es ihm gegeben wird, dann will es nicht mehr, oder schiebt es von sich weg.
Ignatia	Verlangt nach unangemessenen Dingen und heult laut, wenn sie verweigert werden. / Sogar wenn ihr etwas sanft verweigert wird, was sie sich wünscht oder jemand sie zu überreden sucht, auch mit sanften und freundlichen Worten, heult sie laut auf, auch wenn andere etwas anderes wollen als sie selbst.

Arzneimittel	Materia medica
Ipecacuanha	Sein Sinn ist voller Wünsche und Sehnsüchte, aber er weiß nicht wonach.
Kalium carbonicum	Er ist eigensinnig und häufig weiß er selbst nicht, was er will. / Unangenehme Stimmung; sie verlangt ungestüm nach Dingen; ist mit nichts zufrieden, ist außer sich und gerät in Rage, wenn nicht alles ihren Wünschen gemäß verläuft. Weiß häufig selbst nicht, was sie wirklich haben möchte.
Phosphorus	Sehr launenhaft, empfindlich.
Pulsatilla	Das Kind sehnt sich mal nach diesem, mal nach jenem, selbst bei guter Laune. / Extrem launenhaft und wegen allem möglichen gereizt, sogar wegen sich selbst.
Rheum	Das Kind verlangt ungeduldig nach vielen verschiedenen Sachen und heult. / Stöhnen, Angst und schlechte Laune.
Sarracenia	Launenhafte Stimmung, manchmal gutmütig, dann aber reizbar.
Spiggurus	Unbeständige und launenhafte Stimmung.

2.5 Leichtsinnig, frivol (RG.39/II)

Ein frivoler Mensch ist geistlos und oberflächlich. Liederlich und zügellos gibt sich dieser Lüstling jeder Laune hin. Er ist ein lasterhafter Wüstling, der sich jeder flüchtigen Beziehung hingibt, der für Trunkenheit, leichte Mädchen, feine Zigaretten, wilde Partys und erotische Filme zu haben ist. Sein einziges Ideal ist die Zerstreuung und der leere Zeitvertreib. Er erreicht nichts Wichtiges oder Substantielles.

2.6 Liebe, Beschwerden durch enttäuschte (RG.39/II)

Aus enttäuschter Liebe entspringen häufig eine große Zahl von Beschwerden, für die der Patient Hilfe sucht.
◄ Man darf sie nicht mit dem Symptom »*Kummer, Beschwerden durch*« (RG.37/II) verwechseln, da diese zweite Rubrik alle Arten von emotionaler Frustration abdeckt.

Bei den frustrierten Empfindungen kann es sich um Liebe zu einem Partner, einem potentiellen Partner oder zu einem Familienmitglied handeln. Starke seelische Pein und Beschwerden wegen des Verlustes eines oder beider Elternteile sind häufig typisch für **Natrium muriaticum.**

Einige Menschen vermeiden es aus Angst vor einem drohenden Verlust, ernste Beziehungen überhaupt einzugehen. Das trifft in erster Linie auf Frauen zu, die in der Vergangenheit stark unter einer enttäuschten Liebe gelitten haben und nun fürchten, daß es sich wiederholen könnte.

Eine 25 Jahre alte Frau stellte sich bei mir mit seit vier Jahren bestehenden Oberbauchbeschwerden, Gastritis, Migräne, Nervosität, Depression und Herzklopfen vor. Die Beschwerden hatten begonnen, nachdem ihre Eltern sie dazu gebracht hatten, ihre Verlobung zu lösen. Die ganze Zeit seitdem war es ihr nicht gelungen, ihren Verlobten zu vergessen.

Verwandte Symptome:
▷ »Brust, Herzklopfen, unerwiderter Zuneigung, bei« (RG.724/I)

Arzneimittel	Materia medica
Tarantula	Geisteskrankheit aufgrund einer unglücklichen Liebe. Große Agitiertheit. Große Erregung.
Tilia	Liebeskrank; all seine Gedanken drehen sich um eine ideale Frau; in dieser Träumerei war er besessen von einer süßen Melancholie, die er nicht beschreiben konnte; jedes irdische Gefühl schien weit entfernt.

2.7 Lügt, spricht nie die Wahrheit, weiß nicht was sie sagt (RG.40/I); Lügner (SR.706)

Bis zu einem gewissen Punkt ist Lügen bei kleinen Kindern normal. Ein 4jähriges Kind zum Beispiel erfindet Sachen oder glaubt an alles.

Manche Leute lügen aus Spaß am Lügen und andere lügen, um andere Leute oder sich selbst zu betrügen. Es gibt auch Menschen mit einer lebhaften Vorstellungskraft, die Phantasie und Wirklichkeit durcheinanderbringen, wenn sie ihrer Abenteuerlust mit wundervollen Märchen nachgeben. Unerhörtes Benehmen, Schauspielerei und Übertreibung sind Ausformungen des Lügens, die für den hysterischen Charakter spezifisch sind.

Patienten werden nur selten zugeben, daß sie Lügner sind. Üblicherweise lenken erst die Eltern die Aufmerksamkeit auf diesen Charakterzug ihrer Kinder. Aber in solchen Fällen sollte man das Alter des Kindes berücksichtigen und ebenso darauf achten, ob dieses Verhalten ständig und planvoll betrieben wird.

Eine 24 Jahre alte Frau erzählte mir: »Manchmal sage ich etwas und nachher ist mir nicht klar, was ich gesagt habe. Ich lüge sogar, obwohl ich es gar nicht will. Wenn mich jemand fragt, woher ich komme, denke ich mir eine Antwort aus. Manchmal lüge ich auch wegen meines Alters. Es ist dann, als ob ich mich selbst betrügen würde.«

2.8 Magnetisiert werden, will (RG.40/II)

Um dieses Symptom zu verstehen, müssen wir in die Epoche von HAHNEMANN zurückschauen, in der animalischer Magnetismus oder Mesmerismus sehr verbreitet waren ㉗. HAHNEMANN selbst widmete den Effekten des Magnetismus fünf Paragraphen seines Organon ㉘. Der Magnetismus steht in enger Beziehung zur *Hypnose*.

Die hypnotisierte Person ist typischerweise sehr suggestibel und es besteht eine enge Beziehung zu dem Hypnotiseur.

◄ Dieses Symptom darf allerdings weder mit dem Verlangen, massiert oder gerieben zu werden, noch mit der Besserung hierdurch verwechselt werden. Das entsprechende Symptom dafür ist: »*Reiben bessert*« (RG.1171/II).

Ein modernes Korrelat zu »Magnetisiert werden, will« kann man bei jenen Kindern sehen, die, um einschlafen zu können, ein weiches Tuch benötigen, was sie dann an einer bestimmten Stelle des Körpers reiben.

Beispiele aus der Praxis:

▷ »Er mag es lieber, gestreichelt zu werden, als wenn man ihn drückt oder küßt. Wenn wir seinen Kopf reiben, dann benimmt er sich gerade so, als ob er hypnotisiert worden wäre.«

▷ »Er kann nicht einschlafen, solange sein Kopf oder sein Rücken nicht gerieben wurden.«

▷ »Über viele Jahre brachte er sich zum Einschlafen, indem er sein Gesicht an einem weichen Kleidungsstück seiner Mutter rieb.«

2.9 Menschenfeindlichkeit (RG.40/II)

Der Misanthrop gleicht einem Eremiten, der die Einsamkeit sucht, um den Menschen aus dem Weg zu gehen. Er ist allem gegenüber abgeneigt und mißtraut jedem.

Arzneimittel	Materia medica
Cicuta virosa	Fehlendes Vertrauen in die Menschheit, mit Misanthropie; er hat die Gesellschaft aufgegeben, blieb allein und dachte nach.
Copaiva	Misanthropie.
Crotalus horridus	Melancholie, misanthropisch und gleichgültig, mit plötzlicher Schwäche, Kopfschmerzen, Herzschmerzen und exzessiver Diarrhöe.
Curare	Aversion gegen die Gesellschaft.
Hydrocotyle	Misanthropie.
Kalium bichromicum	Angst vor den Menschen. / Besorgtheit und Abneigung gegen Gesellschaft.
Ledum	Den ganzen Tag unzufrieden mit seinen Begleitern, was letztlich auf Menschenfeindlichkeit hinauslief.
Lycopodium	Angst vor Menschen.
Natrium carbonicum	Angst vor Menschen mit Furchtsamkeit. Er schiebt alles auf die Menschheit.
Natrium muriaticum	Angst vor Menschen.
Rhus glabra	Widerwille gegen Gesellschaft; kein Verlangen, mit irgend jemandem zu sprechen oder angesprochen zu werden.
Stannum	Abneigung und große Angst vor Menschen.
Tabacum	Menschenfeindlichkeit.

2.10 Milde (RG.40/II); Gütig (RG.34/I)

Das Symptom »Milde« kann zwei Aspekte haben. Der eine Aspekt ist durch das Betragen und das Verhalten des Patienten für den Therapeuten offensichtlich – der Patient ist bescheiden und milde, freundlich und fein. Der andere Aspekt zeigt sich durch Fügsamkeit und Unterwürfigkeit. Die Patienten sind gehorsam und tolerant, beinahe bis zur Charakterlosigkeit. Beide Seiten können in demselben Patienten gemeinsam auftauchen.

Beispiele aus der Praxis:
▷ »Ich habe nicht sehr viel Charakterstärke, gebe Menschen nach, lasse sie tun, was sie wollen.«
▷ »Ich bin Fehlern gegenüber nachgiebig, ich kann nicht ›Nein‹ sagen; ich bin zu fügsam und weich.«
▷ »Ich habe meinem Ehemann immer nachgegeben. Ich hatte Angst, daß er mich sonst verlassen könnte.«

Verwandte Symptome des Synthetischen Repertoriums
▷ »Nachgiebigkeit« (SR. 1102)
▷ »Servil, unterwürfig« (SR. 909)

Arzneimittel	Materia medica
Cyclamen	Milde Veranlagung, selbstzufrieden.
Jodum	Mild, ängstlich, schüchtern, mit abgestumpften Empfindungen.
Kalium cyanatum	Gütig.
Natrium muriaticum	Innere Zufriedenheit, Hoffnung, Güte (Heilwirkung).
Sumbul	Milde, liebenswürdig, lächelnd.

2.11 Mitfühlend, mitleidig (RG.41/I)

Der mitfühlende Mensch ist imstande, sich in die Probleme der anderen einzufühlen und sie zu teilen. Er empfindet so, als ob es seine eigenen wären. Das bloße Lesen oder Hören von Leiden bewegt ihn tief. Man muß allerdings festhalten, daß es keine feste Vereinbarung über die Definition dieses Symptomes gibt – einige Autoren finden, daß es nicht existiert, solange der Patient sich nicht aktiv an der Lösung des Problems beteiligt, wohingegen andere meinen, daß das bloße Gefühl als hinreichend anzusehen ist. Mitleid kann durch die geringsten Auslöser angesprochen werden – ein streunender Hund, ein Vogel, der aus seinem Nest gefallen ist, usw. Das Leid, das der Patient nach solchen Entdeckungen empfindet, besteht nach dem Ereignis weiter fort. Der Grad des empfundenen Schmerzes muß allerdings recht hoch sein, bevor dieses grundsätzlich normale Attribut den Wert eines homöopathischen Symptomes bekommen kann. In bestimmten Fällen kann es sofort ausgeschlossen werden; wenn zum Beispiel jemand, der selbst die Armut kennengelernt hat, jemanden in ähnlichen Umständen sieht, so ist das de facto eine Form von Selbstmitleid. Im wirklichen Mitleid gibt es immer einen gewissen Anteil Altruismus und es erstreckt sich über den Kreis der Familie und Freunde hinaus und bezieht Fremde mit ein. Das Symptom zeigt sich als Antwort auf die Frage: *»Was bewegt sie?«*.

◄ Verwechseln Sie jedoch nicht Mitleid mit Beeindruckbarkeit. Wenn jemand durch einen Unfall, plötzliches Krankwerden oder den Tod eines anderen Menschen ganz aus der Fassung gebracht worden ist, so ist das dazugehörige Symptom üblicherweise *»Schreckliche Begebenheiten, traurige Geschichten ergreifen sie tief«* (RG.49/I).

Arzneimittel	Materia medica
Alcohol	Ein schmollender Mann wird sozial und mitfühlend.
Carlsbad	Seine Nerven sind so angegriffen, daß ihn die Sorgen anderer einfach zum Weinen bringen.
Causticum	Übermäßig mitfühlend; sie ist außer sich, mit Weinen und Schluchzen und kann nicht beruhigt werden, wenn sie den Berichten über das Elend von anderen zuhört.
Mancinella	Gefühle der Empfindlichkeit und des tiefen Mitleids.
Nuphar luteum	Übermäßige moralische Empfindlichkeit, Empfinden eines großen Schmerzes bei der Beobachtung der Leiden der Tiere.

Arzneimittel	Materia medica
Phosphorus	Schlechte Laune während der letzten Tage der Prüfung; sie wurde außerordentlich empfindlich für das Schreien eines Kindes, was sie sehr unangenehm berührte, was nie zuvor der Fall gewesen war. ㉙

2.12 Mitteilsam (SR.144)

Weder dieses Symptom noch *»Geselligkeit, Hang zur«* (SR. 933) erscheint in KENTS Repertorium. Sie sollten dem hinzugefügt werden. Die mitteilsame Person empfindet eine drängende Notwendigkeit, mit anderen zu kommunizieren; ist generell gesprächig und gesellig. Solche Personen können intime Unterhaltungen mit völlig fremden Leuten führen. Der mitteilsame Mensch ist freimütig, mitteilsam und neugierig. Er gewöhnt sich schnell an Situationen und nimmt ebenso schnell Beziehungen zu anderen Menschen auf.

Der gesellige Mensch hat sehr ähnliche Eigenschaften und aus diesem Grund möchte ich vorschlagen, bei der Repertorisation *beide Symptome* zu *kombinieren.*

Beispiele aus der Praxis:

▷ »Ich bin schrecklich geschwätzig, ich würde über alles reden.«

▷ »Ich bin sehr offen, ich kann Geheimnisse nicht für mich behalten.«

▷ »Ich bin ein großartiger Gesprächspartner, sehr gesellig. Ich mag es, Leute zu besuchen und um mich herum zu haben.«

▷ »Mein Mann sagt über mich, daß ich immer die letzte bin, die eine Party oder sogar eine Beerdigung verläßt. Das ist nur, weil ich mich so gerne unterhalte und mit Leuten zusammen bin.«

▷ Eine 50 Jahre alte Frau: »Ich denke, ich bin sehr viel offener als die jungen Frauen. Wenn ich mich schlecht fühle, sehne ich mich furchtbar nach Gesellschaft und häufig rufe ich dann jemanden an.«

Arzneimittel	Materia medica
Lachesis	Eine ungewöhnliche Steigerung der Kommunikativität. Große Lust sich mitzuteilen; außerordentlich lebhafte Vorstellung; dabei außergewöhnlich ungeduldig bei weitschweifigen oder trockenen Angelegenheiten. Lebendig und kommunikativ, sogar mit einem unangenehmen Gefühl der Fülle. Sozial und kommunikativ.

2.13 Moralisches Empfinden fehlt (RG.41/I)

Dieses ist ein allumfassendes Symptom, das für jene paßt, die *systematisch* unmoralische oder unsoziale Handlungen vollführen. Solche Menschen sind gegenüber den Rechten und den Gefühlen anderer gleichgültig (siehe auch *»Böse, bösartige Veranlagung«* (RG.11/I) und *»Grausamkeit«* (RG.34/I)). Sie fühlen das Verlangen, anderen Schaden zuzufügen. Schlechtigkeiten sind für sie Selbstzweck.

2.14 Mutwillig (RG.41/II)

▶ Hierbei handelt es sich sicherlich um eine Perle der homöopathischen Semiologie. Es kombiniert zwei ansonsten unterschiedliche Elemente. Auf der einen Seite die subtile Aggression, auf der anderen Seite die Genialität und die Lebendigkeit. Obwohl schwierig zu beschreiben, kann man diesem Symptom einen Begriff zuordnen: den *»großen Streich«*.
Es besteht ein großes Verlangen, sich über andere lustig zu machen und ihnen Streiche zu spielen, seien es nun Menschen oder Tiere.
Eine Mutter beschrieb mir einmal, auf welche Weise ihre »mutwillige« 9 Jahre alte Tochter **(Calcarea carbonica)** die Haustiere ärgerte und wie sie bei einer Gelegenheit die Wände mit Schlamm beschmierte und danach mit einem Lächeln sagte:»Ich frage mich, wer das getan haben könnte?«
Ein anderer Patient erzählte mir, wie er früher seinen Lehrern mit Stinkbomben und Plastikspinnen Streiche gespielt habe und wie er Wassereimer auf die Türrahmen gestellt habe, um seine Klassenkameraden, die den Raum betreten wollten, zu durchnässen. Solche Menschen erreichen aus diesen Handlungen eine recht abwegige Art der Befriedigung.

Arzneimittel	Materia medica
Agaricus	Furchtlos, drohend, mutwillige Raserei; ebenso Raserei, die den Patienten dazu bringt, sich selbst anzugreifen und zu verletzen (mit großer Kraftanstrengung).
Aloe	Das Kind ist sehr lebhaft und munter, es spielt und plappert sehr ungewöhnlich, mit viel Mutwilligkeit und Lachen (vom Saugen an Aloepflanzen).

Arzneimittel	Materia medica
Baryta carbonica	Gute Laune wird zur Mutwilligkeit.
Cannabis indica	Voller Freude und Mutwilligkeit, lacht übermäßig.

2.15 Neid (RG.41/II)

Neid ist ein anstrengendes und verhältnismäßig komplexes Symptom. Es vereint brennendes Verlangen nach einer Sache, die versagt geblieben ist, mit Gefühlen der Feindschaft oder sogar Haß gegenüber derjenigen Person, die eben diese besitzt. Das Objekt der Begierde kann materiell oder abstrakter Natur sein, so wie Talent, Kraft, Ehre, Wissen, Ruhm, Glück, Jugend, Adel, soziale Stellung etc.

Die neidische Person vergleicht sich fortwährend mit anderen, und das führt dazu, daß sie mit der beneideten Person immerzu in Konkurrenz gerät. Sie wird ein Auto kaufen, das größer ist als das des Nachbarn oder teurere und ausgiebigere Arbeiten an der Hausfassade durchführen lassen, um ein bißchen besser zu sein. Aber selbst wenn solch ein Mensch mehr hat als sein Rivale, wird er immer noch etwas finden, um ihn um etwas zu beneiden.

Obwohl der Neid ein sehr gängiges Gefühl ist, ist es oftmals schwierig, ihn in einer Konsultation herauszuarbeiten. Der Homöopath muß dafür eine besondere Aufmerksamkeit entwickeln, und speziell nachfragen oder aber zwischen den Zeilen lesen, wenn der Patient sich seiner Schwäche bewußt ist und diese verdecken will. Manchmal ist sich der Patient selbst aber gar nicht bewußt, daß er neidisch ist.

Einer meiner Patienten, ein Manager einer Bank, verheiratet, zwei Kinder, antwortete auf die Frage nach Eifersucht: »Auf meine Frau war ich nie eifersüchtig, schon auf meinen Sohn, er ist Professor (Medizin) und ich nicht . . .« Weil er diesen Zusammenhang nicht weiter ausführte, fragte ich ihn, welche Gefühle er damit verbinde, daß sein Sohn Professor sei und er antwortete: ». . . es ist kein Neid, nein, ich bin stolz auf ihn.« Zu einem anderen Zeitpunkt, als er über seine Arbeit sprach, sagte er: »In der Bank steht niemand über mir, niemand weiß so gut Bescheid wie ich, ich bin sozusagen der Professor der Bank, ich übe meine Autorität aus und bringe meine Leute dazu, ihr Bestes zu geben.« Aus dem Gesagten kann man deutlich ableiten, daß es, obwohl der anfänglichen Beteuerung entgegengesetzt, doch Neid ist, den er seinem Sohn gegenüber empfindet. Seine Kompensation des frustrierten Begehrens war es, sich selbst zum »Professor« der Bank zu ernennen.

◄ Neid sollte nicht mit *Wetteifern* verwechselt werden, bei dem solche Gefühle wie Feindschaft oder Haß fehlen. Beim Wetteifern finden sich der Vergleich und der Wettstreit ohne das schmerzliche Gefühl der Unzulänglichkeit. Statt dessen findet sich die Nachahmung und der Wunsch, sich zu bestätigen.

Arzneimittel	Materia medica
Curare	Egoistische Melancholie, Neid, eigensinnige Veranlagung.
Lilium tigrinum	Die Symptome senkten sich wie eine plötzliche Wolke auf sie herab, als sie sich recht wohlfühlte (36. Tag); sie verlor ihren Schwung und ihre Energie, konnte sich hinsetzen und weinen oder ungeduldig mit sich selbst sein und losweinen, fühlt sich aber gehetzt; konnte ziellos und für unbestimmte Zeit gehen oder rennen; mit dieser ganzen Depression kommt ein Verlangen nach feinen Dingen jeder Art; sie ist unzufrieden mit dem, was sie hat und ist neidisch auf andere.
Lycopodium	Phantasierend, wütend, neidisch, vorwurfsvoll, anmaßend und gebieterisch.
Pulsatilla	Neidisch, habgierig, unzufrieden, gierig, er würde gern alles für sich selbst haben.
Sarracenia	Ungerechter, mißtrauischer und argwöhnischer Charakter.

2.16 Reizbarkeit , Menses, vor (RG.45/I)

▶ Um die Reizbarkeit vor den Menses als Symptom annehmen zu können, muß sie *heftig sein* und *jeden Monat aufs neue* erscheinen.
Wenn Patientinnen eine prämenstruelle Spannung beschreiben, dann benutzen sie Ausdrücke wie:»nervös«,»schlecht gelaunt« oder »intolerant«, sie sind »ungeduldig mit den Kindern«, oder alles Mögliche wird als kränkend empfunden. Einige Frauen erkennen den Beginn ihrer Periode daran, daß sie sich mit ihren Männern zanken oder streiten.
Das Symptom»*Depression, Menses, vor*« (RG.15/II), welches gelegent-

lich mit Reizbarkeit vergesellschaftet ist, wird weniger häufig beobachtet.

Es gibt auch Frauen, die eigentlich selten, jedoch vor jeder Menstruation weinen müssen. Das entspricht dem Symptom: »*Weinen, Menses, vor*« (RG.76/II).

2.17 Reizbarkeit, Erwachen, beim (RG.44/II)

Reizbarkeit beim Erwachen ist ein Symptom, welches wir bei Männern und Frauen jeden Alters finden können. Die Patienten berichten, daß sie »mit dem falschen Bein aufgestanden sind«, daß sie »die erste halbe Stunde nach dem Aufwachen nichts sagen möchten« und »alleingelassen werden wollen«, und »daß ihre gute Laune erst nach geraumer Zeit eintritt«.

Dabei muß geklärt werden, ob der Patient nur beim morgendlichen Erwachen gereizt reagiert, oder ob es immer der Fall ist, also auch nach einem kurzen Mittagsschlaf.

Dieses Symptom paßt auch auf Kinder, die gereizt reagieren, wenn man sie aufweckt. Natürlich ist die Aussagekraft größer, wenn sie auch von selbst in gereizter Stimmung erwachen.

2.18 Scherzen (RG.48/II); Geistreich (RG.31/II)

Der Spaßvogel ist eine andere uns allen gut bekannte Figur. Nie verpaßt er eine Gelegenheit, eine lustige Geschichte zu erzählen. Es gibt keine Zeit und keinen Ort, dem er nicht seinen Stempel aufdrückt. Sein Ziel ist es, seine Umgebung zu amüsieren oder zu beeindrucken.

Wenn seine Späße geistreich, witzig und scharfsinnig sind, so spricht es für die Präsenz des Symptoms »*Witzig, geistreich*« (RG.78/I).

Arzneimittel	Materia medica
Arsenicum	Neigt zu boshaften Scherzen.
Capsicum	Er ist in einer zufriedenen Stimmung, ist lustig und singt, und dennoch wird er durch den geringsten Grund ärgerlich. Er macht Späße und äußert witzige Bemerkungen.

Arzneimittel	Materia medica
Chloralum	Lebendige Stimmung, mit lautem Lachen und witzigen Bemerkungen.
Cocculus	Nach wenigen Stunden wurde er lebhaft und lustig. (HAHNEMANN) ㉚ Fröhlich, zufrieden, freudig; er wurde witzig und spaßend.
Crocus	Unwiderstehliche Lust, Witze zu machen und zu lachen, mit großer Erschöpfung und starker Dilatation der Pupillen.
Glonoinum	Ungewöhnlich belebt und gesprächig; starker Gedankenfluß und zu Späßen aufgelegt; für vier Stunden.
Ignatia	Fröhliche und lustige Stimmung. Unglaubliche Stimmungswechsel; einmal scherzt er und ist lustig und zu einem anderen Zeitpunkt ist er weinerlich, das ändert sich alle drei oder vier Stunden. / Er scherzt ein paar Stunden, nachdem er ärgerlich gewesen ist.
Ipecacuanha	Lebendige Stimmung, er ist zum Sprechen und sogar zum Scherzen aufgelegt.
Lachesis	Je mehr Grund verärgert zu sein, desto größere Neigung zu Humor, Scherzen, Satire und humorvollen Phantasien.
Menyanthes	Hält sich von Amüsements fern (nach zwölf Stunden); eine halbe Stunde später ist er zu Witzen aufgelegt.
Mercurialis	Lebhafte Stimmung, zum Singen und Spaßen aufgelegt.
Petiveria	Zum Lachen und Scherzen aufgelegt.
Spongia	Kecke, witzige Stimmung.
Sumbul	Fröhlichkeit, Lächeln, gute Laune, zu witzigen Bemerkungen aufgelegt; das Mitgefühl mit dem Leiden scheint des Schmerzes beraubt zu sein. Heiter, witzig, zur Heiterkeit geneigt; dauerndes Lächeln; still, zufrieden; verliebt.
Tarantula	Verlangen zu Scherzen, zu Spielen und zu Lachen; extreme Fröhlichkeit, lebhaft und zufrieden; zum Scherzen aufgelegt.

2.19 Schreckliche Begebenheiten, traurige Geschichten ergreifen sie tief (RG.49/I)

▶ Dieses Symptom kann unter dem Begriff »*beeindruckbar*« zusammen-gefaßt werden, es sollte jedoch nicht mit den Begriffen »*mitfühlend, mitleidig*« (RG.41/I) verwechselt werden. Der beeindruckbare Patient erfährt ein plötzliches und tiefes Gefühl der Beklemmung, wenn er manchmal traurige, üblicherweise aber grausame und blutige Szenen zu sehen bekommt.

Wie schon bei anderen Symptomen, sollten wir auch hier versuchen, die Reaktion des Patienten mit der auslösenden Ursache in ein Verhältnis zu setzen. Wenn der Patient sagt, daß ihn der Anblick eines verletzten Menschen tief berührt, ihn aber nicht daran hindert, Hilfe zu leisten, so müssen wir von diesem Symptom absehen.

Menschen, die wirklich beeindruckbar sind, sind entsetzt. Sie sind machtlos, noch irgendwie zu helfen und sie können sogar ohnmächtig werden. Derart beeindruckbare Kinder weinen, wenn sie Gespenster im Fernsehen oder im Kino sehen; Erwachsene geraten aus der Fassung, wenn sie Szenen der Gewalt sehen. Der Anblick von Blut, Straßenkämp-fen, einem Unfall, Tod, sogar Injektionen, Operationen oder der leichte Geruch von Krankenhausdesinfektionsmitteln reicht aus, um sie zu Tode zu ängstigen.

Verwandte Symptome:
▷ Angst, Grausamkeit, nach Hören von (RG.4/II)
▷ Erregung, schrecklicher Dinge, nach Hören (RG.19/I)
▷ Furcht, Grausamkeiten, durch Bericht von (RG.25/I)
▷ Empfindlich, Grausamkeiten, beim Hören von (RG.17/I)
▷ Sprechen, unangenehmen Dingen, Sprechen von (RG.53/I) ㉛

Verwandte Symptome im Synthetischen Repertorium:
▷ Qualvolle Angst, schrecklicher Dinge, nach dem Hören (SR. 44)
▷ Furcht, sehen, Wunden zu (SR. 521)
▷ Beeindruckbar, bestimmbar, leicht (SR. 606)

Beispiele aus der Praxis:
▷ »Der kleinste Schnitt oder Kratzer beunruhigt mich und mein Blut-druck fällt ab. Einmal bin ich total aus der Fassung geraten, als ich sah, wie ein Verkäufer von seiner Stehleiter fiel.«
▷ »Der Geruch von einem Krankenhaus reicht aus, um mich ohnmäch-tig werden zu lassen. Einmal bin ich ohnmächtig geworden, als man mir eine Spritze gegeben hat.« ㉜

▷ »Ich ertrage es nicht, Kriegsfilme oder Boxkämpfe zu sehen. Ich bin immer tief beeindruckt, wenn ich einen Behinderten sehe oder ein Trauermarsch an mir vorbeizieht.«

▷ »Einmal bin ich ohnmächtig geworden, als ich mit meiner Frau zum Zahnarzt gegangen bin.«

▷ »Wenn im Fernsehen brutale oder gruselige Filme laufen, dann schaue ich mir das nicht an, auch wenn sie Operationen oder während der Nachrichten so etwas zeigen, schaue ich weg.«

Arzneimittel	Materia medica
Cicuta virosa	Beklemmung, er ist außergewöhnlich berührt von traurigen Geschichten.
Natrium carbonicum	Jedes Ereignis macht einen tiefen Eindruck auf sie; ein wellenartiges Nervenzittern, mit dem Gefühl, ohnmächtig zu werden.

2.20 Schüchternheit (RG.49/II); Verlegenheit (RG.60/II)

Schüchternheit ist ein Charakterzug, der während der Konsultation aus der Haltung und Position des Patienten deutlich werden kann. Manchmal ist es jedoch für den Homöopathen überraschend zu hören, daß ein Patient sich selbst als schüchtern beschreibt und sagt, daß er nicht einmal die Courage habe, einen Passanten nach der Uhrzeit zu fragen, noch daß er es wagen würde, in einen Laden zu gehen um den Preis von irgend etwas zu erfragen.

Eine 30jährige **Silicea**-Patientin, verheiratet und mit Kindern, sucht mich in erster Linie deshalb auf, weil sie das Gefühl hat, daß ihre ausgeprägte Schüchternheit sie in ihrem Leben einschränke. Obwohl ihr familiärer Hintergrund stabil war und sie eine erfolgreiche Karriere gemacht hatte, hatte sie selbst bei relativ unwichtigen Treffen das Gefühl, paralysiert und dumm zu sein. Diese Erfahrung führte zu einem starken Unbehagen. Sie vermied es, gemeinsam mit Menschen, die sie kannte, in denselben Aufzug zu steigen. Sie erinnerte sich, daß sie sich als Kind hinter ihrer Mutter versteckte, sobald jemand versuchte, mit ihr zu sprechen.

▶ Man sollte feststellen, ob ein schweigsamer und nüchterner Mensch gleichzeitig schüchtern ist (siehe auch *»Zurückhaltend, reserviert«* (RG.79/II)).

▶ Eine interessante Modalität ist *»Schüchternheit, Auftreten in der Öffentlichkeit«* (RG.50/I). Manche Menschen sind nur dann schüchtern, wenn sie sich *in Gruppen befinden,* speziell dann, wenn diese Gruppen groß sind. Sie vermeiden es, Treffen beizuwohnen, sitzen in Vorlesungssälen in der letzten Reihe und wünschen, daß sich unter ihnen die Erde öffnen möge, wenn sie laut und deutlich sprechen sollten.

▶ Eine andere wichtige Unterrubrik ist *»Schüchternheit, verschämt, scheu«* (RG.50/I). Sie bezieht sich auf jeden Menschen, der – sobald er einen Fehler gemacht hat oder sich erniedrigt fühlt – errötet.

Arzneimittel	Materia medica
Aurum	Schüchternheit.
Coffea tosta	Schüchternheit und Furcht vor plötzlichem Tod; diese Angst löst manchmal ein Zittern vom Kopf bis zu den Füßen aus.
Ferrum phosphoricum	Zu einer Zeit an diesem Nachmittag lösten böse Worte einer anderen Person über einen abwesenden Fremden ein Gefühl des momentanen Schrumpfens und der Schüchternheit aus.
Ignatia	Ängstlichkeit, Schüchternheit; sie hat kein Vertrauen in sich selbst, gibt alles auf.
Jodum	Milde Veranlagung, voller Skrupel und schüchtern mit abgestumpften Empfindlichkeiten.
Kalium bromatum	Sein Charakter hatte ebenso eine radikale Veränderung mitgemacht, vormals sehr offen und mutig, war er nun übermäßig schüchtern und mißtrauisch gegen jeden geringfügigen Umstand.
Moschus	Es brachte sie dazu, sich still und selbstbeherrscht zu fühlen; keine Angst vor irgend etwas, ist üblicherweise nervös und schüchtern.
Natrium carbonicum	Große Schüchternheit. Er ist sehr schüchtern und schreckt bei dem geringsten Geräusch auf.
Phosphorus	Geistige Niedergeschlagenheit und eine sehr ungewöhnliche Ängstlichkeit oder Schüchternheit, mit einem starken Gefühl der Ermüdung.

Arzneimittel	Materia medica
Piper methysticum	Fehlende Energie, schüchtern, ängstlich, während des Tages.
Platinum	Große Ängstlichkeit mit heftigem Herzklopfen bei dem Versuch, in Gesellschaft zu reden, so daß das Reden schwierig wurde.
Sulfur	Ungewöhnlich schüchtern.
Tabacum	Von einem der gesündesten und furchtlosesten Männer ist er vollkommen krank und schüchtern wie ein Mädchen geworden; er konnte nicht einmal eine Petition im Kongreß präsentieren, und noch viel weniger diesbezüglich etwas sagen; obwohl er lange praktizierender Rechtsanwalt war und viel in der Legislative gearbeitet hatte.

2.21 Selbstbetrachtung (RG.50/I)

Introspektion ist die erforschende Beobachtung der eigenen Gedanken und Gefühle. Menschen mit diesem Symptom sind ganz durch ihre eigene Person in Anspruch genommen, sind gedankenverloren. Sie suchen die Einsamkeit, um sich ihren Phantasien und Träumen hinzugeben.

BOENNINGHAUSEN kombiniert in seinem Repertorium Introvertiertheit und Introspektion zu einer Rubrik. Diese glückliche Verbindung ist das Resultat der Unteilbarkeit beider Symptome, da ein introvertierter Mensch am besten durch seine fortwährende Tendenz zur Introspektion charakterisiert werden kann.

Wenn ein Patient erklärt, er sei introvertiert, müssen wir durch unsere weitere Befragung klären, welche Bedeutung dieser Begriff für ihn hat. Sagt er nun, daß er in seiner eigenen Welt lebt, und ist er zur gleichen Zeit zurückhaltend, unkommunikativ, einsiedlerisch und ungesellig, dann brauchen wir keine weiteren Zweifel zu haben, daß es sich um dieses Symptom handelt. Der Introvertiertheit werden aber auch andere Bedeutungen zugeordnet, wie zum Beispiel Schweigsamkeit, Schüchternheit, Menschenfeindlichkeit oder die Unterdrückung von aggressiven Gefühlen. In solchen Fällen ist es besser, wenn wir die jeweiligen, diesen Begriffen zugeordneten Rubriken aufsuchen. Wenn der Patient unter Introvertiertheit reserviertes Verhalten versteht, dann sollten wir uns für das Symptom »*Reserviert*« entscheiden.

Das psychologische Konzept der Introversion beinhaltet seit C. G. JUNG ㉝ alle obengenannten Qualitäten. In der Homöopathie muß man jedoch präzise *jedes einzelne Symptom* des Patienten erfassen, selbst wenn es zwischen den Symptomen zu Überschneidungen kommt.

Beispiele aus der Praxis:
▷ »Ich habe mich in meine eigene kleine Welt zurückgezogen, ich mag es, allein zu sein, ich bin introvertiert, zurückhaltend, ich finde es sehr schwer zu kommunizieren.«
▷ »Ich bin immer gedankenverloren, sehr introvertiert und nicht sehr kommunikativ. Ich mag es nicht, den Leuten Sachen zu erzählen und ich empfinde es als sehr schwer, Bekanntschaften zu schließen.«
▷ »Ich neige dazu, geistig abzuschweifen, dann bin ich ganz von meinem Selbst in Anspruch genommen, gedankenverloren, introspektiv und reflektiv. Ich scheine mehr Zeit in einer Traumwelt zu verbringen, als in der Welt der Wirklichkeit. Mein Mann sagt immer, ich bin introvertiert.«

Arzneimittel	Materia medica
Viola tricolor	Introspektiv, abgekoppelt von sich selbst, mißtrauisch mit sich selbst, speziell seiner Zukunft gegenüber.

2.22 Selbstüberhebung (RG.50/II)

Das Symptom der Selbstüberhebung kann von Patienten nur sehr schwer zugegeben oder ausgedrückt werden. Es ist, als seien sie sich des Vorhandenseins dieses Symptoms nicht bewußt. Die Selbstüberhebung und in deren Erweiterung, der Egozentrismus und Narzißmus, wird normalerweise von Dritten berichtet oder vom Untersucher selbst beim Patienten festgestellt.

Der Egoist spricht die ganze Zeit über nur von sich selbst. Beinahe jede seiner Aussagen beginnt mit einem »Ich«. Große Befriedigung gibt ihm auch die Beschäftigung mit seinem Körper, und so können wir die Existenz des Symptoms »Selbstüberhebung« annehmen, wenn ein Patient exzessiv mit seiner eigenen Person beschäftigt ist, nicht nur mit seinen Symptomen, die er minutiös beschreiben kann, sondern ebenso mit sehr relativen Aspekten seiner Physis (nicht zu verwechseln mit *»Angst, Gesundheit, um die«*).

Ein geringfügiger Sturz vom Pferd, ein kleiner Punkt, der auf seinem Bein erschienen ist, werden zum hauptsächlichen Thema. Nie erwähnt er seine Familie, nicht einmal während einer beiläufigen Unterhaltung. Seine Frau kann im Krankenhaus sein oder sein Sohn gerade eine wichtige Prüfung gehabt haben, aber er wird weiterhin von nichts anderem als sich selbst reden. Er ist die einzige Quelle seiner Befriedigung und seine Hauptbeschäftigung. Niemand anders zählt.

▶ Unter den Charakteristika, die bei diesem Symptom immer in größerem oder kleinerem Grade vorhanden sind, gehören Eitelkeit, Verachtung, Egoismus und Koketterie. Gelegentlich ist es auch mit »Verächtlich« (RG.59/II) und »Stolz« (RG.54/II) assoziiert.

2.23 Selbstvertrauen, Mangel an. (RG.50/II)

Mangelndes Selbstvertrauen oder Unsicherheit ist ein sehr gängiges Symptom, das auch von der Psychologie und deren verwandten Wissenschaften detailliert untersucht worden ist. Es ist eine normale menschliche Regung – jedem Menschen mangelt es gelegentlich an Selbstvertrauen. Die völlige Abwesenheit dieses Gefühls würde sogar das Vorliegen des Symptoms »Bestimmtheit« (RG.9/II) wahrscheinlich machen.

Der Patient, dem es an Selbstvertrauen fehlt, vergleicht sich selbst mit anderen, häufig Mitgliedern seiner Familie, und empfindet sich gegenüber diesen, oder der Welt im allgemeinen, als minderwertig.

▶ Als Symptom kann es nur verwendet werden, solange der Patient sich fortwährend von diesem Gefühl bedrückt fühlt; was meist dazu führt, daß alles, von seinen leisesten Gedanken oder Handlungen bis hin zu seiner Berufswahl, von dem Mangel an Selbstvertrauen bestimmt wird.

Unsicherheit kann sich auf viele Arten äußern: Angst davor, mit neuen Situationen konfrontiert zu werden, Entscheidungen fällen zu müssen, die Proben und Widerwärtigkeiten des Lebens nicht bestehen zu können; Furcht vor Spott und Erniedrigung und davor, Fehler zu machen. Letztlich entspricht Unsicherheit der Angst zu versagen. Zusätzlich können Patienten eine schmerzlich geringe Selbstachtung haben.

Die Defekte, die für dieses Gefühl verantwortlich sind, können wirklich oder eingebildet sein. Dabei muß man den Grad der vorhandenen geistigen oder körperlichen Schwächen mit der Stärke des Minderwertigkeitsgefühls in Beziehung setzen.

▶ Je größer diese Kluft ist, desto größer ist auch der Wert als Symptom für die Homöopathie.

Beispiele aus der Praxis:

▷ »Ich bin unsicher; fühle, daß ich nicht so gut bin wie andere. Ich habe immer Angst, erfolglos zu bleiben.«

▷ »Ich habe eine sehr geringe Meinung von mir selbst, keine Charakterstärke, ich fühle mich völlig nutzlos. Ich kann mir nichts vornehmen, selbst ein Gang zur Bank, um dort etwas zu unterzeichnen, ist für mich eine Qual.«

▷ »Ich habe nicht sehr viel Selbstachtung. Ich glaube, ich bin häßlich und hoffnungslos.«

▷ »Ich empfinde mich gegenüber anderen als minderwertig. Ich glaube, ich bin nicht besonders intelligent.«

▷ »Ich bin von Natur aus unsicher. Ich vergleiche mich immer mit anderen Leuten.«

▷ »Ich bin ziemlich unsicher; habe Angst, Fehler zu machen.«

▷ »Ich bin nicht überzeugt von mir. Mir fehlt die Willensstärke, Entscheidungen zu treffen. Ich habe Angst davor, mich mit anderen Leuten oder Situationen auseinanderzusetzen.«

▷ »Ich habe panische Angst davor zu versagen. Ich glaube, mir mißlingt alles. Ich fühle mich wertlos und unbedeutend.«

▷ »Ich versuche so intensiv wie möglich, erfolgreich zu sein. Ich besuche Kurse, um mich zu bestätigen. Ich will keinesfalls hinterherhinken. Wenn ich zu Hause bin, muß ich die perfekte Mutter sein. Doch wenn ich im Fernsehen eine Seifenoper sehe, fühle ich mich wie eine Närrin. Ich ertrage keine Mittelmäßigkeit. Sobald jemand denkt, daß ich Unsinn erzähle, werde ich furchtbar verlegen. Es scheint, als hätte ich wegen allen möglichen Dingen einen Komplex. Ich bin furchtbar unsicher. Ich tue alles mögliche, um die Leute nicht merken zu lassen, wie schrecklich ich bin.«

▷ »Ich bin unsicher; ich mag nicht, wenn andere Leute mich beobachten, weil ich einen schlechten Eindruck machen oder mich versprechen könnte.«

Wie schon bei anderen unsozialen Symptomen versuchen die Patienten auch hier häufig, ihre Gefühle der Unsicherheit zu verstecken. Sie können aufgrund ihres fehlenden Selbstbewußtseins zudem psychologische Kompensationsmechanismen entwickeln, die dann Gefühle der Aggression, der Selbstüberhebung, des Stolzes, der Verachtung und der Eitelkeit hervorbringen. In jedem Fall muß, bevor Rückschlüsse auf ein auslösendes Symptom gezogen werden können, feststehen, daß ein solcher Kompensationsmechanismus vorliegt; manchmal sind es die Patienten selbst, die uns darauf hinweisen.

Die Übertreibung von dem, was wir im Charakter von Männern oder Frauen als besonders maskulin oder feminin wahrnehmen – Machismus ist ein Beispiel dafür – sowie auch die Unterdrückung ihres Gegenteils, kann von Gefühlen der Minderwertigkeit, fehlendem Selbstbewußtsein oder sogar Neid herrühren.

Häufig habe ich beobachtet, daß **Sepia-** oder **Lycopodium-**Patientinnen im täglichen Leben nur ihren Mädchennamen benutzen. Eine Frau sagte dazu: »Ich benutze den Namen meines Mannes nicht, weil ich niemandem gehöre.« Und eine andere Frau sagte zu mir: »Ich bin genauso gut wie er, also warum sollte ich seinen Namen benutzen, warum übernehmen Männer nicht den Zunamen der Frau?«

Beispiel aus der Praxis:
▷ »Ich bin sehr scharfzüngig, aber ich denke, es ist ein Verteidigungsmechanismus, eine Art, um mich den Leuten gegenüber durchzusetzen. Ehrlich gesagt glaube ich, daß ich ziemlich weich bin. Entweder ich unter- oder ich überschätze mich. Ich komme von einem Extrem ins andere.«

Verwandte Symptome:
▷ »Furcht, unternehmen, etwas zu« (RG.27/I)
▷ »Gelingt, nichts, erfolglos« (RG.31/II)
▷ »Unternehmen, nichts aus Furcht vor Versagen« (RG.59/I)
▷ »Wahnideen, Erfolg, er hat keinen, macht alles falsch« (RG.66/I)
▷ »Wahnideen, Fehlschlagen, alles wird« (RG.66/I)
Realistisch betrachtet handelt es sich hierbei nur um Aspekte *fehlenden Selbstvertrauens.*
▶ Das Synthetische Repertorium hat noch das Symptom *»Angst, zu versagen«,* (SR. 499), welches bei KENT nicht aufgeführt ist. Jedoch erscheinen alle Arzneien dieser Rubrik, mit Ausnahme von **Arnica,** auch bei *»Selbstvertrauen, Mangel an«* in KENTs Repertorium auf.

Arzneimittel	Materia medica
Anacardium	Er ist von der ganzen Welt abgegrenzt und hat so geringes Vertrauen in seine eigene Person, daß er darüber verzweifelt, ob er fähig ist, das zu tun, was von ihm erwartet wird. Die Zukunft scheint ihm bedrohlich, als ob ihn nichts als Unglück und Gefahr erwarten würden; Verzagtheit und fehlendes Vertrauen in seine Stärke.
Angustura	Er hat nicht genügend Selbstvertrauen, um sich Willkürbewegungen vorzunehmen und sie dann auszuführen.

Arzneimittel	Materia medica
Aurum	Verzweifelt und melancholisch, er bildet sich ein, daß er nirgendwo erfolgreich sein kann. Er fühlt sich entmutigt und verzweifelt; er bildet sich ein, daß er alles falsch macht, und daß er nirgendwo erfolgreich sein kann.
Bryonia	Starkes Gefühl der Unsicherheit, mit Depression des Geistes und Sorge um die Zukunft.
Ignatia	Ängstlichkeit, Schüchternheit; sie hat kein Vertrauen zu sich selbst, gibt alles auf.
Jodum	Fühlt sich für alles untauglich.
Lycopodium	Unentschlossenheit und mangelndes Vertrauen. Mangel an Vertrauen in seine eigene Stärke.
Natrium carbonicum	Ängstlichkeit und Ruhelosigkeit; er dachte, daß er nichts angemessen erledigen könnte. Ärgerlich und feige; man kann ihm nichts recht machen.
Natrium sulfuricum	Nichts, was sie unternimmt, gelingt ihr richtig und sie weiß nicht warum.
Nux vomica	Sie möchte viel schaffen, denkt aber, daß sie keinen Erfolg haben wird.
Santoninum	Das ausgeprägteste Symptom war ein Gefühl von tiefer und sehr ungewöhnlicher Niedergeschlagenheit, begleitet von so viel Unentschlossenheit und fehlendem Vertrauen – in meine eigenen Kräfte, so daß ich dadurch für beinahe jede Form von Arbeit unfähig wurde.
Spongia	Sie ist unzufrieden mit dem, was sie vollbringt; sie kann sich nicht recht helfen bei ihrer Arbeit; sie hat keinen Erfolg.
Thea	Ein sehr unbequemer Zustand von Nervosität und Wunsch nach Zutrauen, gebessert durch Bier.
Theridion	Verzweiflung; Wunsch nach Selbstvertrauen; er gibt sich selbst auf.

▶ Vier Symptome müssen zwar von »Selbstbewußtsein, Mangel an« abgegrenzt werden, zeigen aber doch ihre *Verwandtschaftsbeziehungen:*

▷ »Erwartungsangst, Beschwerden durch« (RG.19/II)
▷ »Hilflosigkeit, Gefühl der« (RG.35/I)
▷ »Unentschlossenheit« (RG.58/I)
▷ »Schüchternheit« (RG.49/II)

2.24 Sentimental, schwärmerisch (RG.51/I)

Ein sentimentaler Mensch ist jemand mit einer übersteigerten Sensibilität, die verschiedene Gefühle in ihm hervorruft – Entzückung, Freude, Lust, Kummer, Traurigkeit, usw.. Bei der Einschätzung seines Stellenwertes muß man für dieses Symptom mit einbeziehen, *wie stark* der auslösende Stimulus war.
Als Stimulus genügt ihnen ein Sonnenaufgang, ein Sonnenuntergang, eine Landschaft, eine Pflanze oder ein anderes Naturereignis. Eine andere Art, dieses Symptom auszudrücken, ist die Übertragung eines persönlichen symbolischen Wertes auf materielle Objekte, die den Gedanken an vergangene schöne Zeiten hervorrufen. Solche Menschen bewahren alte Busfahrscheine oder Kinoprogramme ebenso auf, wie sie es mit anderen Erinnerungsstücken an schöne Zeiten tun, die sie mit geliebten Personen verbracht haben **(Pulsatilla)**. Von Natur aus sensibel, sind sie schnell zu Tränen gerührt oder von allem, und sei es noch so trivial, tief berührt, weil ihr Gemüt bereits mit emotionalen Szenen angefüllt ist.
▶ Das Symptom kann andere Symptome, wie zum Beispiel *»Mitfühlend«* (RG.41/I), *»Heimweh«* (RG.35/I) oder *»Herzlich«* (RG.35/I) *überlagern*, die von sich aus nicht unbedingt Sentimentalität beinhalten.

Arzneimittel	Materia medica
Alcohol	Ein sanguinisches und cholerisches Temperament entwickelt sich zu einem sentimentalen und leidenschaftlichen, sie zeigen größte Neigung zu Liebe und Sinnlichkeit.
Antimonium crudum	Fortwährender Zustand von idealer Liebe und ekstatischer Sehnsucht nach einer idealen Frau, was seine Phantasie vollständig ausfüllte; stärker beim Gehen an der frischen Luft als in geschlossenen Räumen; dieses Symptom verschwand nach einigen Tagen und das sexuelle Verlangen brach offensichtlich zum gleichen Zeitpunkt ab.

Arzneimittel	Materia medica
Coffea cruda	Lebhafte Phantasien; voller Zukunftspläne; entgegen seiner Gewohnheit ist er sehr verzaubert von den Schönheiten der Natur, Beschreibungen zu denen er in Beziehung steht.
Lachesis	Große Reizbarkeit; beruhigende Lyrik brachte ihn unwillkürlich dazu, zu weinen; er mußte vor Freude weinen und konnte zum Beispiel beim Lesen von Schiller's »Wilhelm Tell« nicht mehr fortfahren, eine unmännliche Entzückung zwang ihn dazu, abzulassen; bei spannenden Szenen brach er in Tränen aus usw., für sehr viele Tage, nach langem Weinen Schmerzen über den Augen.
Psorinum	Sehr sentimental.

2.25 Seufzen (RG.51/I)

Dies ist ein kleines, nichtsdestotrotz interessantes Symptom, was direkt beobachtet werden kann, wenn der Patient *in Intervallen tief seufzt.* Wenn man ihn danach fragt, wird er sagen, daß er es immer tut und daß seine Freunde ihn manchmal damit aufziehen. Das kann, muß aber nicht mit depressiven Zuständen einhergehen.

2.26 Spotten (RG.52/I)

Der Spötter ist ein falscher Humorist. In seinen Worten zeigt sich immer eine gewisse Aggression. Das Spotten wird für ihn zum Mittel, um direkten Aggressionen aus dem Weg zu gehen. Was er sagt, ist verdreht und doppeldeutig und sein Ziel ist es, seinen Gegner zu erniedrigen und lächerlich zu machen. Er versteckt seine verachtende Haltung hinter einem Lächeln.

Verwandte Symptome:
▷ »Ironie, Satire, Lust, an« (SR. 650)
▷ »Scherzen, Boshaftes » (RG.48/II)

2.27 Stirnrunzeln, Neigung zum (RG.54/II)

Stirnrunzeln kann sofort bei einem Patienten beobachtet werden. Diese Manier, Unzufriedenheit, tiefes Nachdenken, Gereiztheit und so weiter auf solche Art und Weise auszudrücken, ist ein interessantes und nützliches Symptom.

▶ Vorsichtig muß man bei der Abgrenzung von dem Symptom »*Gesicht, faltig, Stirn*« (RG.308/I) sein. Dieses Symptom ist ein Zeichen des Alters oder kann Migräne, Atembeschwerden oder zerebrale Veränderungen begleiten.

2.28 Stöhnen, Ächzen (RG.54/I); Wimmern (RG.77/II)

Dieser Patient gibt klägliche Laute von sich, wenn er an Streß, Verzweiflung, unter Trauer oder an Schmerzen leidet.
Häufig finden wir in diesem Zusammenhang auch die Symptome »*Jammern, Klagen*« (RG.36/II) und »*Beklagt sich*« (RG.8/II). Meistens kommt es während des Schlafes oder bei Fieberhitze zu solchen Klagelauten – beides Modalitäten im Repertorium.

Arzneimittel	Materia medica
Arsenicum	Lautes Klagen. Stöhnte voller Schmerzen. Sie liegt ächzend und stöhnend, gekrümmt im Bett. Sie verbringt die Nacht stöhnend und ächzend.
Chamomilla	Stöhnen aufgrund eines sehr geringen Angriffs, der vor langer Zeit geschah. Stöhnen und Ächzen wegen übler Laune. Unwillkürliches Stöhnen, mit Hitze des Gesichtes. / Klägliches Stöhnen eines Kindes, weil es nicht das haben kann, was es will.
China	Stöhnen, Beschweren und Schreien.
Cicuta virosa	Weinen, Stöhnen und Heulen.
Hura brasiliensis	Jeder Anfall von Schmerzen löst ein nervöses Lachen aus, mit Stöhnen wie bei einem kranken Kind.
Hydrocyanicum acidum	Gelegentliches Stöhnen.

Arzneimittel	Materia medica
Ipecacuanha	Weinerliche Stimmung; muß herumgetragen werden.
Nux vomica	Sie stöhnt und ächzt kläglich, ohne jeden erkennbaren Grund.
Oxalicum acidum	Stöhnen.
Phosphorus	Apathischer Patient; zeitweise hustet und stöhnt er im Bett (6. Tag).
Strychninum	Lautes Ächzen, krampfhaftes Schluchzen. Lautes Stöhnen. Konstantes Stöhnen, bei vollem Bewußtsein.
Sulfuricum acidum	Konstantes Stöhnen. Sehr tiefes Stöhnen.
Veratrum album	Er ächzt, ist neben sich; weiß nicht, was er mit sich anfangen soll.

2.29 Streitsüchtig (RG.54/II); Schimpfend (RG.48/II)

Ein streitsüchtiger Mensch ist jemand, der Streit beginnt und nach Ärger sucht. Es kann sein, daß er nur beleidigend ist (Siehe »*Beleidigend*« (RG.8/II)), aber auch, daß er gewalttätig wird (siehe »*Kämpfen, möchte*« (RG.36/II)).
In KENTs Repertorium hat »*Schimpfend*« nur einen Querverweis zu »*Streitsüchtig*«. Das Schimpfen oder das Abkanzeln anderer, ohne wirklich einen Grund dafür zu haben, ist nur schwer von den Äußerungen eines Menschen zu unterscheiden, der sich beklagt [siehe »*Beklagt sich*« (RG.8/II)] und enthält ein gewisses Maß an »*Intoleranz*« (SR. 648).
▶ Obwohl das Symptom »*Kämpfen, möchte*« (RG.36/II) sowohl in Fällen physischer als auch in Fällen verbaler Aggression verwendet werden kann, sollte es für die Repertorisation gemeinsam mit »Streitsüchtig« verwandt werden.

2.30 Tadelsüchtig, kritisch (RG.55/I); Nörgelnd (RG.41/II)

Der Tadelsüchtige oder Nörgler übt systematisch Kritik an anderen. Sogar bei geringfügigen Fehlern kennt er kein Pardon. Er liebt es geradezu, die Unzulänglichkeiten anderer zu finden, um dann darauf hinweisen zu können. Zu einem nicht unerheblichen Anteil ist seine Kritik von Aggression geleitet, die keineswegs dazu gedacht sind, der Person, deren Fehler er aufgedeckt hat, zu helfen. Seine Kritik ist destruktiv und er, der immer dazu bereit ist, andere zu tadeln, ist leider nie imstande, anderen gegenüber ein Lob auszusprechen.

Nörgler sind jene, die es sich zur Gewohnheit gemacht haben, über andere schlecht zu reden. Sie nutzen die Abwesenheit von Freunden oder Kollegen, um sie zu kritisieren. Manchmal kommt dieses Symptom erst im Alter deutlich heraus. Der ältere Herr, der »die Jugend heutzutage« kritisiert, ist uns allen gut bekannt. Fortwährend tadeln solche Leute die Respektlosigkeit der Jugend, die Länge der Haare bei den jungen Männern, die Kürze der Röcke bei den Frauen. Nichts vermag ihrem kritischen Auge zu entgehen.

Bemerkungen, wie zum Beispiel »ich bin sehr anspruchsvoll« oder »ich bin ein Perfektionist« können manchmal den Kritiker andeuten.

Beispiele aus der Praxis:

▷ »Ich stehe dazu, daß ich sehr kritisch bin, die Fehler der anderen ertrage ich einfach nicht und Dummheit stört mich ungemein. Wenn mir an jemandem etwas nicht gefällt, denke ich, daß ich es auch sagen muß.«

▷ »Ich habe ein Auge für die Schwächen der Leute und dann kritisiere ich sie auch, dummen Menschen gegenüber bin ich intolerant.«

▷ »Ich bin sehr intolerant, meine uneingeschränkte Aufmerksamkeit gilt nicht den Tugenden, sondern den Fehlern der anderen Menschen und diese Fehler zeige ich auf.«

▷ »Es gibt Dinge, die darf man einfach nicht machen. Ich weiß nicht, wie man jemanden lobt, statt dessen suche ich kleine Schönheitsfehler oder Unvollkommenheiten. In meiner Bank (der Patient ist Geschäftsführer) stören mich schlechte Manieren oder ungepflegte Kleidung der Mitarbeiter und das sage ich dann auch. Zu Hause kritisiere ich das Benehmen meines Sohnes; wenn er dann so unflätig antwortet, wie die Jugendlichen heutzutage, dann könnte ich explodieren.«

▷ »Ich bin ein sehr kritischer Beobachter meiner Familie und meiner Kollegen. Ich sage sehr deutlich, was noch geht und was nicht mehr in Ordnung ist. Das sieht dann so aus, als ob ich bei anderen Menschen immer nach ihren Fehlern suchte. Diese Verhaltensweise bringt mir immer viel Ärger mit den Leuten ein.«

Arzneimittel	Materia medica
Arsenicum	Er ärgert sich über jede Kleinigkeit und spricht fortwährend über die Fehler anderer Leute. Unzufrieden; ihn verlangt nach nichts. Sehr ärgerlich und mit nichts zufrieden; sie nörgelt an allem herum; jede Unterhaltung, jedes Geräusch, sogar das Licht sind ihr unerträglich.
Carlsbad	Hat das starke Verlangen, alles falsch zu verstehen und zu kritisieren.
Kalium cyanatum	Für zwei Tage bestand der Wunsch zu nörgeln; beinahe unerträgliche Ärgerlichkeit beim Betreten eines Raumes; hingegen bewirkt kalte Luft eine gute Stimmung.
Myrica	Er erwachte in einer schwermütigen Geistesverfassung, ein für ihn ungewöhnlicher Umstand; er fühlte sich sehr reizbar und hatte das fortwährende Verlangen zu nörgeln; alles ging schief; sah diese Welt als nicht mehr lebenswert; fand, am Morgen, daß er selbst wichtiger als alle anderen sei; fühlte sich sehr niedergeschlagen; verdammte sich für verschiedene eingebildete Fehler; am Nachmittag dann vollständige Hypochondrie.
Rhus toxicodendron	In der Stimmung zu kritisieren und zu nörgeln, zwischen sieben und neun Uhr abends.
Saponinum	Sehr reizbar; nichts funktioniert richtig; nörgelnd, unzufrieden mit allem vorher Getanen, gleichgültig, wie gut es vorner ausgeführt wurde; ich stellte fest, daß intensive Beschäftigung diese Regung beseitigte, doch in dem Moment, in dem mein Kopf wieder frei wurde, verfiel ich immer wieder in dieselbe Stimmung.
Sepia	Sie nörgelt und verlangt nach nichts, was andere wollen, begleitet von Weinen und Hitze des Gesichts. Nichts paßt ihr; sie nörgelt an allem herum.
Silicea	Weinerlich und nörgelnd.
Sulfur	Schlecht gelaunt und nörgelnd.

Arzneimittel	Materia medica
Tussilago fragrans	Klagende Stimmung, nörgelt an allem herum, macht gehässige Bemerkungen, deren Natur er selbst nicht erkennt, daher ist er auch verwundert, daß andere sich dadurch verletzt fühlen könnten; aus diesem Grund bleibt er still, als er sich des Charakters seiner Aussagen bewußt wird, aus Angst seine Kollegen zu verletzen.
Veratrum album	Er sucht die Fehler der anderen und stellt sie heraus.

2.31 Tanzen (RG.55/l)

▶ Um den Status eines Symptoms zu erhalten, muß das Tanzen erst einige Bedingungen erfüllen. Die simple Neigung zum Tanzen oder ein Talent dafür sind nicht ausreichend; der Patient muß es als ein *drängendes Bedürfnis* empfinden.
Viele Patienten berichten, daß Tanzen einen positiven Einfluß auf ihren Körper und ihren Geist hat. Einige Patienten tanzen jeden Tag allein zu Hause. Wenn ein Mädchen spezielle Tanzstunden hat, sollte man erfragen, ob das aus eigener Initiative oder durch den Einfluß der Familie geschehen ist. Natürlich hat die Bewertung des Tanzens als Symptom nur dann eine größere Bedeutung, wenn es sich um einen Wunsch des Mädchens gehandelt hat.
Das Symptom kann unter psychiatrischen Bedingungen auftreten.
▶ Die nützlichste Modalität ist jene, die PASCHERO dem Repertorium zugefügt hat: »*Tanzen, Kindern, bei*«, mit den Arzneien **Carcinosin, Fluoricum acidum** und **Sepia**. Voll Erstaunen erzählen Eltern über ihre Kinder, die sich, noch bevor sie ein Jahr alt waren und recht laufen konnten, passend zum Rhythmus in der Wiege bewegten. Obschon sie noch nicht sprechen konnten, schienen sie darum zu bitten, daß Musik gespielt wird.
▶ Ein beinahe noch kurioseres Symptom, ebenso angeführt von PASCHERO, ist »*fetale Bewegungen, Musik, bei*«, mit der Arznei **Carcinosin**. Es war mir möglich, diese Modalität im Falle eines kleinen Mädchens von 2½ Jahren zu verifizieren. Ihre Eltern erzählten, daß sie geradezu vernarrt in Musik und Tanzen sei, und daß das bereits vor der Geburt des Kind begonnen hätte. Immer wenn die Mutter in ihrer Schwangerschaft Musik hörte, verspürte sie in ihrem Bauch starke Kindsbewegungen.

2.32 Theoretisieren (RG.55/I); Luftschlösser (RG.40/I)

Wenn der Theoretiker in die Sprechstunde kommt, ist er einfach zu identifizieren. Allem, worüber er spricht, drückt er seinen Stempel auf. Sein Bericht ist eine lange Liste von Beispielen und Ausführungen. Bemerkenswert ist seine Neigung zu lernen und zum Anhäufen von Wissen, woraus er einen Kult macht. Er lebt in seinem Gedankengebäude hoch und erhoben über der wirklichen Welt. Sein Geist, seine Emotionen und sein Wille sind vom Abstrakten ganz in Anspruch genommen.

Theoretiker denken lieber, als daß sie handeln. In vielen verschiedenen Bereichen sind solche Menschen richtige *Stammtisch-Experten,* jedoch sind sie in der Praxis *meist unfähig, Probleme zu lösen.* Menschen die »Luftschlösser« bauen und Pläne schmieden, die keine Hoffnung auf Erfüllung haben, kann man ebenso zu den Theoretikern zählen.

Beispiele aus der Praxis:
▷ Eine Frau sagt über ihren Ehemann:»Ich sage zu ihm, daß er größenwahnsinnig ist, weil er immer unerfüllbare Pläne schmiedet, wie zum Beispiel ein Haus am Meer zu kaufen. Er antwortet darauf aber immer: ›Träumen kostet nichts.‹«
▷ »Ich mache völlig unrealistische, verrückte Pläne.«

Das Symptom *»Pläne, schmiedet viele«* (RG.42/II) kann, wie die folgenden Beispiele zeigen sollen, in einigen Fällen zusätzlich vorliegen:
▷ »Ich mache immer sehr viele Pläne. Aber ich sollte weniger reden und mehr tun, weil nie einer das Zeichenbrett verläßt.«
▷ »Ich bin ein Träumer, immer habe ich den Kopf in den Wolken. Ich bin sehr idealistisch.«

Arzneimittel	Materia medica
China	Er hat viele Ideen, eine Vielzahl von Dingen beschäftigt seinen Geist; er baut Luftschlösser. Er macht viele Pläne und denkt über ihre Ausführung nach; viele Ideen stürmen gleichzeitig auf ihn ein. Sein Kopf ist voller Pläne, die er gerne ausführen würde, am Abend.
Coffea cruda	Lebhafte Phantasien; voller Zukunftspläne; entgegen seiner Gewohnheit ist er sehr bezaubert von den Schönheiten der Natur, Beschreibungen, zu denen er in Beziehung steht.

Arzneimittel	Materia medica
Natrium carbonicum	Sein Geist ist meist mit Besorgnis um die Zukunft beschäftigt; manchmal macht er auf einmal Pläne für eine halbe Stunde, als ob es mit ihm schiefgehen würde.
Sepia	Trägheit beim Verstehen; Unmöglichkeit seine Gedanken zu sammeln oder auszudrücken; fortwährendes Bauen von Luftschlössern oder auf zukünftige Ereignisse.
Sulfur	Sehr große Neigung zu philosophischen und religiösen Träumereien.

2.33 Trost verschlechtert (RG.57/II)

▶ Eine Verschlechterung durch Trost oder eine Zurückweisung von Trost ist bei der Arzneimittelfindung von größtem Wert.
Die verschiedenen Möglichkeiten, mit denen Patienten auf Trost oder Zuspruch reagieren, können uns auf andere Symptome, wie
- »Stolz« (RG.54/II)
- »Herzlich« (RG.35/I)
- »Bedauert sich selbst« (RG.8/I)
- »Selbstvertrauen, Mangel an« (RG.50/II)
- »Verlassenheit, Gefühl der« (RG.60/II)
- »Liebe, Beschwerden durch enttäuschte« (RG.39/II)

etc., hinführen. (Siehe dazu auch die untengenannten Beispiele!)
◀ Wenn die Zurückweisung von Trost gegenüber demjenigen geschieht, durch den der Patient erst verletzt wurde, so kann man dies nicht als Symptom, sondern nur als eine normale Reaktion werten. Für FOUBISTER ist die Zurückweisung einer Umarmung oder eines anderen Zeichens von Zuneigung, äquivalent zu »Trost verschlechtert«.

Beispiele aus der Praxis:
▷ »Ich bin nie mit Zuneigung behandelt worden, möglicherweise ist das der Grund dafür, daß ich es nicht mag, wenn man mich tröstet.«
▷ »Ich mag es nicht. Wenn ich traurig bin, ziehe ich mich zurück und versuche, meine Probleme selbst zu lösen.«
▷ »Ich akzeptiere es nicht, weil ich auf mich selbst achten kann.«
▷ »Ich bin sehr stolz, ich möchte nicht zur Last fallen.«

▷ »Ich lasse mich nicht trösten. Ich frage mich dann immer, ob sie mich bedauern.«

▷ »Ich mag kein Mitgefühl, weil ich mich dann fühle, als ob ich bedauert würde.«

▷ »Ich lasse mich nicht trösten – ist ein Zeichen von Schwäche.«

▷ »Ich mag es nicht wenn mich andere bemitleiden.«

▷ »Ich mag keinen Trost – ich habe das Gefühl, daß ich selbst zurecht-kommen muß.«

▷ »Trost macht dich schwach.«

▷ »Ich will kein Mitleid erregen. Mir ist es lieber, die Leute sind sauer auf mich, als daß sie mich bemitleiden.«

▷ »Ich werde ganz mitleidig, wenn die Leute mich bedauern.«

▷ »Ich möchte nicht sagen, daß ich völlig unabhängig wäre, aber ich bin selten niedergeschlagen, ich erlaube es mir nicht, traurig zu sein.«

Verwandte Symptome:
▷ »Trost, wenn getröstet« (79/I)
▷ »Reizbarkeit, Trost verschlechtert« (45/II)
▷ »Weinen, Trost verschlechtert« (77/I)

Arzneimittel	Materia medica
Natrium muriaticum	Je mehr er bedauert wurde, desto betroffener war er.
Sulfur	Während des Tages, traurig, weinerlich; sie weint, wenn jemand versucht, sie zu trösten.

Wichtige Hinweise:

▶ Eine Besserung durch Trost (*»Trost bessert«* (57/II)) ist ein Symptom, welches mit Vorsicht zu behandeln ist. PIERRE SCHMIDT behauptet, daß dieses Symptom in Fällen der körperlichen Besserung durch Trost paßt, zum Beispiel *Ischias, Migräne* oder *Fieber.* Ich bin der Meinung, daß es ebenso bei der Besserung von geistigen Symptomen anwendbar ist, vorausgesetzt, daß diese Besserung ausgeprägt ist.

▶ Wenn Patienten Ihnen erzählen, daß nichts sie trösten kann, so kann das die Präsenz des Symptoms *»Verlassenheit, Gefühl der«* (60/II) anzeigen. Ein Patient erzählte: »Ich weine noch mehr, wenn jemand mich tröstet, weil es mir das Gefühl gibt, erwünscht zu sein.«

2.34 Trügerisch (RG.57/II), Doppelzüngig

Der *Betrüger* nutzt die Lüge zu seinem eigenen Vorteil. Als Patienten werden solche Menschen kaum von sich aus über die Existenz dieses Symptoms sprechen, man muß es herausfinden.

Man kann lügen, ohne notwendigerweise betrügerisch vorzugehen, und ebenso kann man unmoralische Handlungen vollziehen, ohne essentiell unmoralisch zu sein; aber diese Person führt all das mit einem hintergründigen, selbstsüchtigen Ziel aus. Es gibt viele Möglichkeiten zu betrügen: untreue Partner, Schwindler, Schieber und korrupte Beamte.

Doppelzüngigkeit bezeichnet eine Armut des Geistes. Es ist ein Charakterzug, ein Mechanismus, bei dem Gleichgültigkeit oder Lob eine dahinterliegende, kritische Haltung verbergen. Es besteht eine Diskrepanz zwischen der Erscheinung und der Wirklichkeit.

Diese Person ist nicht das, was sie zu sein scheint; sozusagen ein Schauspieler.

Verwandte Symptome:
▷ Verleumdung, Neigung zur (RG.60/II) – Hierbei handelt es sich um eine spezifische und bösartige Form des Angriffs.
▷ Unehrlich (RG.58/II).

Arzneimittel	Materia medica
Chloralum	Von einer fröhlichen, aufrichtigen und außergewöhnlich intelligenten Frau mit einem starken Willen hat sie sich zu einer mürrischen, trügerischen und nicht intellektuellen, willensschwachen Frau entwickelt.
Coca	Veränderliche Stimmung, meist sehr mürrisch, unschlüssig, falscher und trügerischer Charakter.
Drosera	Ruhelose Stimmung und Ängstlichkeit den ganzen Tag; voller Mißtrauen, als ob er nur mit falschen Menschen zu tun hätte.

2.35 Unaufmerksam (RG.58/I)

Über die Definition dieses Symptoms gibt es unter den Homöopathen verschiedene Lager. Nach der wörtlichen Übersetzung aus dem Englischen kann »Unobserving« für die einen mit Ungehorsam, das entspräche also einem Patienten, der Gesetzen, Regeln, usw. nicht nachkäme, andererseits kann es aber auch, wie in der deutschen Ausgabe des KENT'schen Repertoriums geschehen, mit »Unaufmerksam« übersetzt werden. Die Rubrik beschreibt den Patienten, dem die Fähigkeit fehlt, beobachtend, umsichtig und aufmerksam zu sein. Diese Version ist es auch, die wir beim aufmerksamen Studium der verschiedenen Arzneimittellehren finden.

▶ PASCHERO kombinierte das Symptom »Unaufmerksam« mit »Vergeßlich«, »Geistesabwesend« und »Unbekümmert«.

Arzneimittel	Materia medica
Causticum	Unaufmerksam und zerstreut.
Natrium carbonicum	Völlig unaufmerksam.
Petroleum	Schwermütig, beim Gehen an der frischen Luft; unaufmerksam in der Unterhaltung usw.
Sepia	Kein Verlangen zu arbeiten, unaufmerksam, geistesabwesend.

2.36 Unbekümmert, achtlos (RG.58/I); Sorglos (RG.52/I)

Dies ist ein relativ *wichtiges Symptom*, welches im allgemeinen mit *chaotisch* assoziiert ist. Unbekümmerte Menschen sind manchmal Wirrköpfe oder unaufmerksam, sie sind jedoch *immer fahrlässig*.

Beispiele aus der Praxis:
▷ »Diego ist mit seinen 9 Jahren sehr unachtsam, wenn er eine Schublade aufmacht, dann läßt er sie einfach offen, wenn er aus dem Auto aussteigt, läßt er die Tür offen.«
▷ »Samanta (11 Jahre) ist sehr sorglos. Sie hat schon drei Uhren verloren – sie verliert einfach alles.«

▷ »William geht zur Schule und hat die Hälfte der Sachen vergessen, die er braucht. Gestern hat er ein Sprachbuch verloren. Ich habe den Überblick verloren, wie viele Jacken er im Club verlegt hat. Er verliert sogar Dinge, die ihm sehr wichtig sind, wie zum Beispiel seinen Fußball.«

2.37 Unbeständigkeit (RG.58/I)

Unbeständige Menschen wechseln fortwährend ihre Pläne, Ziele und Berufe. Sie beginnen etwas mit großem Enthusiasmus, aber der Reiz des Neuen währt nicht lange und bald verlieren sie ihr Interesse und geben auf. Dann beginnen sie plötzlich etwas Neues und alles beginnt von vorn.

Ihr Leben liest sich wie ein Katalog von abgebrochenen Karrieren, aufgegebenen Kursen, Freundinnen, die verlassen wurden, weil sie langweilig wurden, einer großen Anzahl verschiedener Ärzte, von denen keiner schnell genug Erfolg hatte. Alles, was sie tun, trägt den Stempel ihrer Unbeständigkeit.

Verwandte Symptome:
▷ Unternehmen, unternimmt viele Dinge, beendet nichts (RG.59/I)

2.38 Unentschlossenheit (RG.58/I)

Der unentschlossene Mensch zeigt seine Unentschlossenheit in allen, sowohl den privaten, als auch den beruflichen Lebensbereichen. Unentschlossenheit wird durch Zweifel und Zaudern genährt. Das unentschlossene Kind weiß nicht, ob es lieber spielen oder spazieren gehen möchte, oder ob es lieber beides gleichzeitig tun möchte. Der unentschlossene Student weiß nicht, was er in seinem Leben tun möchte; er wägt die Vorzüge und Nachteile einer jeden Karriere gegeneinander ab, verschiebt seine Entscheidung auf später und wenn er einmal eine Entscheidung getroffen hat, denkt er, daß es möglicherweise die falsche war. Später denkt er darüber nach, ob er seinen Beruf wechseln oder lieber weitermachen soll. Das Leben eines unentschlossenen Menschen erscheint wie eine Aneinanderreihung aufgeschobener Entscheidungen und wechselnder Ziele. Er kann sich nie entscheiden, ob seine Verlobte für ihn die Frau ist, mit der er sein Leben verbringen möchte, oder ob da nicht noch eine andere ist, die auf ihn wartet. Aber selbst wenn er sich dann endlich entschieden hat, wird es mit der Ehe nicht lange gutgehen.

»Unentschlossenheit« kann auch der Grund dafür sein, daß ein Patient alles auf später verschiebt (siehe *»verschiebt alles auf den nächsten Tag«* (SR. 799)).

Arzneimittel	Materia medica
Calcium fluoratum	Unentschlossenheit.
Chamomilla	Sehr ängstlich, alles was sie unternimmt, ist sehr unbefriedigend; sie ist unentschlossen, mit Hitzewallungen in den Handflächen.
Coca	Die Stimmung ist wechselhaft, meistens sehr mürrisch; unentschlossener, falscher und trügerischer Charakter.
Cubeba	Mangelnde Entscheidungs- und Willensstärke.
Cuprum	Unentschlossen; mit nichts zufrieden; dies währt nur solange er ärgerlich ist.
Ferrum magneticum	Unentschlossen; überlegt lange, bevor er etwas anfängt.
Hydrophobinum (Lyssinum)	Unentschlossen in Kleinigkeiten.
Ignatia	Unbeständig, ungeduldig, unentschlossen, streitsüchtig, in wiederkehrenden Attacken alle drei oder vier Stunden.
Jodum	Es fällt ihm schwer, seine Gedanken zu sammeln, und er ist unentschlossen.
Kalium carbonicum	Unentschlossene Stimmung.
Lycopodium	Unentschlossenheit und fehlendes Selbstvertrauen.
Magnesium muriaticum	Unentschlossenheit.
Naja	Traurigkeit und Unentschlossenheit.
Natrium muriaticum	Unentschlossen bei der Arbeit, er kann seine Richtung nicht klar sehen.
Nux vomica	Unentschlossenheit; dauernde Wankelmütigkeit in seinen Plänen; trödelt und ist unentschlossen.

Arzneimittel	Materia medica
Petroleum	Sehr unentschlossen.
Phosphorus	Unzufrieden und unentschlossen.
Pulsatilla	Extreme Unentschlossenheit. Meidet Beschäftigung, ist unentschlossen, mit seufzender Atmung und einem Gefühl, als ob er neben sich wäre.
Ruta	Ärgerlich, schlecht gelaunt und unentschlossen.
Sulfur	Faul, unentschlossen.
Taraxacum	Unentschlossenheit und große Angst vor Arbeit, obwohl sie gut voranschreitet, sobald er sie anfängt.
Tarantula	Gedächtnisverlust, begleitet von Gutmütigkeit; wechselhafter Geist und Tränen, Singen und Unentschlossenheit.

2.39 Ungeduld (RG.58/I)

▶ Bei vielen Patienten ist dieses Symptom durch Gefühle, wie *»Hast«* und *»Ruhelosigkeit«* begleitet.

Die Enzyklopädie der Reinen Materia Medica zeigt, daß bei fast allen Prüfern, bei denen *»Ungeduld«* als Symptom aufgetreten ist, es ebenso zu *»Reizbarkeit«* gekommen ist; derartig, daß im Fall von **Zincum** hervorgehoben wurde, daß der Prüfer *»*sehr ungeduldig, aber nicht, wie auch immer, reizbar*«* gewesen sei.

Der Patient murrt, ist intolerant und durch Rückschläge aus der Fassung zu bringen. Er empfindet es als unmöglich zu warten, wobei gleichgültig ist, auf wen oder was. Er wird in einem solchen Grade unruhig und reizbar, daß er die Situation fliehen muß, gleichgültig, welche Anstrengung oder Kosten dies für ihn bedeuten kann. Eher würde er zehn Stockwerke die Treppen laufen, als auf den Lift zu warten und um nicht in einen Stau zu geraten, biegt er in Seitenstraßen ab, die er nicht kennt und nimmt das Risiko in Kauf, sich zu verirren; ein paar Patienten im Warteraum des Arztes bringen ihn dazu, einen neuen Termin auszumachen, bei dem er dann als erster an der Reihe ist.

Einmal kam ein Patient sehr ärgerlich in mein Wartezimmer und rief: *»*Das ist eine Rücksichtslosigkeit, ich bin Psychologe und habe genau wie Sie Patienten – meine Zeit ist genauso wertvoll wie die Ihre . . .*«* Ich erkannte, daß dies viel eher verletzter Stolz als Ungeduld war und verschrieb deshalb **Lycopodium.**

Beispiele aus der Praxis:

▷ »Bevor ich auf den Bus warte, gehe ich eher zwanzig Häuserblocks zu Fuß.«

▷ »Ich habe für nichts richtig Geduld; bevor ich auf den Lift warte, gehe ich eher zu Fuß, und um Ampeln zu vermeiden, fahre ich einen großen Umweg.«

▷ »Ich warte auf nichts – ich ertrage es nicht, mich an der Tankstelle in die Schlange zu stellen.«

▷ »Ich bin sehr ungeduldig. Wenn mir jemand etwas erzählt, dränge ich bald, er möge auf den Punkt kommen. Wenn ich ein Buch lese, überschlage ich ganze Kapitel, um endlich den Schluß zu erfahren.«

2.40 Ungehorsam (RG.58/II)

Am häufigsten findet man dieses Symptom bei rebellischen Kindern und Heranwachsenden als Revolte gegen die Autorität. Sie reagieren nicht auf Anweisungen und akzeptieren gegebene Normen nicht.

Eine Mutter sagte über ihre 5 Jahre alte Tochter: »Was die Persönlichkeit von Laura am besten beschreibt, ist Ungehorsam, sie hat keinerlei Respekt. Ein ›Nein‹ als Antwort akzeptiert sie einfach nicht, und in der Schule hält sie sich nicht an die Regeln, sie hört nicht auf die Lehrer und tut, was ihr gefällt.«

◄ Das gegenteilige Symptom zu »Ungehorsam« ist »*Milde*« (RG.40/II).

Arzneimittel	Materia medica
China	Mangel an Fügsamkeit. Ungehorsam.
Lycopodium	Das Kind wird ungehorsam, jedoch nicht schlecht gelaunt.
Viola tricolor	Ungehorsam.

2.41 Ungestüm (RG.58/II)

Dieses Symptom beschränkt sich nicht auf den Bereich des Zorns, sondern erstreckt sich über die aggressiven Instinkte hinaus, so daß jede einzelne Handlung und jede Bewegung beschleunigt und unerwartet mit einer Kraft, die *beinahe gewaltsam* ist, ausgeführt wird. Die Erwiderungen eines ungestümen Menschen sind charakteristischerweise schnell und intensiv.

Arzneimittel	Materia medica
Ferrum phosphoricum	Abend, ungestümes Gefühl, noch bringen die Behinderungen Ärgernis und Zaudern hervor und Kleinigkeiten erscheinen wie Berge, immer noch intolerant gegen Behinderungen und Belästigung.
Laurocerasus	Hastig, ungestüm.
Sulfur	Mürrisch und ungestüm.

2.42 Unglücklich, fühlt sich (RG.58/II)

Dies ist ein Symptom, welches sich nur schwierig definieren läßt und keine Materia Medica erklärt dieses Symptom genauer. Am häufigsten finden wir es *bei Frauen.* Eine Patientin sagte mir: »Ich fühle mich ziemlich elend«. Als ich sie bat, etwas näher zu beschreiben, wie sie das meine, antwortete sie, daß es nichts wäre, was sie in Worte fassen könnte. Gelegentlich geben Leute zu, daß sie das Gefühl haben, »nutzlos«, »wertlos« oder »eine Null« zu sein. (Siehe auch *»Wahnideen, schlecht auszusehen* (beim Blick in ihren Spiegel)« (RG.71/II))
Es besteht ein tiefes Gefühl von Unglück, eine Empfindung, verachtenswert zu sein, sowohl körperlich, wie auch geistig.
▶ Das Symptom *»Wahnideen, unglücklich, er ist«* (RG.73/I), ist eng mit dem Symptom *»Fühlt sich unglücklich«* verwandt und weist **dieselben Arzneien** auf.

Verwandte Symptome:
▷ »Selbstvertrauen, Mangel an« (RG.50/II)
▷ »Wahnideen, schlecht auszusehen, (beim Blick in ihren Spiegel)« (RG.71/II).

Es gibt einen kleinen Unterschied zwischen dem Gefühl, schlecht auszusehen und dem Gefühl, unglücklich zu sein. Wenn das Symptom nicht ganz klar ist, sollten beide Symptome zum Zweck der Repertorisation verwendet werden.

▷ »Bedauert sich selbst« (RG.8/I)
▷ »Weinen, bedauert zu werden, wenn er glaubt« (RG.75/II)

Beispiele aus der Praxis, bei denen eines oder mehrere dieser Symptome auftauchen:

▷ »Ich fühle mich elend, ich denke ich bin wertlos, alles was ich tue und sage ist nutzlos.«
▷ »Ich bin sehr mitleidig mit mir selbst. Ich bin ein Nichts.«
▷ »Ich fühle mich wie ein Stück Dreck, völlig nutzlos. Innerlich fühle ich mich leer und wertlos. Ich habe einfach keinen Erfolg. Das hat mich sehr verbittert, ich habe die Nase voll davon, so bedauernswert zu sein.«
▷ »Manchmal fühle ich mich elend und dann tue ich mir selbst leid.«
▷ »Ich bin voller Selbstmitleid; ich bedaure mich selbst sehr. Wenn ich in Gegenwart meines Mannes weine, dann fühle ich mich ganz schrecklich, richtig mies.«

Arzneimittel	Materia medica
Agaricus	Sie ist verärgert über sich selbst und bedauert sich.
Causticum	Ängstlichkeit während des ganzen Tages, als ob er etwas Schlechtes getan hätte, oder Schlechtes befürchtete, oder als ob er unglücklich gewesen wäre.
Cubeba	Betrachtet sich selbst als einen größeren Invaliden, als er wirklich ist; er hat die Vorstellung, daß er sehr unglücklich sei.
Ipecacuanha	Schlecht gelaunt; er denkt, daß er sehr unglücklich ist.
Mercurius solubilis	Große Erbärmlichkeit und Niedergeschlagenheit der Lebensgeister, mit Diarrhöe.
Natrium muriaticum	Häufig sieht sie in den Spiegel und hat die Vorstellung, daß sie elend aussieht.

Arzneimittel	Materia medica
Sarsaparilla	Die Seele ist von den Schmerzen unmäßig betroffen; der Geist ist niedergeschlagen, die Stimmung abgestumpft; er fühlt sich elend und stöhnt unwillkürlich.
Sepia	Schwermütigkeit; sie fühlt sich grundlos unglücklich. / Größte Abneigung gegen das Leben; es schien ihm, als ob er eine so miserable Existenz nicht länger ertragen könne und als ob er sich verzehren würde, wenn er sich nicht umbrächte. / Die Erinnerung ist so schlecht, daß ich mich nicht an die letzte Sache erinnern kann und daher fühle ich mich sehr schlecht.
Staphysagria	Sie war den ganzen Tag voller Trauer; sie grämte sich wegen ihres Zustandes und weinte; nichts in der Welt erfreute sie.

2.43 Unreinlichkeit, Unsauberkeit (SR.400)

Dieses Symptom erscheint nicht in KENTS Repertorium.
Dem unsauberen Menschen ist Sauberkeit gleichgültig und manchmal besteht sogar eine Abneigung dagegen. Derartige Kinder können nur durch brutale Gewalt dazu gebracht werden, ein Bad zu nehmen oder ihre Zähne zu putzen. Und einige Frauen berichten, daß sie größte Schwierigkeiten haben, ihrem Mann ein sauberes Hemd anzuziehen.
Man kann dieses Symptom schon beim bloßen Ansehen des Patienten finden: der Nabel und die Fingernägel sind schmutzig, es besteht Körpergeruch, die Hemdsärmel sind schmierig und die Schuhe sind unpoliert.
Kinder mit diesen Symptomen können einfach nicht sauber bleiben. Sie rutschen ständig auf dem Boden herum und bekleckern sich beim Essen. Einige sind so unsauber, daß sie ihren Schleim oder verschmutztes Essen zu sich nehmen (KENT).
▶ Von großer Bedeutung ist das Symptom »*Haut, schmutzige*« (RG.1125/II).
Bei einigen kleinen Kindern kann man Schmutzkragen am Hals sehen oder Schmutz zwischen den Fingern und zwischen den Zehen feststellen, obwohl sie regelmäßig gebadet werden. Es scheint, als hätten sie eine magnetische Anziehungskraft für Schmutz.

143

2.44 Untröstlich (RG.59/I)

Der untröstliche Mensch ist per definitionem immer traurig. Verstrickt in seinen Kummer, kann er seinen Geist nicht von der Katastrophe, die ihm widerfahren ist, abwenden. Üblicherweise ist dies der Tod einer geliebten Person, ebenso kann ihm aber auch etwas Kostbares gestohlen oder sein Haus in einer Feuersbrunst genommen worden sein. Was ihm genommen wurde, kann nicht ersetzt werden und darin liegt sein Unglück. Weder der Lauf der Zeit noch Worte der Vernunft oder religiöser Beistand können ihm Linderung bringen.

Im Todesfall wird die Trauerzeit eingehalten. Mit dem Tod fertigzuwerden, ist eine enorme Aufgabe, welche der untröstliche Mensch wegzuschieben sucht, indem er an der Vorstellung festhält, daß der Verstorbene noch immer lebt. Andere Arten des Verlusts können tatsächlich völlig imaginär sein. Meiner Erfahrung nach sind meistens ein oder mehrere der folgenden Kennzeichen zu finden:

- die frühere Existenz eines starken emotionalen Bandes mit der geliebten Person,
- Zeichen der Reue, wenn es eine Art von Konflikt in der Beziehung zum Verstorbenen gegeben hat. Es kann ein Gefühl der Schuld bestehen, wenn der Patient den Tod herbeigewünscht hat, in diesem Fall sollte man auch das Symptom »*Angst, Gewissensangst*« (RG.4/II) hinzuziehen,
- die Liebe wurde nicht auf einer reifen Stufe vollzogen und die verlorene geliebte Person war bloß Mittel zum Zweck.

Obwohl die letzten beiden Fälle sich selbst erklären, muß das Symptom für bare Münze genommen werden, wenn es einen wirklichen und beständigen Sinn für Trauer und Unglück gibt.

Beispiele aus der Praxis:

▷ Eine 57jährige Patientin erzählte weinend: »Meine Mutter ist nunmehr seit siebzehn Jahren tot und ich kann diese Tatsache immer noch nicht akzeptieren. Ich spreche über sie in der Gegenwartsform, geradeso, als ob sie immer noch leben würde.«

▷ »Ich wurde krank, als meine Mutter starb, das war vor ungefähr achtzehn Jahren. Darüber bin ich nie hinweggekommen, ich fühlte mich, als ob eine Hälfte von mir gestorben wäre. Ich konnte mich ohne sie nicht dem Leben stellen, denn meine Mutter hat mir immer bei all meinen Problemen geholfen.« (Das Symptom »*Kummer, Beschwerden durch*« (RG.37/II) war in diesem Fall ebenfalls vorhanden.)

▷ Celica, 60 Jahre sagte: »Vor zwanzig Jahren wurde ich Witwe und ich bin immer noch nicht darüber hinweggekommen. Meine Gedanken sind immer bei ihm, ich denke ständig, daß er irgendwann zurückkommen muß.«

▷ Esther, 25 Jahre:»Vater starb vor sieben Jahren. Es war ein grauenhafter Schock. Ich spreche immer noch mit ihm und schreibe ihm Briefe.«

▷ Maria, eine 42jährige Frau, erzählte:»Mein Bruder wurde bei einem Unfall getötet, ein Jahr lang versteckte ich mich und weinte die ganze Zeit, nichts konnte mich trösten.«

Arzneimittel	Materia medica
Aconitum	Untröstliche Angst und klägliches Heulen, mit Klagen und Vorwürfen wegen Kleinigkeiten.
China	Untröstlich.
Natrium carbonicum	Übellaunig, unzufrieden und beinahe untröstlich.
Nux vomica	Extrem besorgt und untröstlich; bricht in lautes Weinen aus, mit Klagen und Vorwürfen, die sich beizeiten in beständiges Stöhnen verändern, mit sehr roten, heißen Wangen, ohne Durst.
Phosphorus	Untröstliche Trauer, mit Weinen und Heulen; am Morgen.
Platinum	Sie sitzt allein, traurig und mürrisch, ohne zu sprechen, sie kann nicht wach bleiben; gefolgt von untröstlichem Weinen, speziell wenn sie angesprochen wird.
Stramonium	Die ganze Zeit über ist sie untröstlich; sehr berührt von Kleinigkeiten; macht viel Aufhebens um Kleinigkeiten; zum Weinen aufgelegt, und manchmal genauso einfach verärgert.
Veratrum album	Sie ist untröstlich über ein eingebildetes Unglück, läuft im Raum umher, heulend und schreiend, auf den Boden blickend, oder sie sitzt brütend in einer Ecke, klagend und weinend, in einer untröstlichen Art und Weise; schlimmer am Abend, schläft nur bis zwei Uhr.

2.45 Unverschämt (RG.59/I)

Unverschämtheit deckt sich mit Respektlosigkeit. Das Symptom zeigt sich schon während der Konsultation, nicht etwa deshalb, weil der Patient es angibt, sondern weil er durch eine übertriebene Lässigkeit, extremes Selbstvertrauen und Impertinenz der Gesten auffällt. Solch ein Mensch ist schlecht erzogen und ihm fehlt jede Bescheidenheit.

Arzneimittel	Materia medica
Cantharis	Eine unverschämte und widersprüchliche Stimmung. Flegelhafte Stimmung.

2.46 Verächtlich (RG.59/II) ㉞

Der verächtliche Mensch verkleinert nicht nur die anderen, er fühlt sich ihnen auch überlegen. In seiner Verachtung schwingt Gleichgültigkeit, Zurückweisung und manchmal sogar Abneigung mit. Einige sind Misanthropen und ihre Verachtung erstreckt sich sogar auf Tiere.

Am einfachsten können wir das Symptom bei *Rassisten* beobachten, die jede rassische Gruppierung, der sie sich überlegen fühlen, verachten. Ein weiteres Ziel ihrer Verachtung sind geistig Behinderte.

Der verächtliche Mensch kann sowohl durch seine Haltung, als auch durch seine Ansichten überführt werden.

Beispiele aus der Praxis:

▷ Eine Mutter sagt über ihre 5 Jahre alte Tochter: »Alexandra hat keinen Respekt gegenüber den schwachen Menschen und alten Menschen; sie behandelt sie herablassend.«

▷ Ein 46 Jahre alter Junggeselle: »Im Dialog waren mir meine Eltern erheblich unterlegen. Mein Vater gab eine recht lächerliche Figur ab. Von meinen Eltern habe ich nichts mitgenommen.« Und: »Den Militärdienst empfand ich als traumatisches Erlebnis, weil ich mit den Unteroffizieren zurechtkommen mußte – diese Holzköpfe. Einer, der etwas mehr Kultur hatte, mußte von ihnen Befehle empfangen.«

▷ Eine Witwe im Alter von 38 Jahren: »Ich besitze eine Konditorei mit 20 Angestellten und ich muß mit ihnen zurechtkommen. Und ich sage ihnen, die sind nicht besonders intelligent.« Später bezeichnete sie ihre Angestellten noch als: »Diese verdammten Esel.«

2.47 Verlassenheit, Gefühl der (RG.60/II), Einsamkeit (RG.16/II)

Bei genauem Lesen von HAHNEMANNS »Reiner Arzneimittellehre« zeigt sich, daß dieses Symptom das folgende bedeuten soll:

1.	das Gefühl, allein oder verlassen zu sein.
2.	der Patient hat das Gefühl, nicht geliebt zu werden, seine Freunde verloren zu haben (hierbei handelt es sich um Modalitäten von **Aurum, Hura** und weiteren Arzneien).
3.	eine Angst vor Einsamkeit, »im Leben alleingelassen worden sein«, ausgedrückt in einer Furcht vor dem Tod der Nächsten (dies ist traditionell eine klinische Modalität, die man häufig bei **Calcarea carbonica**-Patienten findet).

Beispiele aus der Praxis:

▷ »Ich habe Angst davor, nicht geliebt zu werden oder von den Menschen, die ich liebe, verlassen zu werden, von meiner Freundin, meinem Vater, meinem Bruder und meiner Schwester. Ich habe das Gefühl, als ob sie mich verlassen würden und das macht mir Angst.« (19jähriger Mann)

▷ »Ich flehe um Zuneigung, ich brauche sie, ich habe furchtbare Angst davor, alleingelassen zu werden. Als ich noch klein war, habe ich mich immer beklagt, daß meine Mutter meine Brüder und Schwestern mehr geliebt hat als mich, und als ich sieben war, habe ich meinen Teddy eingepackt und wollte von zu Hause weglaufen, ich habe meinem Vater und meiner Mutter gesagt, daß sie mich nicht lieben würden.« (35jährige Frau)

▷ Die Mutter von Laura, einem 5 Jahre alten Mädchen, sagte: »Sie ist furchtbar aufgeregt, wenn die anderen im Kindergarten nicht mit ihr spielen. Ein anderes Mal hat sie ganz schrecklich geweint, als ihre kleine Cousine ihr gesagt hat, sie habe sie nicht mehr lieb. Sie würde alles tun, was ihre Freunde von ihr verlangen, aus Angst davor, sie zu verlieren.«

▷ Patrizia, 23 Jahre: »Als kleines Mädchen war ich sehr liebevoll. Wenn mich jemand nicht geliebt hat, hatte ich gleich das Gefühl, daß müsse das Ende der Welt sein. Mein ganzes Leben drehte sich darum, ob meine Eltern mich lieben oder nicht. Wenn sie mit mir die Geduld verloren hatten, dachte ich gleich, daß sie mich nicht mehr lieben würden. Ich habe mich immer gefragt, warum Vati nicht die ganze Zeit liebevoll war.«

Diese vier Patienten hatten alle **Pulsatilla** als Arzneimittel. Manchmal kann man bei Frauen dieses Verlassenheitsgefühl erkennen, wenn sie sich beschweren, daß ihre Familien ihnen keine Aufmerksamkeit schenken, oder daß ihre Verwandten sie niemals besuchen.

Arzneimittel	Materia medica
Aurum	Er ist niedergeschlagen und sucht die Einsamkeit. Er bildet sich ein, daß er die Zuneigung seiner Freunde verloren hat; das macht ihn traurig, sogar bis zu Tränen.
Calcarea carbonica	Die Einsamkeit ist sehr bedrückend, mit Kälte des Gesichts, der Hände und der Füße.
Carbo animalis	Extrem melancholische Stimmung, mit einem Gefühl der Verlassenheit, entmutigt und traurig; alles erscheint so traurig und einsam, daß sie den Wunsch hat zu weinen.
Hura brasiliensis	Sie bildet sich ein, daß sie in der Welt alleingelassen und verloren sei.
Kalium bromatum	Sie hat die irrige Vorstellung, daß sie von all ihren Freunden verlassen worden sei, und als eine Konsequenz vergingen all ihre wachen Momente, von denen es nicht viele gab, in Tränen.
Kalium carbonicum	Traurig, einsam; sie sucht Gesellschaft, um sich selbst zu beleben.
Kerosolenum	Wenn du den Dampf einatmest, scheinst du von einer wogenden Verwirrung, mit dem Gefühl der vollständigen Einsamkeit, hinweggetragen zu werden; es erscheint dir, als gäbe es nur ein Objekt im Universum und dieses Objekt bist du selbst; wenn man wieder zu sich kommt, wird das erste Ding, was zu sehen ist, für das einzig existierende im Universum gehalten; es braucht eine ganze Weile, um alle Fähigkeiten wiederzugewinnen.
Lamium	Weinerliche Stimmung, sie weinte, als ob sie verlassen worden wäre.
Natrium carbonicum	Sie weiß vor Besorgnis und Langeweile nicht, was sie tun soll. Denkt, daß sie recht einsam und verlassen ist, den ganzen Tag.

Arzneimittel	Materia medica
Platinum	Es scheint ihr, als ob sie nicht zur eigenen Familie gehöre; nach einer kurzen Abwesenheit scheint sich alles vollständig geändert zu haben. Sie denkt, daß sie ganz sich selbst überlassen worden und allein auf der Welt ist. Sehr ruhelose Stimmung, so daß sie nirgendwo bleiben kann; traurig, so daß sie die fröhlichsten Sachen anstrengen; denkt, sie habe keinen Platz in dieser Welt, das Leben ist ermüdend; hat größte Angst vor dem Tod, von dem sie glaubt, er stünde nahe bevor.
Pulsatilla	Es scheint so still in ihrem Kopf und alles fühlt sich so leer an, daß es für sie den Anschein hat, als ob sie allein im Haus und in der Welt wäre; sie will mit niemandem sprechen, gerade als ob ihre Umgebung nicht existiere und sie achtet auf niemanden.
Rhus toxicodendron	Melancholie, schlechte Laune und Angst, als ob ein Unglück geschehe, oder als ob sie alleine wäre und alles um sie tot und still wäre, oder als ob sie von einem engen Freund verlassen worden wäre; schlimmer im Haus, gebessert durch Gehen an der frischen Luft.

2.48 Verschiebt alles auf den nächsten Tag (SR.799)

Dieses Symptom kann mit *»Faulheit«* verbunden sein, oder von der Angst herrühren, etwas zu unternehmen. Es kann auch durch *Versagensangst* bedingt sein.

▶ Je schwächer die Auslöser für ein solches Benehmen sind, desto größer ist seine Wertigkeit als Symptom.

Beispiele aus der Praxis:

▷ »Ich neige dazu, Dinge zu verschieben, so habe ich beispielsweise seit mittlerweile zwei Jahren vor, endlich Tennis zu lernen. Ich verzichte wesentlich länger, als ich sollte, darauf, neue Kleidung zu kaufen oder mein Auto zur Durchsicht zu bringen.«

▷ »Nie mache ich solche Sachen, die ich nicht machen möchte. Ich verschiebe sie so lange, bis sie sich nicht mehr vermeiden lassen.«

▷ »Er verschiebt alles bis auf die letzte Minute, selbst wenn er weiß, daß ihn das in große Schwierigkeiten bringt.«

2.49 Verschwiegen, Geheimniskrämer (RG.60/II)

Geheimniskrämerische Menschen sind sehr verschwiegen oder sie verstecken ihre Gedanken, Gefühle oder Intentionen. Es ist sehr schwierig, dieses Symptom von »Zurückhaltend, reserviert« (RG.79/II) zu differenzieren. Während die geheimniskrämerische Person wie besessen damit beschäftigt ist, etwas zu verstecken, ist dies bei dem zurückhaltenden Patienten nicht notwendigerweise so.

2.50 Verweilt bei vergangenen unangenehmen Ereignissen (RG.61/I)

Jene Menschen, bei denen das Symptom des Verweilens zutrifft, erinnern sich fortwährend an längst vergangene, meist traurige Begebenheiten zurück. Damit werden immer wieder Gefühle wie Trauer, Ärger, Schuld, Ungerechtigkeit, die diese Erlebnisse begleitet haben, wach.
Die Gedanken des Patienten verweilen bei früheren Kränkungen, und durch die Erinnerung daran bleiben die Gefühle wach und lebendig.
Manchmal, besonders dann, wenn Patienten selbstquälerische Tendenzen zeigen, hat das Symptom »verweilt bei vergangenen unangenehmen Ereignissen« häufig einen masochistischen Zug. In seinen »Lectures on homoeopathic materia medica« zeigt KENT, daß dieses für **Natrium muriaticum** typisch ist: »Unangenehme Ereignisse werden erinnert, über die sie sich dann grämt.«
Ein Patient erzählte mir: »Ich verweile bei der Vergangenheit und quäle mich selbst mit dem Gedanken an all die schlechten Dinge, die ich getan habe.«

Arzneimittel	Materia medica
Benzoicum acidum	Sein Geist verweilt immer wieder bei unangenehmen Erinnerungen. Wenn er jemanden sah, der mißgestaltet war, erschauerte er.
Hepar sulfuris	Sie erinnert sich an alles, was in ihrem Leben unangenehm gewesen ist.
Lycopodium	Sie ist von vielen unangenehmen Erinnerungen überwältigt, worüber sie ärgerlich wird; sogar nachts beim Erwachen.

Arzneimittel	Materia medica
Menyanthes	Verzagte Stimmung; seine Gedanken verweilen immer wieder bei vergangenen traurigen und unangenehmen Themen.
Natrium muriaticum	Wenn sie nur an einen lange vergangenen Mangel denkt, treten ihr Tränen in die Augen. / Er schien nach vergangenen unangenehmen Begebenheiten zu suchen, um sie zu überdenken und sich damit klarzumachen. / Voller Trauer; er peinigte sich selbst; er schien unangenehme Gedanken zu bevorzugen, was ihn sehr erschöpfte.
Sepia	Die Erinnerung an vergangene unangenehme Umstände bereitet ihm eine extrem schlechte Laune.
Sulfur	Aus den gleichgültigsten Gedanken und von jeder Begebenheit des Lebens steigen ärgerliche und morbide Einfälle aus der Vergangenheit auf, die dann immer wieder mit neuem Ärger vereinigt werden, so daß sie sich nicht von ihnen befreien können, zusammen mit einer mutigen Stimmung, die zu einer großen Lösung bereit ist.

2.51 Vorahnungen (RG.63/II)

Diesem Symptom wurden in KENTS Repertorium keine eigenen Arzneien zugeordnet, statt dessen wird der Leser zu den Rubriken *»Furcht«* (RG.22/II), *»Angst«* (RG.2/I), *»Depression, Traurigkeit, Schwermut«* (RG.13/II) und *»Prophezeit«* (RG.42/II) verwiesen.
Die dem Symptom *»Vorgefühle«* zustehende Aufmerksamkeit erhält es in BOENNINGHAUSENS *»Characteristics and repertory«*, wo es als eigene Rubrik erscheint: *»Vorgefühle, Ahnungen, Vorahnungen etc.«* (213/II). Diese Rubrik enthält die folgenden Arzneimittel:

- **Aconitum**
- **Aesculus hippocastanum**
- **Agnus castus**
- **Ammonium carbonicum**
- **Apis mellifica**
- **Argentum nitricum**
- **Arsenicum album**
- **Calcarea carbonica**
- **Carbo vegetabilis**
- **Causticum**
- **China**
- **Elaps corallinus**
- **Gelsemium**
- **Kalium carbonicum**
- **Lachesis**
- **Lycopodium**
- **Medorrhinum**
- **Naja tripudia**

- **Phosphorus**
- **Plumbum**
- **Psorinum**
- **Sepia**

- **Silicea**
- **Spigelia anthelmia**
- **Stramonium**
- **Veratrum album.**

▶ Ich schlage vor, diese Arzneien in der leeren Rubrik »*Vorahnungen*« von KENTS Repertorium nachzutragen.

»Vorgefühle, Ahnungen und Vorahnungen« beziehen sich auf ein vages und beunruhigendes Gefühl, daß sich etwas, gewöhnlicherweise Schlechtes, ereignen wird. Die Voraussage, die für die »Hellsichtigkeit« typisch ist, ist nicht vorhanden.

Arzneimittel	Materia medica
Calcarea carbonica	Verzweifelte Stimmung, mit großer Angst vor Krankheit und Leiden, mit Vorahnungen von traurigen Ereignissen.
Kalium carbonicum	Er hat angstvolle Vorgefühle, am Abend. / Traurige Vorahnungen für die Zukunft. / Nachts, nach dem Hinlegen überkommen ihn traurige Vorahnungen, wegen derer er unfähig ist zu schlafen.
Nabalus	Unbestimmte und unheilvolle Vorgefühle, am Morgen.
Natrium phosphoricum	Böse Ahnungen.
Phosphorus	Angefüllt mit schwermütigen Vorahnungen.
Psorinum	Angst, voller Vorahnungen, sehr ruhelos, mit Zittern der Hände.
Sepia	Dunkle Vorahnungen über seine Krankheit und in bezug auf seine Zukunft.
Stillingia sylvatica	Niedergeschlagenheit der Stimmung (11. Tag) und dunkle Vorgefühle, gedrückte Stimmung.

2.52 Voreiligkeit (RG.63/II); Verwegenheit (RG.61/I)

Obwohl »Verwegenheit« und »Voreiligkeit« nicht synonym verwendet werden, schlage ich vor, die beiden Symptome bei der Repertorisation *zu kombinieren,* da einerseits ihre Differenzen nur geringfügig sind und andererseits keines von beiden viele Arzneimittel unter sich vereinigt. Jenen Menschen, die nicht zögern würden gegen jemanden zu kämpfen, der stärker ist als sie selbst, die über einen hochgelegenen, schmalen Vorsprung gehen oder einfach alles zu tun würden, was uns extrem gefährlich erscheint, sind diese Symptome zu eigen.

Beispiele aus der Praxis:
▷ »Er sprang schon von Sesseln, da konnte er noch nicht laufen. Als er ein Jahr alt war, warf er einen Fernseher um. Er hat wirklich vor gar nichts Angst.«
▷ »Er ist sehr kühn. Er hat nicht die leiseste Vorstellung von Gefahr. Wir nennen ihn Kamikaze.« (5 Jahre alter Junge)
▷ »Angesicht der Gefahr ist er recht unbekümmert, die Bedeutung von Furcht kennt er nicht.« (6 Jahre alter Junge).
▷ »Er ist sehr unbesonnen, weiß nicht, was Gefahr ist und handelt, als ob er Selbstmord begehen wollte. Einmal sprang er direkt in einen tiefen See, ein anderes Mal ging er über den Rand eines Daches, wobei er 4 Meter über dem Boden war.« (8 Jahre alter Junge).

2.53 Vorsichtig (RG.64/I)

Dieses Symptom ist am einfachsten bei solchen *Kindern* zu beobachten, die beim Spiel ausgesprochen vorsichtig sind. Es ist schwierig, sie davon zu überzeugen, daß Schlittern oder Auf-Bäume-Klettern nicht gefährlich ist. Eine Mutter sagte von ihrem 6 Jahre alten Sohn: »Er hat schreckliche Angst vor dem Gedanken sich zu verletzen. Wenn ich ihm sage, er soll vor die Türe gehen und Fußball spielen, entgegnet er: ›Und was ist, wenn jemand den Ball nach mir schießt und ich Nasenbluten bekomme?‹ Als wir ihm ein Fahrrad kauften, fragte er: ›Und was ist, wenn die Stützräder abgehen und ich hinfalle?‹«
Eine andere Frau sagte über ihre 7 Jahre alte Tochter: »Lorena ist furchtbar ängstlich, sie achtet sehr viel auf sich. Sie hat Angst zu stürzen, sich weh zu tun, sie hat sogar Angst davor, die Straße zu überqueren. Ihre Lehrer sagen, daß sie in der Pause auf dem Schulhof immer an der Wand entlang geht, aus Angst davor, von den umherrennenden Jungen angerempelt zu werden.«

Verwandte Symptome:
»Sorgsamkeit, Sorgfalt« (RG.52/I) ist ein Symptom, welches mit »Vorsichtig« nah verwandt ist. Obwohl in einigen Fällen völlige Übereinstimmung zwischen diesen beiden Symptomen herrschen kann (bemerkenswerterweise sind in BOENNINGHAUSENS Repertorium die beiden

kombiniert), gibt es doch einen klaren *Unterschied:* Sorgfältige Menschen werden gewöhnlich bei der Ausführung von Handlungen *mehr Präzision* dafür aufbringen. Diesen Gedanken kann man sich verdeutlichen, indem man die antonymen Symptome ansieht:

◀ der Gegensatz zu »*Vorsichtig*« ist das Symptom »*Voreiligkeit*« (RG.63/II) und der zu »*Sorgsamkeit, Sorgfalt*« ist »*Unbekümmert, achtlos*« (RG.58/I).

2.54 Wahnideen, Einbildungen, Halluzinationen, Sinnestäuschungen (RG.64/I)

Wahnideen bilden eine *große* und *wichtige* Kapitelüberschrift unter den psychischen Symptomen des Repertoriums. Oftmals treffen sie direkt das Herz der Arznei. Häufig sind damit Illusionen, Ängste und Träume verbunden ㉟. **Natrium muriaticum** zum Beispiel glaubt nicht nur, Diebe zu sehen, er hat auch Angst vor Dieben und träumt von ihnen. Im folgenden sind die häufigsten Wahnideen aufgezählt:

- **Wahnideen, Tieren, von, Abdomen, T. sind im (RG.72/II)**
  Dabei berichten Patienten über etwas Lebendiges, was sich in ihrem Bauch bewegt. Das Symptom »*Abdomen, lebendigem, Gefühl von etwas*« (RG.482/I) ist allgemeiner und sollte während der Repertorisation im Gedächtnis behalten werden.
- **Wahnideen, hinter ihnen steht, daß jemand (RG.68/II)**
  Hierbei handelt es sich um eine sehr gängige Wahnidee. Häufig sagen Patienten, daß sie im Dunkeln Angst haben, und wenn man den Grund dafür erfragt, antworten manche: ». . . weil ich im Dunkeln das Gefühl habe, daß jemand hinter mir steht.«
- **Wahnideen, Gesichter sieht, Schließen der Augen, beim (RG.67/II)**
  Wenn die Gesichter schrecklich sind: »*Wahnideen, Gesichter sieht, entsetzliche*« (RG.67/II).
- **Wahnideen, hochgestellte Persönlichkeit, ist eine (RG.68/II)**
  Diese Patienten leiden unter der Wahnidee der Grandeur oder Megalomanie. Sie erheben für sich den Anspruch, große Erfinder oder sagenhaft reich zu sein. Sie sehen sich als Freunde von berühmten Politikern oder Künstlern und so weiter. Ein **Sulfur**-Patient erzählte mir:»Ich weiß, daß ich eine sehr wichtige Person bin. Leute kommen zu mir, um mich um Rat zu fragen, weil ich jedes Problem lösen kann. Ich war ausgezeichnet in allem, was ich gemacht habe – ich hätte einer der besten Gitarristen der Welt sein können, aber ich habe mich entschieden, es nicht zu werden. Als ich angefangen habe, Geschäfte

zu machen, bin ich um eine Million Dollar betrogen worden. Ich habe ein Landhaus mit dreißig Schlafzimmern. Ich gebe Bankette für dreihundert Leute.«

- **Wahnideen, angefeindet, er wird (RG.64/I)**
Zum Zweck der Repertorisation sollte diese Rubrik mit »*Wahnideen, verfolgt, sie wird*« (RG.73/II) kombiniert werden. Beide Symptome tauchen dort auf, wo die Psychiatrie *paranoide Symptome* oder, in stärkeren Fällen, einen Verfolgungswahn diagnostiziert. Modalitäten dieses Symptoms sind bei jedem Patienten anders. In einigen Fällen nutzt man am besten die allgemeinere Rubrik, während in anderen Fällen die Modalität, unter der das Symptom in einer bestimmten Form erscheint, berücksichtigt werden muß.

Symptome mit paranoiden Strukturen:
▷ Angst, verfolgt beim Gehen, als ob (RG.6/I)
▷ Wahnideen, arretiert werden, soll (Kolumne 238)
▷ Wahnideen, kritisiert, sie wird (RG.69/II)
▷ Wahnideen, Feind, jeder ist ein (RG.66/I)
▷ Wahnideen, verletzt zu werden (RG.74/I)
▷ Wahnideen, beschimpft worden, er ist (RG.64/II)
▷ Wahnideen, ausgelacht und verspottet zu werden (RG.64/II)
▷ Wahnideen, ermordet zu werden (RG.66/I)
▷ Wahnideen, Kontrolle, ist unter übermenschlicher (RG.69/II)

Beispiele aus der Praxis:
▷ »Aus irgendeinem Grund habe ich Angst vor Menschen mit Amtsgewalt – Regierungsmitgliedern, Steuerinspektoren, Polizisten, Soldaten und jedem anderen in Uniform.«
▷ »Meine Mutter hat Todesstrahlen ausgesandt, um mich zu töten; alle verfolgen mich.«

Arzneimittel	Materia medica
Crotalus cascavella	Er bildet sich ein, daß er hört, wie jemand hinter ihm hergeht.
Staphysagria	Wenn er schnell geht, erscheint es ihm, als ob jemand hinter ihm herkommen würde, das macht ihm Angst und Furcht und er ist immerfort gezwungen, sich umzuschauen.

2.55 Weinen, weinerliche Stimmung, etc. (RG.75/I)

▶ Dies ist eine der wichtigsten Gruppen unter den psychischen Symptomen. Die Hauptmodalitäten sind:

2.55.1 Weinen, Ermahnungen verursachen (RG.76/I)

▶ Diese Modalität sollte für die Repertorisation gemeinsam mit der Rubrik »*Weinen, Vorhaltungen bei*« (RG.77/I) verwendet werden.
Prinzipiell finden wir das Weinen bei Ermahnungen von Kindern, die es mehr fürchten, ausgeschimpft zu werden, als eine Ohrfeige zu bekommen. Bei einem Kind, welches weint, weil es ausgeschimpft wurde, kann das Ausdruck der Angst vor Zurückweisung sein. Ein 6 Jahre altes Mädchen sagte jedesmal, wenn sie ausgeschimpft wurde:»Du liebst mich nicht mehr!« und eine Mutter sagte über ihre Tochter:»Sie weint, und bekommt dann Angst, daß sie ausgeschimpft wird. Sie versucht daher schnell, sich wieder zu versöhnen«.

2.55.2 Weinen, grundloses (RG.76/I)

Diese Modalität finden wir eigentlich bei *depressiven* Patienten, obwohl ich auch einmal einen Patienten hatte, der nicht traurig war. Er erzählte mir:»Als meine Verdauungsprobleme begannen, brach ich ohne jeden Grund in Tränen aus. Niemand konnte es verstehen; ich konnte es natürlich auch nicht. Die Leute dachten, daß meine Ehe bald kaputtgehen würde.«

Arzneimittel	Materia medica
Graphites	Er mußte grundlos am Abend weinen.
Hura brasiliensis	Grundloses Weinen, gefolgt von nervösem Lachen.
Kalium carbonicum	Große Traurigkeit; ohne Grund fühlt er sich zum Weinen genötigt, am Abend.
Natrium muriaticum	Traurige und weinerliche Stimmung, ohne Grund.
Rhus toxicodendron	Traurig, beginnt zu weinen, ohne zu wissen warum.

Arzneimittel	Materia medica
Staphysagria	Sie will von nichts und niemandem etwas hören oder wissen; sie hüllt ihr Gesicht ein und weint laut ohne Grund.
Sulfur	Stark geneigt, ohne Grund zu weinen. Um 11 Uhr vormittags Ungeduld, Zorn, Verärgerung, Neigung zu weinen, ohne Grund; dieser Gefühlszustand dauert den Rest des Tages an, gegen Mittag dieselben Gefühle von Überdruß und Ungeduld wie am Tag zuvor.

2.55.3 Weinen, leicht, weint (SR.1078)

Dieses Symptom erscheint nicht in KENTS Repertorium. Es entspricht dem Bild der *»Heulsuse«*, die zu jeder Zeit und bei jeder Kleinigkeit anfängt zu weinen.

2.55.4 Weinen, unwillkürliches (RG.77/I)

Manchmal erzählen Patienten, daß sie zu weinen beginnen, ohne es zu wollen. Solche Situationen sind dann plötzlich und unkontrollierbar.
◄ Das gegenteilige Symptom ist *»Depression, Weinen, kann nicht weinen«* (RG.16/I).

Arzneimittel	Materia medica
Alumina	Der Junge weint anhaltend gegen seinen Willen, für eine halbe Stunde.
Ignatia	Drei Tage lang unwillkürliches Weinen.
Kreosotum	Musik oder alles andere, was emotionale Erregung auslöste, nahm sie sich sehr zu Herzen und konnte das Weinen nicht unterdrücken.
Mercurius solubilis	Beinahe unwillkürliches Weinen, gefolgt von Besserung.
Natrium muriaticum	Sie war unwillkürlich zum Weinen gezwungen.
Platinum	Sehr weinerlich und ärgerlich; sie weinte häufig unwillkürlich, was ihr Besserung brachte.
Sarracenia	Lachen und unwillkürliches Weinen.

2.55.5 Weinen, sprechen, beim Sprechen über ihre Krankheit (RG.77/I)

Dieses Symptom kann augenscheinlich bereits während der Konsultation beobachtet werden. Das Weinen muß allerdings in bezug auf den emotionalen Gehalt der Aussage des Patienten als unangemessen stark erscheinen, und es sollte auch bei nachfolgenden Konsultationen auftauchen. Ein Patient sagte: »Ich habe den Zwang, jedem zu erzählen, was mit mir nicht in Ordnung ist und dabei fange ich dann an zu weinen.«

2.55.6 Weinen, gedankt wird, wenn ihm (RG.76/I)

Diese Modalität wird nur durch ein einziges Arzneimittel abgedeckt, das allerdings im dritten Grade aufgeführt ist (Lycopodium).

▶ Es wird zum wichtigen Schlüsselsymptom, wenn das Arzneimittel der Totalität der vom Patienten hervorgebrachten Symptomatologie entspricht.

Weinen, wenn ihm gedankt wird, impliziert eine besondere Sensibilität zur Dankbarkeit, welche Gefühle des Respekts und der Selbstachtung involvieren.

Beispiele aus der Praxis:
Bei der Frage, was seine Emotionen am meisten berühre, sagte ein **Lycopodium**-Patient: » Ich bin immer sehr bewegt, wenn sich Menschen bei mir bedanken oder wenn mir jemand dankbar ist. Ich bin dann sehr erfreut und so überwältigt, daß ich mich zusammenreißen muß, um nicht anzufangen zu weinen.«
»Zu unterrichten war so wundervoll, es ist so edel, für mich ist es wertvoller als für meine Schüler. Ich bin immer zu Tränen gerührt, wenn meine Arbeit am Ende des Jahres öffentlich anerkannt wird.«

Arzneimittel	Materia medica
Lycopodium	Extrem sensible Stimmung; sie weinte, weil ihr gedankt wurde.

2.55.7 Weinen, Kleinigkeiten, bei (RG.76/II)

Wie man schon vermuten konnte, findet man dieses Symptom in erster Linie bei Kindern.

▶ Zum Zweck der Repertorisation sollte es grundsätzlich mit *»Weinen, Kleinigkeiten, beim geringsten Verdruß, Kinder«* (RG.76/II) kombiniert werden.

Beispiele aus der Praxis:

▷ »Wegen irgendwelcher Kleinigkeiten weint sie. Sie weint sogar, wenn sie um etwas bittet.« (ein 5 Jahre altes Mädchen)

▷ »Sie ist eine Heulsuse. Sie weint, wenn ich ihr sage, daß sie sich beeilen soll, oder wenn sie ihre Haare nicht richtig in Ordnung bekommt, oder aber, wenn sie ein Spiel nicht richtig spielen kann.« (ein 7 Jahre altes Mädchen)

▷ »Es gibt scheinbar nichts, was sie nicht zum Weinen bringen könnte. Wenn sie ihre Schnürsenkel nicht richtig zu bekommt oder ihren Bleistift nicht findet, ist Weinen ihre erste Reaktion.« (6 Jahre altes Mädchen)

▷ »Ich weine über die dümmsten Sachen. Wenn mir meine Mutter sagt, daß mein Zimmer total unordentlich ist, dann fange ich an, zu weinen.« (16 Jahre altes Mädchen)

2.56 Widerspenstig (RG.77/II)

Dies ist Widerspruch nicht nur im Wort, sondern auch in der Tat. So beklagte sich einmal eine Mutter über das Verhalten ihres Kindes, bei dem sie immer das Gegenteil von dem sagen mußte, was sie erreichen wollte. So sagte sie zum Beispiel: »Laß deine Schuhe aus« – und das Kind zog sich die Schuhe an, oder: »Setz dich nicht an den Tisch« – und ihr Kind setzte sich.

Das Symptom finden wir möglicherweise auch bei Heranwachsenden, die sich an kalten Tagen zu wenig anziehen und an warmen Tagen zu dick anziehen.

Arzneimittel	Materia medica
Anantherum	Streitsüchtig und widerspenstige Laune, aber nachdem er ärgerlich gewesen ist, bereut er oft, was er getan hat.
Hepar sulfuris	Widerspenstige Stimmung, er möchte die Mitglieder seiner eigenen Familie nicht sehen.
Nux vomica	Alles mißlingt ihm.

2.57 Widersprechen, Neigung zu (77/II)

Es ist verhältnismäßig unwahrscheinlich, daß Patienten spontan von ihrer Neigung berichten, immer die entgegengesetzte Haltung von dem einzunehmen, was ein anderer sagt oder vorschlägt. Üblicherweise kommt diese Information von einem Freund oder von einem Mitglied der Familie. Wir finden es sowohl bei Erwachsenen jeden Alters als auch bei Kindern. Allerdings kann es bei Kindern zwischen 2 und 4 Jahren nicht als signifikant gewertet werden, sofern es nicht häufig und über lange Zeiträume hinweg auftaucht. In diesem Lebensalter befinden sich die Kinder in der Phase der Opposition und des Widerspruches – es ist das Alter des kategorischen »Nein« ㉟, und man sollte es als natürliche Periode der Selbstbehauptung werten.

2.58 Widerspruch, verträgt keinen (77/II); Zorn, Jähzorn, Widerspruch, durch (79/II)

Dieser Mensch erträgt bei einer Unterhaltung oder im Streit nicht die geringste Opposition, noch kann er Schwierigkeiten oder Zurücksetzungen, die zwischen ihm und der Erfüllung seiner Wünsche stehen, tolerieren.

Jemand, der intolerant gegen Widerspruch ist, zeigt sich generell als jemand, der sich viel zankt, der keine andere Meinung zuläßt, ganz gleich von wem sie geäußert wird. Er ist imstande bis zur Weißglut zu streiten, oder dem Experten eines Fachgebietes voller Eifer zu widersprechen. Es ist keine gute Idee, ihn direkt über dieses Symptom zu befragen. Solche Patienten antworten, ohne zu zögern: »Wenn ich recht habe, verteidige ich meinen Standpunkt, wenn mir aber irgend jemand beweisen würde, daß ich falsch wäre, würde ich das natürlich eingestehen.« Solch eine Antwort würde bereits das Vorhandensein dieses Symptoms anzeigen.

Arzneimittel	Materia medica
Aurum	Wenn er allein gelassen wurde, saß er still, schweigsam, scheinbar melancholisch in einer Ecke; aber der geringste Widerspruch erregte seinen Zorn, hauptsächlich zeigt er dies durch Streiten und viel Reden und später indem er einige herablassende Worte fallen läßt.

Arzneimittel	Materia medica
Calcarea phosphorica	Er wird wütend, wenn man anderer Meinung ist oder ihm widerspricht, in einem Ausmaße, daß er sich darüber ärgert, sich nicht kontrolliert haben zu können.
Carboneum sulfuratum	Er wurde extrem reizbar, gewalttätig und unduldsam gegen Widerspruch.
Ferrum	Die geringste Opposition erregt sie; alles machte sie reizbar oder niedergeschlagen; selbst die Liebkosungen ihrer Kinder steigerten ihre schlechte Laune. Sie war häufig barsch, zu denen, die in ihrer Nähe waren, weil sie es haßte, sie zu sehen oder sie zu sprechen und weil sie allein gelassen werden wollte, die Einsamkeit war für sie das einzig befriedigende.
Gratiola	Ärgerlich, gereizt durch den leichtesten Widerspruch, ärgerliche Ausbrüche, Misanthropie mit Besorgnis über die eigene Gesundheit.
Helleborus	Extreme Neigung zu Gereiztheit. Das Geringste was seinen Wünschen widerspricht, erregt seinen Zorn.
Helonias	Bevor ich die Arznei eingenommen hatte, fühlte ich mich außergewöhnlich gut und vergnügt; bereits kurz nach der Einnahme geschah ein vollkommener Wechsel der äußeren Umstände; bald wurde ich reizbar und träge; konnte den geringsten Widerspruch nicht ertragen, noch beliebige Vorschläge akzeptieren; jede Konversation war mir unerwünscht und ich hatte den größten Wunsch, allein gelassen zu werden, um mir selbst das Privileg einzuräumen, mit meiner ganzen Umgebung herumzunörgeln.
Hura brasiliensis	Gereizt durch die geringste Opposition.
Hyoscyamus	Die geringste Opposition erregt ihn.
Ignatia	Leiser Widerspruch macht ihn übellaunig und ärgerlich. Leichter Tadel oder Widerspruch erregt seinen Zorn, weshalb er sich über sich selbst ärgert.
Lycopodium	Sie kann den geringsten Widerspruch nicht ertragen und ist schnell außer sich vor Gereiztheit.

Arzneimittel	Materia medica
Natrium carbonicum	Er ist ärgerlich und in der Stimmung zu kämpfen und zu schlagen und kann Widerspruch nicht ertragen.
Natrium muriaticum	Leicht verärgert, kleinlich, er wird keine Opposition ertragen, für einige Abende.
Nux vomica	Sie kann den geringsten Widerspruch oder die freundlichste Überredung, etwas auf eine andere Art und Weise zu tun, nicht ertragen, worüber sie außer sich ist. Er weint, wenn nur im geringsten seinen Wünschen zuwider gehandelt wird.
Tarantula	Weinen und Stöhnen bei dem geringsten Widerspruch; tröstende Worte verschlimmern. Reizbar und ärgerlich bei dem geringsten Widerspruch.
Thuja	Das Kind ist außergewöhnlich halsstarrig; bei dem geringsten Widerspruch wirft es sich in Rage auf den Boden und wird atemlos.

2.59 Zerstörungssucht (RG.50/I)

▶ Dieses kuriose Symptom sollte mit dem synonym zu verwendenden Symptom »*Zerbrechen, zerschlagen, verlangen, Sachen zu*« (RG.78/I) kombiniert werden.

Man findet es bei hysterischen Erwachsenen, die Sachen zerbrechen, um ihren aggressiven Impulsen Luft zu machen. Gängiger allerdings ist das Symptom bei Kindern, die Sachen sogar unabsichtlich zerschlagen oder zerstören. Weder ihre Schuhe noch ihre Kleider halten sehr lange, und keines ihrer Spielzeuge ist noch ganz – diese Kinder lieben es, sie auseinanderzunehmen und nachzuschauen, wie sie funktionieren oder eben solange zu reparieren, bis sie endgültig zerstört sind.

2.60 Zorn, Jähzorn (RG.78/II)

▶ Zorn hat immer einen Anstrich von Gewalt und Wut. Dadurch ist es auch von »*Reizbarkeit*« (RG.43/II) abgrenzbar.

▶ Zorn ist ein sehr weit verbreitetes Symptom, das uns seine Nützlichkeit allerdings erst durch seine Modalitäten offenbart. Eine interessante Modalität ist »*Zorn, abwesende Personen (beim Denken an sie), gegen*« (RG.78/II).

Eine **Lycopodium**-Patientin erzählte mir einmal:»Häufig stelle ich fest, daß ich überhaupt nicht reagiere, wenn mir jemand etwas sagt, was mir nicht gefällt. Wenn ich danach aber allein bin, fühle ich, wie zornig ich bin und streite mich in Gedanken.«

▶ Die Existenz der Symptome »*Streitsüchtig, streitet mit Abwesenden*« (RG.54/II) und »*Reizbarkeit, Abwesende, über*« (RG.44/II) sollte man hierbei unbedingt im Gedächtnis behalten.

Arzneimittel	Materia medica
Aurum	Er wird ärgerlich, wenn er an abwesende Personen denkt.
Kalium cyanatum	Gegen 7.00 Uhr abends, beim vor-die-Tür-Gehen, Gefühl des Mürrischseins; führt eine Art von Selbstgespräch, als ob er mit jemandem, mit dem er kürzlich eine Meinungsverschiedenheit hatte, streitet; denkt daran, was er in dem Fall antworten würde, wenn bestimmte Dinge zu ihm gesagt würden. (Dieser Geisteszustand ist wirklich schmerzvoll; gelegentlich gibt es Remissionen, und es gibt wirklich keinen Grund dafür.)
Lycopodium	Er streitet im Geiste mit abwesenden Personen.

2.61 Zudringlich, Aufdringlich (RG.79/II)

Daß sie ihre Nase immer in die Angelegenheiten anderer Leute stecken, werden Patienten nur schwerlich zugeben. Die Schwester einer Patientin erzählte mir:»Sie liebt es, in den Angelegenheiten anderer Leute herumzuschnüffeln. Sie lauscht an Türen und schaut in Handtaschen anderer Leute. Sie ist sehr neugierig.«

Ein anderes Symptom, das man von Verwandten des Patienten erfährt, ist »*Klatschsüchtig*« (RG.37/I). Der Klatschsüchtige hat die Angewohnheit, über andere Menschen zu reden. Es ist kurios, wie neugierig er ist und wie weit er sich das Leben der anderen zu eigen macht.

2.62 Zurückhaltend, reserviert (RG.79/II)

Der zurückhaltende Mensch zeigt seine Gefühle nicht, verrät keinen seiner Gedanken. Vertrauen kann er nur einem intimen Freund; es kann aber sein, daß er gleichzeitig nicht einmal seiner Frau vertraut. Man kann seine Gedanken nicht erkennen; manchmal kennt er sie selbst nicht. Solche Menschen sprechen nie über sich, und es ist sehr schwierig, etwas über sie in Erfahrung zu bringen. In manchen Fällen verstecken sie sich hinter dem Mantel der Gesprächigkeit, meist sind sie aber sehr schweigsam.

Beispiele aus der Praxis:

▷ »Emotional bin ich recht stabil. Ich neige dazu, meine Gedanken für mich zu behalten. Auf andere mache ich den Eindruck sicher zu sein, aber innerlich habe ich Angst. Davon weiß aber niemand, weil ich sehr reserviert bin.«

▷ (Eine Mutter sagt über ihre 10 Jahre alte Tochter): »Wenn sie anfängt zu reden, kann niemand sie bremsen, dabei zeigt sie aber nie ihre wahren Gefühle.«

▷ »Ich bin sehr introvertiert, erzähle keine Geheimnisse.«

▷ »Ich bin sehr zurückhaltend, man könnte auch sagen introvertiert. Meine Gefühle oder Ärger zeige ich nicht unbedingt. Ich spreche auch nicht über Dinge, die mir wichtig sind.«.

▷ (Eine Mutter über ihre 12 Jahre alte Tochter): »Sie ist sehr schüchtern und sehr introvertiert. Es ist für sie sehr schwierig ihre Gefühle zu zeigen oder sich jemandem zu öffnen. Ich habe das Gefühl, sie vertraut uns nicht.«

▷ »Ich bin nicht sehr schwatzhaft und würde niemandem Intimitäten erzählen.«

▷ »Ich behalte meine Gedanken für mich. Ich mag es nicht, mich offen preiszugeben.«

Arzneimittel	Materia medica
Platinum	Reserviert, kalt, geistesabwesend in der Gesellschaft von Freunden, an der frischen Luft.

III.
Patienten-Studien

Einführende Anmerkungen des Autors

Die folgenden sechs Patientenvorstellungen sind die unkorrigierten Abschriften von Erstuntersuchungen, die während eines klinischen Kurses vor Kollegen stattgefunden haben. Sie sollen anschaulich machen, auf welche Weise der Homöopath eine Anamnese beginnen könnte und wie Symptome, bereits während der Patient seine Beschwerden zum ersten mal schildert, ans Licht kommen können. Die Anamnesen sind an sich nicht als Verlaufsbeschreibungen zu betrachten. Drei Patienten traf ich ein zweites mal. In diesen Fällen berichte ich in kurz darüber, was mir erzählt wurde. Die anderen drei Patienten wurden regelmäßig von einem anderen Homöopathen behandelt und ich sah sie nicht wieder.

Der Leser wird feststellen, daß nicht alle Symptome, die von den Patienten während der Anamnese beschrieben wurden, tatsächlich bei der Repertorisation in Betracht gezogen wurden. Warum sind einige Symptome wichtiger als andere? War es eine Frage von Intuition und Erfahrung, oder habe ich sie aus systematischen Gründen nicht berücksichtigt? Meiner Ansicht nach sollte die Repertorisation auf dem ›kleinsten charakteristischen Syndrom mit dem größten Wert ㊲ basieren, in dem sich das Dilemma oder das Krankheitsstadium des Patienten wiederfindet. Außerdem müssen die Symptome erst einige Bedingungen erfüllen, wenn sie als Charakteristika rangieren sollen, daß heißt sie müssen heftig sein, sie müssen für eine beträchtliche Zeit vorhanden sein, das Verhalten des Patienten bestimmt haben usw. ㊳.

Für die Potenzwahl der in diesen Anamnesen verschriebenen Arzneimittel werden bestimmte Richtlinien angewandt, auch wenn es unter Homöopathen als allgemein akzeptiert gilt, daß es keine strengen Regeln zur Potenzwahl gibt. Die Richtlinien, nach denen ich eine Potenz wähle, haben erstens mit dem Simillimum zu. tun – je näher man am Simillimum ist, desto höher kann man die Potenz wählen und desto größer ist die Wahrscheinlichkeit einer Erstverschlimmerung nach der Arzneimittelgabe – und zweitens hat die Wahl der Potenz mit dem Ausmaß des Krankheitsgeschehens bei dem jeweiligen Patienten zu tun – wenn es Funktionsstörungen der exkretorischen Organe oder Passagen gibt, dann würde ich mit einer niedrigeren Potenz beginnen. Dennoch würde ich in jedem der aufgeführten Fälle die von mir vorgeschlagene Potenz als die, für diesen bestimmten Patienten, in dieser bestimmten Zeit richtige Potenz ansehen.

1. Patient Oscar Pedro O., 22 Jahre, ledig

1.1 Anamnese

Dr. Denitis: »Bitte sagen Sie mir, was Sie in diese Konsultation führt«.

Patient: »Seit 1975 habe ich psychische Probleme. In dieser Zeit begann ich zu denken, daß ich mein Gesicht verloren habe. Meine Eltern waren immer zu beschäftigt, als daß ich mit ihnen hätte sprechen können, also dachte ich, daß ich einfach dumm bin und habe darüber geschwiegen; 1982 wurden die Probleme sehr viel schlimmer – geradezu unerträglich. Ende März 1982 oder vielleicht Anfang April, ich war zu dieser Zeit auf der Realschule, hatte ich eine Art von Krise und suchte einen Psychologen auf. Ich glaube nicht, daß er mich ordentlich behandelt hat. Danach ging ich zu einer Psychologin. Nach einem Jahr fühlte ich mich besser und ging nicht mehr weiter zu ihr, aber dann kehrten meine Probleme zurück. Ich ging in die Kirche, die eine eigene Psychologin hatte, eine junge Frau, doch als sie sah, daß ich die ganze Zeit weinte, empfahl sie mir, mich in Buenos Aires, bei einem Krankenhauspsychiater in psychologische Behandlung zu begeben. Nach einem weiteren Jahr schien alles wieder gut zu sein und deshalb ging ich nicht mehr hin. Als ich mich Ende 1985 verlobte, begannen die Probleme von Neuem und wurden sogar schlimmer – aber nicht wegen Alicia – sie wurden schlimmer und schlimmer bis ich schließlich dachte, daß ich homosexuell sein könnte. (Schreit und weint) Ich halte es nicht aus! Ich halte es nicht mehr aus! Ich bin es nicht! Ich weiß nicht warum, aber 1982 hätte ich mir fast das Leben genommen. So kann ich nicht länger leben, ich ertrage es nicht, ich halte es nicht mehr aus! Zehn Jahre! Zehn Jahre Schmerzen und Leiden! Glauben Sie ich bin gerne mit meiner Freundin zusammen, wenn ich mich nicht wohl fühle? Ich halte es nicht aus! Ich täusche das nicht vor! (*Simuliert Krankheit* (RG.51/I)) . . .
Zehn Jahre! Einmal, als ich noch ein Junge war, steckte ich meinen Finger in eine Steckdose und bekam einen elektrischen Schlag, der mein Gesicht verzerrte, es war furchtbar. Ich wurde sehr aggressiv – ich bin es noch immer. Wie kann ich einen Mann küssen wollen, ihn angreifen und küssen! Ich halte es nicht länger aus! Ich bin nicht homosexuell, ich bin's nicht. Als ROCK HUDSON an Aids starb . . . bekam ich Angst . . . Warum möchte ich gegen meinen Willen seine Photographie küssen? Ich stehe nicht auf Männer, wirklich nicht! Ich begann mich zu fürchten, ich weiß nicht warum. Ich bin es leid, so aggressiv zu sein. (Schreit und weint) Ich halte es nicht länger aus, es ist die Hölle, die Hölle auf Erden! Geben Sie mir etwas, etwas für meinen Verstand. Wenn er nicht behandelt wird,

wird es vielleicht noch schlimmer (Schreit und weint) . . . meine Freundin könnte mich verlassen, ich liebe sie! Ich kann nicht mehr so weiter machen! Schauen Sie, ich werde Ihnen etwas erzählen, es gibt keinen Grund darüber zu schweigen. 1980 war ich mit einem Mann zusammen, ich dachte er könnte mir helfen, mich heilen. Er erzählte mir, daß mein Problem sexuell begründet sein könnte . . . Nun, ich weiß nicht, wie ich das sagen soll, ich kenne nicht den medizinischen Begriff für mit jemandem schlafen. Er nahm mich von hinten, ich dachte er könnte mich heilen. Ja, ich tat es, ich dachte wirklich, daß er mir helfen könnte. Es passierte zweimal. Einmal mit einer Frau; ich liebte sie, während er mich von hinten nahm; jemand stand Schmiere, da die Frau verheiratet war. Aber ich verstehe nicht, wie mir das hätte Angst machen können. Ich will nicht homosexuell sein. Nein! Nur das nicht! Ich möchte geheilt werden, ich weiß, daß ich es will, verstehen Sie?«

Dr. Detinis: »In Ordnung. Haben Sie andere Probleme, Oscar?«

Patient: »Wie bitte? Ist das noch nicht genug? Es ist die Hölle auf Erden, 1982 wollte ich mich und meine Eltern töten . . . jetzt wissen Sie alles. Probleme? Na gut, zu Hause war ich ein wenig von der wahren Welt abgeschirmt. Aber zuerst sollen mir diese Menschen hier versprechen, daß sie alles für sich behalten. In Ordnung?«

Dr. Detinis: »Das sind alles Ärzte, Oscar, es gibt keinen Grund zur Sorge«.

Patient: »Weil ich da vorne jemanden kenne, eine Bekannte meiner Freundin und ich möchte nicht, daß jemand anders davon erfährt. Wegen des elektrischen Schlags wurde ich ziemlich behütet. Ich mußte nicht arbeiten, ich wollte niemals arbeiten, bis ich mich in diesem Jahr verlobt habe und es tun mußte. Meine Eltern konnten das nicht verstehen, sie sagten, daß ich nicht arbeiten müßte. Ich sah, daß meine Probleme schlimmer und schlimmer wurden und erkannte, daß ich jetzt arbeiten gehen mußte, weil ich verlobt war. Meine Freundin hat einen Bruder, der ist Polizist . . . Manchmal, ich weiß nicht, verspürte ich das Verlangen, ihn zu küssen . . . Ich weiß nicht warum. Ich kann mich nicht verstehen. Ich möchte nicht von einem Psychologen zum anderen gehen, es ist schrecklich. Einige Menschen meinen vielleicht, daß ich das alles nur vortäusche, aber das ist es nicht, sonst wäre ich nicht hier (›Simuliert Krankheit‹ (RG.51/I)).

Schauspielen mag ich nicht, nein, ich tue das nicht, zumindest glaube ich, daß ich es nicht tue, ich weiß nicht, wie Sie darüber denken. Es macht mir keinen Spaß. Wenn ich nicht sofort behandelt werde, könnte es passieren, daß es mir noch schlechter geht; ich meine nicht die Angriffe auf die Männer, obwohl ich ziemlich wild sein kann. Oh Gott, nein! Seit zehn Jahren leide ich nun. (Schreit und weint) Zehn Jahre der Hölle! Und jetzt, wo ich verlobt bin, muß mir das passieren. Ich halte es nicht länger aus, ich halte es nicht aus. Bitte helfen sie mir! Meine Freundin ist da draußen. Ich möchte nicht, daß sie mich verläßt und ich möchte sie nicht verlassen. Helfen sie mir! Was soll ich ihnen sonst noch erzählen? Ich war etwas abgeschirmt. Manchmal komme ich mit meiner Mama und meinem Papa nicht gut klar. Was wollen sie sonst noch von mir hören?«

Dr. Detinis: »Erzählen Sie uns, wie Sie mit Ihren Eltern zurecht gekommen sind, seit der Zeit, als Sie noch ein Junge waren«.

Patient: (Weint) »Es tut mir leid, ich muß weinen, ich kann nicht anders. Ich schlafe nicht gut... Ich weiß nicht, ob das nützlich für sie ist. Die Familie meiner Freundin ist gegen mich. Meine Eltern verstehen mich manchmal nicht, sie sind ein wenig distanziert... Wenn sie mit mir sprechen, klingt es, als ob sie aus einem Buch vorlesen. Ich brauche keine Bücher, ich brauche Eltern. Ich möchte, daß sie mir zuhören, daß sie meine besten Freunde sind... Sie sind nicht schlecht zu mir, sie haben mir viele schöne Dinge gegeben. Aber ich brauche Liebe und Zuneigung, ich wünschte, sie würden mir gelegentlich zuhören (›*Verlassenheit, Gefühl der*‹ (RG.60/II)).

Wenn sie mir zugehört hätten, würde ich vielleicht nicht von einem Psychologen zum anderen gehen. Ich weiß nicht, was ich sonst noch erzählen kann... Meine Mutter ist Spanierin, sie ist still und hat nicht viel zu sagen. Mein Vater arbeitet sehr viel. Manchmal verstehen sie mich nicht. Sie spricht nicht viel; manchmal sieht sie sich Seifenopern an, während ich esse; manchmal sehe ich sie mit ihr an. Es tut mir leid, ich bin nicht verweiblicht aber ich habe schreckliche Angst davor. Ich möchte nicht damit enden, daß ich mich erschieße. Meine Mutter ist recht zurückhaltend. Ich glaube, sie hat den Spanischen Bürgerkrieg miterlebt. Das muß eine starke Wirkung auf sie gehabt haben, daher wurde sie nicht so, wie jemand, der in geregelten Verhältnissen aufwachsen konnte. Sie verließ mit zwölf Jahren die Schule. Mein Vater hat nie eine Schule besucht. Er lebte auf dem Land; sein Vater starb, als er erst zwei Jahre alt war und als er sieben Jahre alt war, mußte er schon arbeiten gehen. Daran können Sie sehen, daß mein Vater und meine Mutter viel durchgemacht haben und nicht wollten, daß auch ich zu leiden hatte. Ich weiß nicht, was ich Ihnen sonst noch erzählen kann...«

Dr. Detinis: »Erzählen Sie uns über Ihren Charakter«.

Patient: »Mein Charakter? Manchmal erscheint er sehr unbestimmt, überhaupt nicht wie der Charakter eines Mannes. Er scheint immer überzuschäumen, weil ich ein sehr nervöser Mensch bin. Manchmal habe ich das Gefühl, als ob ich Ihnen oder einem anderen Menschen etwas antun könnte, aber ich möchte das gar nicht! Ich möchte nur, daß Sie verstehen, daß ich leide. Merkt denn niemand, daß ich leide, daß mir niemand zuhört und daß ich manchmal depressiv bin? (›Verlassenheit, Gefühl der‹). Warum muß mir das passieren, gerade jetzt, wo ich eine Verlobte habe? Dafür muß es doch einen Grund geben. Und warum möchte ich Männer, mit einer starken Persönlichkeit, angreifen? Warum? Ich muß wissen warum. Ich muß wissen, ob ich geheilt werden kann, oder nicht!«

Dr. Detinis: »Haben Sie eine starke Persönlichkeit?«

Patient: »Ich möchte Männer mit starken Persönlichkeiten attackieren. Sexuell attackieren, schlagen und angreifen!«

Dr. Detinis: »Tun Sie das?«

Patient: »Nein, mache ich nicht! Denn ich muß verstehen, daß ich ein normaler Mensch bin, der so etwas nicht machen könnte. Verstehen Sie?«

Dr. Detinis: »Der Impuls ist da.«

Patient: »Aber er muß ausgelöscht, ausgerottet werden.«

Dr. Detinis: »Es bleibt bei diesem Gedanken.«

Patient: »Ja, aber er muß eliminiert werden.«

Dr. Detinis: »Natürlich, aber ich muß wissen . . .«

Patient: »Ich weiß nicht einmal, wo er ist. Manchmal fühle ich mich wie eine Maschine, die außer Kontrolle geraten ist. Und wenn ich diesen Impuls jetzt nicht kontrolliere, dann könnte es schlimmer werden. Ich möchte ein Haus haben, heiraten und eine Familie gründen. Ich möchte nicht, daß meine Kinder das Gleiche wie ich durchmachen müssen. Was wollen Sie noch von mir hören? Ich möchte, daß meine Kinder glücklich sind, weil ich nicht glücklich war. Der Impuls ist da, aber warum kann ich ihn jetzt nicht vermeiden? Und wenn nicht jetzt, wann dann?«

Dr. Detinis: »Warum sind Sie nicht glücklich gewesen?«

Patient: »Ich war nie glücklich, ich denke nicht, daß ich jemals glücklich war. Vielleicht habe ich niemals versucht, glücklich zu sein, vielleicht habe ich geglaubt, glücklich zu sein. Ich weiß nicht . . . Ich habe nie bemerkt, ob ich glücklich bin, außer wenn ich mit meiner Freundin zusammen war.«

Dr. Detinis: »Warum nicht?«

Patient: »Manchmal weiß ich nicht, warum. Vielleicht haben mich meine Eltern nicht verstanden . . . Vielleicht habe ich sie nicht verstanden

(›*Verlassenheit, Gefühl der*‹ (RG.60/II)). Ich weiß nicht, ob ich mich vor Aids oder dem Tod fürchte. Manchmal scheine ich mich mehr vor dem Leben zu fürchten, als vor irgendetwas anderem. Ich habe Ihnen bereits erzählt, daß ich mich gesichtslos fühle, nicht wahr?«

Dr. Detinis: »Ja, vielleicht können Sie mir mehr darüber erzählen?«

Patient: »Ich kenne den Grund für einige dieser Dinge nicht. Meine Freundin ist Krankenschwester und sie könnte vielleicht sagen, daß es eine Schizophrenie oder etwas in der Art ist . . .«

Dr. Detinis: »Mich interessiert nicht, was andere Menschen denken, sondern nur was Sie jetzt fühlen.«

Patient: »Ich weiß, daß meine Meinung zählt. Warum passierte es, warum dachte ich, daß ich kein Gesicht habe? Warum?«

Dr. Detinis: »Wann und unter welchen Umständen trat dieses Gefühl zum ersten mal auf?«

Patient: »Im dritten Grundschuljahr. Ich weiß nicht, was passiert ist. Ich analysiere mich nicht besonders, manchmal finde ich es schwer, mich zu analysieren.«

Dr. Detinis: »Geschah etwas in Ihrer Familie, war jemand verstimmt?«

Patient: »Nein, nein; es geschah einfach, es passierte und ich masturbierte damals und dann verlor ich mein Gesicht. Daher kommt es.«

Dr. Detinis: »Was ist das mit der Masturbation?«

Patient: »Ich masturbierte alleine, ich hatte Phantasien über jemanden, der sich schlecht benahm und sich selbst bestrafte, jemanden, der seine Unterhosen beschmutzt hat . . . Das tat ich und so bestrafe ich mich selbst. Es erregte mich. Ich sammelte Photos von Mädchen und benutzte sie, um mich zu erregen, während ich masturbierte . . . Vor einigen Jahren sah ich ein Bild von einer Jüdin in einer Gaskammer – ich masturbierte darüber . . . Jetzt habe ich eine Freundin und stelle fest, daß ich manchmal masturbiere. Warum mache ich das, obwohl ich eine Freundin habe? Dafür muß es einen Grund geben!«

Dr. Detinis: »Bringt es Ihnen keine Erleichterung?«

Patient: »Mit ihr schon . . . Aber warum? Ich weiß nicht warum, Ich verstehe mich nicht, Doktor, ich weiß nicht, wer ich bin. Ich möchte von alledem frei sein. Warum kann ich kein normaler Mensch sein, warum kann ich kein normales Sexualleben haben, kein normales Leben führen – warum nicht, warum kann ich das nicht?«

Dr. Detinis: »Was waren es für Bilder, die Sie zum masturbieren benutzten . . . Bilder von Frauen?

Patient:»Ja, Frauenbilder. Keine Männer. Außer einem Mal – da gab es ein Bild von einem Sportler und seinem kleinen Baby, aber Frauen erregen mich mehr. Manchmal scheint mir niemand zu glauben, wenn ich sage, daß ich nicht homosexuell sein möchte, als ob ich das nur vortäuschte. Aber ich bin es nicht, ich möchte aus diesem Durcheinander herauskommen . . .«

Dr. Detinis:»Wir müssen wissen, wer Sie wirklich sind.«

Patient:»Ein Junge, der niemals wußte, was er wollte, der gerne malt, der immer jemanden lieben wollte, ein Mädchen, jemanden, der ihn versteht, und ein Mensch, der eine Menge gelitten hat (›Verlassenheit, Gefühl der‹ (RG.60/II)). Jemand, dem niemand glaubt, weil er nie arbeiten mußte . . . Die Menschen fragten mich, wie ich denn überhaupt leiden könne, wo ich doch nicht zur Arbeit muß. Das sagten sie, ich weiß nicht warum. Das war nach meinem Entschluß, daß ich mit vielen Menschen darüber sprechen wollte, Menschen, die mich verstehen könnten, weil man so von einander lernt. Die dachten, daß ich keinen Grund zum Leiden hätte, wenn ich nicht arbeiten muß. Muß man arbeiten, um zu leiden? In meinem Fall sagen das viele Menschen. Jemand, der Malerei liebt, der seine Freundin liebt; ich liebe sie sehr. Ich sage das, weil ich aus Liebe zu ihr hier bin. Wenn ich sie nicht lieben würde, wäre ich nicht hier. Ich würde auch nicht zur Arbeit gehen. Ich liebe Malerei, ja wirklich; Politiker mag ich nicht, ich hasse Radikale aus dem rechten Flügel . . . Ich hasse eine Menge Menschen, Verrückte, Faschisten . . . Manchmal erscheine ich ziemlich hart . . . Ich weiß nicht, ob das von Wichtigkeit ist. Ist das wichtig?«

Dr. Detinis:»Ja, das ist es.«

Patient:»Wenn ich an der Macht wäre, dann würde ich ein harter Mann sein, ich würde kein Erbarmen mit meinen Gegnern haben. Ich würde mich über alle erheben . . . Ich hasse die Opposition – es tut mir leid, aber es ist so. Homosexuelle und Prostituierte kann ich auch nicht leiden. Ich mag sie nicht, ich möchte sie heilen, ich möchte mich selbst zuerst heilen. Priester kann ich nicht leiden, ich sehe nicht gerne, wie sie durch andere Menschen reich werden. Ich mag nicht, wenn sie mich warten lassen. Ich kann Bürokratie nicht ausstehen, ich weiß nicht, ob ich mich selbst überhaupt mag . . . Schlechte Schauspieler kann ich auch nicht leiden. Ich bin ein wenig links orientiert, das ist richtig. Ich weiß nicht, seitdem ich wähle, hasse ich Politik und Politiker. Ich weiß nicht, warum. Es ist verrückt. Eine Sache führt zu der nächsten. Wenn ich glaube, ich könnte homosexuell sein, was könnte denn sonst noch falsch mit mir sein? Es geht niemals ganz weg, eins führt zum anderen. Ich mag gefühlvolle Musik, gefühlvolle Novellen, romantische Musik . . . Ich bin ein bißchen sentimental. Manchmal scheint es, als ob ich nekrophile Tendenzen hätte... Ich habe Bilder von Toten gesammelt... Peron, Eva Peron, Paul VI., Johannes Paul II., obwohl der noch am Leben ist... Ich sammelte Bilder, die sie in unterschiedlichen Kleidungen, Uniformen und Gewändern zeigten... Dann habe ich sie alle zerrissen.«

Dr. Detinis: »Warum haben Sie die Bilder gesammelt?«

Patient: »Ich weiß nicht warum, nur um zu sehen, wie sie aussahen...«

Dr. Detinis: »Warum haben Sie sich nekrophil genannt?

Patient: »Warum? Ein Nekrophiler ist jemand, der Tote liebt. Sehen Sie, ich habe niemals Bilder von lebenden Menschen gesammelt.«

Dr. Detinis: »Haben Sie eine Ahnung warum?«

Patient: »Nein, ich analysiere mich nicht. Manchmal denke ich: jetzt bin ich verlobt, jetzt ist es an der Zeit mich zusammenzureißen und mein Gehirn ein bißchen zu benutzen. Manchmal scheinen die Menschen zu denken, ich sei eine Art Schwachkopf, entschuldigen Sie bitte diesen Ausdruck. In mir steckt viel Aggressivität. Ich hatte sogar eine Auseinandersetzung mit dem Bruder meiner Freundin. Darum kann er mich nicht mehr leiden – er sagte, er wolle mir helfen und ich fühlte mich wirklich beleidigt! Ich mache das manchmal mit Menschen. Ich habe Angst, wenn mir jemand helfen will. Ich empfinde es als Beleidigung«.

Dr. Detinis: »Können Sie mir sagen, was passiert ist?«

Patient: »Ich dachte, er würde mich angreifen, so wie er mit mir gesprochen hat. Er ist ein starker Kerl... Manchmal weiß ich nicht, ob die Menschen mit mir ernsthaft sprechen oder ob sie sich über mich lustig machen. Es ist ein Wunder, daß ich tatsächlich an meine Freundin glaube, denn es fällt mir sehr schwer, an jemanden zu glauben. Ich bin so oft getäuscht worden. Ich bin nie so weit gegangen, Drogen zu nehmen, aber einmal wollte ich mich und meine Eltern umbringen.«

Dr. Detinis: »Wie?«

Patient: »Mit einem Messer wollte ich zuerst die beiden und dann mich töten. (Schreit und weint) Glauben Sie, daß Sie ungefähr verstehen, was ich durchmache? Manchmal glaube ich, wie Argentinien zu sein. Es ist, als ob Videla in mir steckt, in mir wütet und mich zerstört. Ich verwese! (Schreit und weint) Ich halte es nicht länger aus, niemand tröstet mich, niemand versucht mir zu helfen (›*Verlassenheit, Gefühl der*‹ (RG.60/II)). Ich weine viel. Das ist ein anderes Problem. Ich weiß nicht, was ich noch sagen kann. Ich brauche Hilfe, weil ich es nicht länger aushalte. Ich fühle mich manchmal, als ob ich sterben oder einen Nervenzusammenbruch be-

kommen würde. Ich bin nicht dumm, ich habe einen Job als Teller-
wäscher... Ich weiß nicht, ob das wichtig ist. Sie sagten, ich könnte von
der Malerei nicht besonders gut leben... Ich arbeite jetzt seit drei
Jahren. Manchmal denke ich daran, jemanden sexuell anzugreifen...
einen Mann mit einem Bart... ich wüßte gerne warum, ich möchte
wissen, ob ich geheilt werden kann oder nicht. Ich möchte nicht umsonst
hergekommen sein, und meine Freundin auch nicht. Geben Sie mir eine
Chance, sagen Sie mir, daß es mir besser gehen wird, daß ich nicht schwul
bin. Sagen Sie mir etwas... ich weiß nicht, was ich Ihnen noch sagen soll.
Sagen Sie mir etwas!«

Dr. Detinis: »Wir sind hier, um Ihnen zu helfen, Oscar. Deswegen sind
Sie hier.«

Patient: »Ja, aber Sie drängen mich. Ich möchte, daß Sie mir genau
sagen, was mit mir los ist. Ist es so verdammt schwer, normal zu sein?
Frage ich Sie zuviel? Eine normale Person ohne geistige oder sexuellen
Probleme? Was soll ich Ihnen noch sagen? Niemand hat jemals so viel
gelitten wie ich. (Weint) Meine Freundin wartet draußen, denken Sie
nur, was sie durchmachen wird. Denken Sie, es bereitet mir Freude
mitanzusehen, daß sie sich damit abfinden muß? Ich möchte sie wissen
lassen, daß ich geheilt werden kann; ich möchte, daß Sie mir sagen ob ich
geheilt werden kann ...«

Dr. Detinis: »Es wird Ihnen viel besser gehen und Sie werden geheilt
werden, Oscar. Aber zuerst müssen wir mehr über Sie wissen. Sie sagten
vor einer Weile ›Niemand tröstet mich‹?«

Patient: »Niemand! Ich möchte nicht, daß Sie mich nur ansehen und
sagen ›Du Waschlappen, Du hast eine Menge verschiedener Symptome‹.
Ich möchte, daß Sie mich trösten, mir vergeben. Sie versuchen nicht,
mich zu trösten. Ich möchte kein Versuchskaninchen sein, ich möchte,
daß Sie etwas sagen. Ich bin zweiundzwanzig Jahre und ich habe schon
viele Psychologen gesehen!
Manchmal denke ich, daß es mir gut geht, wenn ich alleine bin; manchmal denke ich, ich kann meine Probleme abschütteln, die Sachen mit der
Familie meiner Freundin und mit meiner eigenen Familie beilegen.
Manchmal denke ich, daß die Homosexualität nicht das Problem ist; in
Wirklichkeit ist es meine Furcht vor dem Leben. Manchmal ist mir
danach, mich umzubringen, wofür weitermachen, es wäre viel leichter,
tot und im Grab zu sein ... finden Sie nicht? Ich fürchte mich davor, mich
dem Leben zu stellen. Natürlich, ich denke, daß ich meine Gefühle nicht
unterdrücken sollte, aber genausowenig sollte ich das tun, was man mir
sagt. Sagen Sie etwas! Ich weiß nicht, es tut mir leid, daß ich so weiter
mache, aber ich fühle, daß ich ohne sofortige Behandlung einfach ver-

faulen werde, und ich möchte doch heiraten bevor ich sterbe. Ich möchte kein Homosexueller und kein Single sein, ich möchte einfach glücklich sterben. Ich möchte ein glückliches Leben. Eigenartig nicht? Ich sage immer ›sterben‹ niemals ›leben‹. Es ist nicht einfach zu leben, manchmal finde ich es schwierig, mit mir selbst zu leben. Wie wird es erst sein, mit jemand anderem zu leben, wenn ich verheiratet bin? Ich möchte mich bei jemandem im Publikum entschuldigen. Ich will ihren Namen nicht nennen, es ist die Frau, die meine Freundin kennt. Es tut mir leid, daß Sie all das anhören müssen. Ich mag es auch nicht. Wissen Sie was ich durch gemacht habe? Manchmal schlafe ich nicht gut, ich kann nicht einmal essen. Wissen Sie, wie furchtbar das ist? Es ist schrecklich! Ich bin gerne mit meiner Freundin zusammen, warum muß ich all das durchmachen? Ich bin wie ein Jude in einem Konzentrationslager, gequält und geschlagen. Ich weiß nicht ... Manchmal denke ich, daß die Gesellschaft wie eine Gaskammer ist, ich ersticke an meiner Angst vor der Gesellschaft. Ich möchte nicht gesagt bekommen, wie ich mich zu verhalten habe, ich möchte nicht, daß meine Eltern mir sagen, wie ich mich zu verhalten habe, niemand! Ich weiß nicht, ob ich mich vor all diesen Dingen fürchte. Ich fürchte mich vor dem Leben, weil ich nie wußte, wie man lebt ... Manchmal fürchte ich mich vor dem Sterben. Ich weiß nicht.«

Dr. Detinis: »Wovor fürchten Sie sich noch, Oscar?«

Patient: »Ich habe Angst, die Straße zu überqueren, ich habe Angst, daß meine Freundin mich verläßt, ich habe Angst, Selbstgespräche zu führen, ich habe Angst, mit der Familie meiner Freundin zu sprechen, mit meiner Familie zu sprechen, mit dem Bruder meiner Freundin zu sprechen. Sprechen! Ich habe Angst vor der Gesellschaft! Ich habe Angst, geschlagen zu werden, angegriffen zu werden! Niemand war je so ängstlich wie ich. Ich habe Angst vor dem Tod. Wie seltsam! Ich habe Angst vor dem Tod – und auch vor dem Leben. Ich habe Angst vor allem.« (›*Wahnidee, angefeindet, gehindert und gequält, er ist*‹ (SR.335)).

Dr. Detinis: »Wieso haben Sie Angst vor toten Menschen?«

Patient: »Ich glaube es kommt daher, daß sie sich nicht bewegen. Ich bin mir nicht sicher ... Einmal wollte ich einen Mann in einem Sarg küssen, vor ungefähr fünf Jahren – ich war sehr krank. Ich habe Angst, daß ich nie berühmt werde. Ich möchte nicht, daß meine Freundin mich verläßt; ich weiß nicht, ob ich nur egoistisch bin. Niemand möchte gerne alleine leben. Ich bin mit ihr zusammen, weil ich sie liebe und wegen der Gesellschaft, aus beiden Gründen. Es ist so schön, mit demjenigen zusammenzusein, den man liebt. Ich habe Angst, daß ich nicht schlafen kann. Ich habe Angst, daß sie mich verlassen wird. Ich habe Angst, daß sie mich nicht versteht, ich habe Angst, daß die Gesellschaft mich nicht versteht (›*Verlassenheit, Gefühl der*‹). Ich habe Angst, daß wenn ich mich mit ihr nicht niederlassen kann, ich niemals mit irgend jemand seßhaft werde.

Als ich fünfzehn Jahre alt war, 1978, schlug mich mein Vater, weil ich spät nach Hause kam, gegen 20.00 Uhr. Wie kann man das spät nennen? Er schlug mich mit einem Stock, als ich fünfzehn war. Ich habe Angst weil meine Erinnerung daran so lebhaft ist. Ich habe Angst. Angst vor der Polizei, vor Politikern ... Angst vor vielem (›*Wahnidee, angefeindet, gehindert und gequält, er ist*‹).

Jemand da oben kann mich nicht leiden, schauen Sie, was für ein Durcheinander aus meinem Leben gemacht wurde! Ich habe Angst, daß dieses Land ruiniert wird, ich habe Angst, daß ich nichts dagegen unternehmen kann, um es aufzuhalten, ich habe Angst, daß ich zum Schweigen gebracht werde. Ich habe vor so vielen Dingen Angst. Ich habe sogar Angst, die Straße zu überqueren weil ich 1974 von einem Auto angefahren wurde; der Fahrer hatte seinen Arm in Gips. Damals hatte ich noch keine Freundin. Ich war verletzt. Und 1982, als ich meinen Malkurs verließ, wurde ich von einem anderen Auto angefahren. Und in diesem Jahr wurde ich beinahe noch einmal von einem Auto angefahren, als ich mit der Familie meiner Freundin im Kino war. Ich habe Angst vor dem Tod. Manchmal stelle ich mir vor, in einem Sarg zu liegen und ich habe das Gefühl zu ersticken und möchte raus. Ich habe Angst davor, so wie der Mann auf diesem Bild zu sein; Angst davor, tot zu sein. Ich habe Angst, Angst! Ich weiß nicht, wieso ich Angst vor dem Ersticken habe, wenn ich in einem Sarg läge, weil man nicht ersticken kann, wenn man bereits tot ist. Ich habe Angst, eingeäschert zu werden. Ich habe Angst vor dem Leben, ich habe Angst vor dem Tod. Ich habe Angst, nicht richtig lieben zu können, ich habe Angst, eine Beziehung zu wollen, ich habe Angst. Viele Dinge. Ich habe Angst davor, daß ich Sie, die anderen angreife. Ich habe Angst, daß Sie mich schlagen und die Polizei rufen könnten. Ich möchte nicht im Gefängnis sterben. Ich möchte nicht in einem geistigen Gefängnis eingesperrt sein.«

Dr. Detinis: »Ich möchte Ihnen gerne einige Fragen stellen.«

Patient: »Ja, Sie können mich alles fragen, was Sie möchten. Alles was ich möchte ist, geheilt zu werden. Ich sage Ihnen alles, alles!«

Dr. Detinis: »Wie wirkt sich das Wetter auf Sie aus?«

Patient: »Das Wetter?« Meine Hände werden schweißig ... Wenn ich diese Probleme mit dem Bruder meiner Freundin habe, schwitze ich ein bißchen mehr. Ich schwitze auch jetzt. Ich schwitze wenn es heiß ist. Ich leide bei Hitze und besonders bei dem Gedanken, kein Gesicht zu haben. Dabei bin ich innerlich erregt. Ich schwitze viel. Wenn ich etwas dummes sage, dann schwitze ich noch mehr. Ich schwitze, wenn es heiß ist, mehr, wenn ich sexuell erregt bin, dann schwitze ich am stärksten.«

Dr. Detinis: »Wo schwitzen Sie am meisten?«

Patient: »An den Händen... Am ganzen Körper, mein Rücken ...«

Dr. Detinis: »Und wie ist der Schweiß?«

Patient: »Manchmal ist er ziemlich unerträglich, er hat einen männlichen Geruch. Ich bin ein Mann, nicht eine...«

Dr. Detinis: »Wo ist dieser starke Geruch?«

Patient: »Unter den Achselhöhlen. Und wenn ich mit jemandem schlafe, kann ich manchmal meinen eigenen strengen Geruch riechen... ich schwitze viel, wenn ich erregt bin.«

Dr. Detinis: »Ist der Schweiß eher schmierig oder flüssig?«

Patient: »Flüssig. Aber mein Gesicht ist manchmal fettig. Und meine Füße schwitzen viel. Ich bekomme gerade Lust, Sie zu umarmen (›*Embraces everyone*‹ Mac Repertory)..., aber ich denke, daß Sie mich davon abhalten würden. Manchmal glaube ich, daß die Leute sagen würden, daß ich schwul bin, wenn ich versuchen würde, jemand zu umarmen, einen Mann umarmen, nur in einer freundschaftlichen Art. Sie würden es auch nicht mögen, wenn ich versuchen würde, ein Mädchen zu umarmen. Ich komme ins Schwitzen, wenn ich daran denke.«

Dr. Detinis: »Was essen Sie gerne?«

Patient: »Ich mag keine Milch.«

Dr. Detinis: »Süße Sachen?«

Patient: »Ja, aber ich habe Angst, zu dick zu werden. Ich habe vor absolut allem Angst.«

Dr. Detinis: »Mögen Sie Salziges?«

Patient: »Sehr salzige Sachen mag ich nicht.«

Dr. Detinis: »Früchte?«

Patient: »Ja, alle möglichen Fruchtarten. Avocados, Äpfel, das alles.«

Dr. Detinis: »Bevorzugen Sie Früchte vor anderen Nahrungsmitteln?«

Patient: »Nein, nicht besonders.«

Dr. Detinis: »Mögen Sie pikante Dinge?«

Patient: »Ja, die pikanten Fleischeintöpfe, die meine Mama macht, die sind phantastisch! Eintöpfe, salzige Sachen...«

Dr. Detinis: »Essig oder Zitronen?«

Patient: »Ja, diese ganzen Sachen. Ich vertrage keinen Alkohol.«

Dr. Detinis: »Warum nicht?«

Patient: »Weil ich Medikamente nehme. Ich nehme Haloperidol und Lorazepam – 2 mg Lorazepam und fünf Tropfen Haloperidol. Wenn ich Wein trinken würde, dann würde ich wahrscheinlich explodieren. Ich rauche auch nicht. Ich habe auch Angst vor Lungenkrebs.«

Dr. Detinis: »Nur vor Krebs?«

Patient: »Vor Krebs oder anderen schrecklichen Krankheiten. Ich weiß nicht was es sonst noch so gibt.«

Dr. Detinis: »Haben Sie Träume, die sich wiederholen, Oscar?«

Patient: »Ich träume viel, meistens, wenn ich mit meiner Freundin zusammen bin; aber ich träume niemals einen Traum zweimal. Einmal träumte ich, daß ich mit meiner Freundin schlafe – ihre Eltern wollen nicht, daß wir zusammen schlafen – und ich träumte, daß sie gekommen sind, mich aufgeweckt haben und nicht nett zu mir waren. Es erschien so real, aber im wirklichen Leben ist es nicht so. Ich träumte manchmal, daß ich meiner Freundin am Telephon Sachen erzählte, die nicht wahr waren, und sie hat mit mir am Telephon geschimpft und davon bin ich wach geworden und dann war es tatsächlich nicht wahr. Ich träume viel, wenn ich mit meiner Freundin zusammen bin ...«

Dr. Detinis: »Gut ...«

Patient: »Warten Sie! Manchmal träume ich, daß ich über ein Land herrschen werde und dann sagt mein Vater ›über dieses Land herrschen? Sei nicht blöd!‹« (›*Wahnidee, hochgestellte Persönlichkeit, ist eine*‹ (RG.68/II)).

Dr. Detinis: »Oscar ...«

Patient: »Warten Sie, da gibt es einen anderen Traum. Ich träumte, daß ich zu meinem Psychologen gehe und er sagt: ›Sie haben mich verlassen und sind zu einem anderen Psychologen gegangen, nicht wahr?‹ Ich träumte, daß ich mit den Juden in ein Konzentrationslager gebracht wurde, daß ich in einem Zug in die Gaskammer kam und ganz nackt war ...«

Dr. Detinis: »Haben Sie etwas dagegen, wenn meine Kollegen noch einige Fragen an Sie stellen?«

Patient: »Nein. Ich weiß, das ist alles zu meinem eigenen Besten.«

1.2 Fragen aus dem Auditorium

Frage: »Oscar, wenn Sie etwas sagen und jemand widerspricht, wie reagieren Sie?«

Patient: »Wenn ich etwas sage und mir jemand widerspricht? Ich mag nicht, wenn man mir widerspricht. Einmal sagte mir der Bruder meiner Freundin etwas – nach der Meinung meiner Freundin wollte er mir nur helfen – aber ich habe es als Beleidigung verstanden und ihn verspottet. Manchmal möchte ich kritisieren, ein typischer Nazi sein. Manchmal möchte ich am liebsten weinen.«

Frage: »Oscar, sind Sie in Argentinien geboren?«

Patient: »Ja, in Lanus 1963.«

Frage: »Wie kommt es, daß es klingt, als hätten Sie einen ausländischen Akzent?«

Patient: »Ja, ich sage Ihnen warum: Das kommt daher, daß ich meinen Finger in die Steckdose steckte, als ich ein kleines Baby war, ich bekam einen elektrischen Schlag durch meinen ganzen Körper und das machte mich aggressiv. Daher kommen auch meine Sprachprobleme und daher habe ich diesen komischen Akzent. Die Leute sagen, daß ich wie ein deutscher Jude klingen würde«.

Frage: »Oscar, was bedeutet das mit den Nazis und den Juden, daß Sie immer wieder darüber sprechen?«

Patient: »Gut, ich sage es Ihnen. Es liegt daran, wie die Nazis die Leute getötet haben. Und an der Tatsache, daß sie junge Frauen getötet haben. Die verrückte Weise, wie sie Juden umgebracht haben; so grausam und brutal. Das ist es – diese Gewaltvorstellung.
Und die Juden, weil sie von jedem verfolgt wurden, sie werden jetzt noch verfolgt. Sie wurden von jedem geprügelt und geschlagen. Wissen Sie, daß ich viel gelitten habe und mich manchmal mit den Juden identifiziere? Ich habe genausoviel gelitten, wie sie; ich bin von jedem geprügelt und geschlagen worden. Die Peronisten warfen mich aus ihrer Partei . . .
die Familie meiner Freundin ist gegen mich, manchmal ist sogar meine eigene Familie gegen mich. Die Juden wurden genauso verfolgt wie ich. Das ist es. Es ist das Gleiche mit uns (›*Wahnidee, angefeindet, gehindert und gequält, er ist*‹). Manchmal fühle ich mich wie ein jüdischer Flüchtling«.

Frage: »Durch wen fühlen Sie sich verfolgt, Oscar?«

Patient: »Durch die Gesellschaft. Diese sexistische, korrupte, mörderische, kriminelle Gesellschaft . . . ich fühle mich verfolgt, weil sie mich nicht verstehen. Ich fühle mich durch die Familie meiner Freundin verfolgt. Egal, was ich tue oder sage, ich fühle mich verfolgt. Durch die Gesellschaft im allgemeinen. Ich weiß nicht ob die Gesellschaft oder ich selbst dafür verantwortlich bin. Ich weiß nicht . . . Ich fühle mich so verfolgt . . . Von den Radikalen . . .«

Frage: »Und wie fühlen Sie sich, wenn sie sich verfolgt fühlen?«

Patient: »Ich kann nicht sagen, wie ich mich fühle. Manchmal möchte ich sagen: ›Die Polizei ist korrupt, weil sie nie Fahrgeld zahlt, wenn sie mit dem Bus fährt‹ aber das tue ich nicht, aus Angst, verprügelt zu werden. Ich habe Angst, große Angst.«

Frage: »Sagen Sie nie etwas?«

Patient: »Nein, weil mir nie jemand zuhört. Niemand möchte mir zuhören! Manchmal fühle ich mich sehr schlecht, weil ich Angst habe, daß meine Freundin mich verlassen könnte, wenn ich etwas zu ihr sage; wenn ich etwas zu der Familie meiner Freundin sagen würde, dann würden sie meine Freundin veranlassen, mich zu verlassen. Oder ich habe Angst . . . von der Gesellschaft zurückgewiesen zu werden. Davor, daß nie jemand sagt ›Nein, Oscar, wir werden dich nicht verfolgen . . .‹ Aber ich werde verfolgt. Ich habe große Angst.«

Frage: »Was war die schlimmste Zeit in Ihrem Leben, Oscar?«

Patient: »Als ich den elektrischen Schlag bekam. Und im Dezember 1977 beging meine Tante Selbstmord. Ich kannte bis 1982 die Wahrheit nicht. Das andere Mal war, als ich diesen Anfall hatte. (Weint) Im März 1981 hatte ich einen sehr starken Anfall und wollte mich töten. Ich konnte nicht einmal sagen: ›Das ist meine Familie‹. Das war die schlimmste Zeit meines Lebens. Tatsächlich war die schlimmste Zeit meines Lebens, als ich meiner Freundin Dinge sagen wollte, die nicht wahr waren. Ich wollte sagen, daß ich sie nicht liebte, obwohl ich es tat. Das waren die schlimmsten Zeiten meines Lebens.«

Frage: »Wie wollten Sie sich umbringen, Oscar?«

Patient: »Ich wollte mich mit einem Messer töten oder eine Überdosis an Medikamenten nehmen oder mich erschießen. Ich bin ein Feigling, ich habe große Angst vor dem Sterben. Ich weiß nicht, ob das bedeutet, daß ich leben möchte. Ich weine, weil ich leben möchte . . . (Schreit und weint) Ich möchte leben! Ich möchte leben! Jetzt da ich verlobt bin, mehr als je zuvor. Ich möchte, daß Sie mir zuhören, ich möchte nicht, daß Sie weggehen! Sie sollen mir zuhören, helfen Sie mir! Ich halte das nicht

mehr aus. Ich muß schreien, damit die Gesellschaft mich hört und sagt:
›Hier ist Oscar, laßt uns ihm helfen!‹ Ich habe große Angst, daß ich ein
Messer nehmen und meine Eltern töten könnte!... Es ist auch schlimm,
wenn die Leute denken, daß ich nicht wirklich weine, daß ich nur so tue –
ich hasse das (›Simuliert Krankheit‹ (RG.51/I)). Aber ich bin kraftlos...
Ich habe auch Angst vor dem Down Syndrom. Ich würde allen Homosexuellen und allen mit dem Down Syndrom helfen... wenn ich das Geld
hätte...«

1.3 Kommentar

Die Geschichte von Oscar ist äußerst ungewöhnlich. Aber bevor ich
näher darauf eingehe, würde ich gerne einige allgemeine Bemerkungen
zu psychiatrischen Krankengeschichten und Patienten machen, bei denen die Gemütssymptome in diesem Ausmaß präsent sind.
Wir müssen uns folgende Frage stellen: Wenn wir die psychische Krankheit als organische Entität verstehen, welche Symptome sollten wir
berücksichtigen?
Psychische Symptome können so allgemein sein, daß man sie außer acht
lassen sollte. Wenn sie aber bestimmte Modalitäten aufweisen, können
sie als homöopathische Symptome ganz wesentlich sein, oder wenn sie
den individuellen Charakter ausdrücken, vorausgesetzt, die entsprechenden Symptome finden sich in der Materia medica.
Wie es auch bei anderen Gemütssymptomen der Fall ist, sind psychatri-
sche Symptome im allgemeinen auch nur eine Überspitzung normaler
Wesensmerkmale. Alle Menschen haben Wesenszüge, die ihr psycholo-
gisches Profil formen. Daraus können keine Symptome gemacht werden,
denn es handelt sich um normale Eigenschaften; wenn sie aber übertrieben, geschwächt oder deformiert sind, werden sie zu homöopathischen
Symptomen im Repertorium und in der Materia medica. Diese Symptome sind Ausdruck der gestörten Lebenskraft, so daß sie schon per
definitionem pathologisch sind. Es gibt keinen deutlichen Unterschied
zwischen normalen Charakterzügen und Symptomen im Repertorium,
es sei denn, wie wir es in diesem Fall sehen, daß die Symptome mit
größter Heftigkeit auftreten und eine Art Karikatur der betroffenen
Person formen.
Oscar hat Charakterzüge, die von einem psychiatrischen Gesichtspunkt
aus betrachtet werden können, aber es sind auch homöopathische Symptome, die ihre Entsprechung in der Materia medica finden. Obwohl die
psychische Pathologie bei Oskar evident ist, muß ich nicht unbedingt eine
psychologische Näherungsweise wählen (auch wenn ich bestimmen
kann, ob die Störung, unter der er leidet, auf einer Schizophrenie oder

einer Hysterie basiert). Wenn wir es schaffen, Oscars Problem klar zu verstehen, sollten wir in der Lage sein, die Arznei ohne größere Schwierigkeiten zu finden.

▶ Worunter er leidet eigentlich? *›Verlassenheit, Gefühl der‹* (RG.60/II) ist das grundlegende Symptom, das nicht ignoriert werden darf.

Er drückte es auf jede nur erdenkliche Art aus, besonders dann wenn er von seiner Beziehung zu seinen Eltern spach. Sein Verhalten ist stark durch ein Gefühl der Verlassenheit geprägt. Er sagte: ›Meine Eltern verstehen mich nicht . . . Wenn sie mit mir sprechen, klingt es, als ob sie aus einem Buch vorlesen . . . Sie sind nicht schlecht zu mir, sie gaben mir viele schöne Dinge. Aber ich brauche Liebe und Zuneigung . . . Wenn sie mir zugehört hätten, würde ich vielleicht nicht von einem Psychologen zum anderen gehen.‹ All das zeigt klar, worunter er leidet. Er geht zu Psychologen, weil er nicht genügend Zuneigung bekommen hat, weil niemand ihm Aufmerksamkeit schenkt oder ihm zuhört. Er sagt: ›Merkt denn niemand, daß ich leide und daß mir niemand zuhört?‹ Er fürchtet, daß seine Freundin ihn verlassen könnte und erzählt uns, daß niemand ihn tröstet. Wir können dieses Symptom nicht ignorieren – das Mittel, das wir suchen, muß in dieser Rubrik sein.

▶ Aber es gibt andere wichtige Symptome, wie zum Beispiel *›Simuliert Krankheit‹* (RG.51/I) welches gleich zu Beginn der Anamnese auftauchte.

An einem Punkt weinte er, aber er schaute auch, ob ich ihn beobachtete. Er hat die Tendenz zu simulieren und die Leute für sich einzunehmen – er sagte es in so vielen Worten: ›Ich täusche das nicht vor, aber Sie glauben mir nicht‹ und ›. . . ich schauspielere nicht‹. Unter diesen Umständen müssen wir die Worte des Patienten genau für das Gegenteil des Gesagten halten; wir können sie nicht als aufrichtig hinnehmen. Ich war in keiner Weise bewegt, mit seinem Leiden zu sympathisieren, ganz einfach deshalb, weil er simulierte. Dieses Symptom drückte sich bei verschiedenen Gelegenheiten deutlich aus und ist eines der Charakteristika seiner Krankheit. Er hat die Tendenz die Probleme, unter denen er leidet, zu übertreiben; seine psychische Verfaßtheit beinhaltet einige Elemente der Hysterie.

▶ Ein anderes Symptom ist *›Wahnidee, angefeindet, gehindert und gequält, er ist‹* (SR.335).

Er hat Angst vor der Polizei: ›Ich habe Angst, daß ich zusammengeschlagen werde‹. Wenn jemand versucht, ihm zu helfen, wie der Bruder seiner Freundin, dann hat er das Gefühl, daß sie versuchen, ihn anzugreifen: ›Ich habe Angst, geschlagen zu werden, angegriffen zu werden‹. Es handelt sich um einen *Verfolgungswahn*.

▶ Ein viertes Symptom ist *›Wahnidee, hochgestellte Persönlichkeit, ist eine‹* (SR.294; RG.68/II).

Er fürchtet, nie berühmt zu werden. Er hat die Wahnvorstellung von Größe und fühlt, daß er bedeutender ist als alle anderen: ›Ich träume, daß ich über ein Land herrschen werde‹. Er schaut auf mächtige Leute herab, weil sie dumm sind und er hat Angst, daß sie ihn beherrschen könnten.

▷ Des weiteren besteht für ihn eine große Angst vor Homosexualität, die im Repertorium nicht angegeben ist. Er muß *starke homophile Tendenzen* haben, um sie mit solch einer Kraft bekämpfen zu müssen.

▷ Es gibt andere Symptome, die sich nicht in der Materia medica finden lassen, wie zum Beispiel *Nekrophilie.*
Abgesehen davon, daß er Bilder von Peron und Paul IV. sammelt, sagte er, daß er vor fünf Jahren einen toten Mann geküßt hat und es scheint klar, daß seine Gefühle anders waren als jene, mit denen man jemandem die letzte Ehre erweist. Das ist Nekrophilie, eine psychische Störung, die den sexuellen Kontakt mit toten Körpern einschließen kann.

▶ Oscar hat als charakteristisches Symptom auch den Wunsch, jeden zu umarmen, was wir als ›*embraces everyone*‹ im MacRepertory finden.

1.4 Repertorisation

- ›Verlassenheit, Gefühl der‹ (RG.60/II)
- ›Simuliert Krankheit‹ (RG.51/I)
- ›Wahnidee, angefeindet, gehindert und gequält, er ist‹ (SR.335)
- ›Embraces everyone‹ (MacRepertory)
- ›Wahnidee, hochgestellte Persönlichkeit, ist eine‹ (RG.68/II)

1.5 Verordnung

Veratrum album 1M

▶ Die Gemütssymptome, die nach Kent der »Willensebene« ㊴ entsprechen, sind jene, die am *weitesten innen* liegen. Im allgemeinen decken nur **Phosphorus** und **Pulsatilla** mehr von ihnen ab, als **Veratrum album** (wenngleich das bei Oscar nicht der Fall ist). Tatsächlich ist Veratrum ein *großes Polychrest,* mit vielen weiteren Anwendungsbereichen auf dem Gebiet der Psychiatrie.

1.6 Follow-Up

(Sieben Monate nach der ersten Verordnung)

Patient: »Ich fühle mich besser, ich bin nicht mehr so verrückt wie zuvor. Ich bin viel ruhiger. Ich fürchte, daß die Menschen mir nicht glauben, wenn ich das sage. Ich bin nicht aggressiv und ich habe meine alten Kopfschmerzen nicht mehr. Meine homosexuellen Phantasien sind vorüber und auch das Bedürfnis, Bilder von bedeutenden Männern zu sammeln . . . wären es nun anstelle dessen Frauen! (Lacht scherzend) Ich stelle mir nicht mehr vor, daß Menschen mich angreifen wollen. Was mich jetzt stört ist, daß meine Eltern keine Zeit für mich haben. Ich arbeite für die Diabetes-Gesellschaft, und verkaufe Tickets.«

Verordnung: Placebo.

2. Patientin Marta, 42 Jahre, verheiratet, 2 Töchter

2.1 Anamnese

Dr. Detinis: »Bitte sagen Sie mir, worüber Sie gerne sprechen möchten.«

Patientin: »Ich habe Probleme mit meinem Rücken, ich hatte zwei Operationen . . . Soll ich Ihnen sagen, wann meine Probleme begannen? Nun, es begann alles nach der Geburt meines erstes Kindes. Ich ging zu einem Arzt . . . ich hatte Schmerzen in meiner Taille, also ging ich zu einem Orthopäden und der sagte mir, daß ich einen Hexenschuß hätte, der durch einen Bandscheibenvorfall entstanden ist. Ich mußte für sechseinhalb Wochen ein Stützkorsett tragen. Ich hatte keine neurologischen Probleme, ich hatte nur Schmerzen in der Lendenwirbelsäule. Danach nahmen sie es mir wieder ab. Eine Zeit lang war ich in Ordnung, aber ein Jahr darauf verrenkte ich mir meinen Rücken und sie schickten mich wieder hin, damit mir ein neues Stützkorsett angepaßt werden konnte, aber dann bekam ich am linken Bein neurologische Probleme. Sie machten eine Myelographie und die zeigte eine Kompression der vierten Lumbalwurzel. Das Korsett half überhaupt nicht, ich konnte nicht mehr laufen, und als es abgenommen wurde, war mein Rücken stärker verrenkt als vorher und sie wollten mich operieren – trotz der damit verbundenen Risiken – aber ein Freund brachte mich zu einem sehr guten Orthopäden, der jetzt tot ist, und der schaffte es, den Diskus mittels chiropraktischer, externer Manipulationen zu replazieren. Er sagte mir, daß der fibröse Ring eingerissen war; er gab mir Spritzen in meine Hüfte, keine Steroide, etwas anderes. Nach der ersten Sitzung konnte ich wieder gerade stehen, ich fühlte mich sehr viel besser: er setzte die Behandlung dreimal pro Woche über einen Monat fort und nach sechs Monaten waren die Schmerzen in meinem Bein ganz weg und es ging mir gut, viel besser. Aber als ich sieben Jahre später mein zweites Kind bekam, rutschte wieder ein Diskus raus und ich ging zu einer weiteren Behandlung zu ihm und es bekam mir wirklich gut, aber danach mußte ich immer regelmäßiger zu ihm gehen. Jedesmal, wenn ich meine Rücken bewegte, hatte ich Schmerzen. Ich ging wieder zu dem Chiropraktiker und er gab mir eine Massage . . . nicht kräftig, verstehen Sie, kein heftiges Knacksen oder irgendwas, er nahm nur mit seinen Handflächen eine sanfte Traktion meines Rückens vor, bis er fühlte, daß sich etwas löste . . . innen habe ich nie eine Bewegung gehört, und es tat mir niemals weh – im Gegenteil, es war wirklich angenehm. Ich habe viel mit ihm gesprochen und gefragt, was er mit mir machen wird. Er sagte,

›Es ist jetzt etwas mehr an seinen Platz zurückgegangen‹. Das Problem war, daß meine Wirbel immer wieder aus ihrer Position glitten und er sie zurückbewegte, und ich mich danach um vieles besser fühlte.

1983 hatte meine Tochter eine Halsoperation, und sieben Stunden später verlor sie Blut und rief nach mir, ›Mami, Mami, Mami!‹, darauf habe ich mich natürlich nach unten gebeugt und sie hochgenommen und einige Tage später hatte ich wieder die Lumbalgie (›*Sprechen, wiederholt immer dasselbe*‹ (SR.943)).

Inzwischen war der Arzt gestorben und die Dinge wurden sehr kompliziert. Ich konnte mich ganz gut bewegen, aber ich bekam ein brennendes Gefühl im unteren Teil des Rückens, im Gesäß und von meinen Knien herauf bis zu den Hüften, und es juckte und juckte und juckte, das Jucken machte mich ganz verrückt! (›*Sprechen, wiederholt immer dasselbe*‹).

Das ging acht Monate so weiter! Der Orthopäde sagte, daß alles in Ordnung sei, aber es machte mich verrückt! Ich hatte keinen Hexenschuß, nur das Jucken, das sich über den ganzen Rücken ausbreitete, mit Schweiß über dem ganzen Rücken. Nachts bin ich vollkommen in Schweiß gebadet aufgewacht; mein Kopf und der ganze Körper brannte. Es kam soweit, daß mein ganzer Körper brannte.

Dann wurde ich zu einem Japaner geschickt, der mir sagte, daß ich mich auf der Couch niederlegen solle – er hatte die Röntgenaufnahmen bereits gesehen – also sagte er mir, daß ich mich auf die Couch legen sollte und er drückte mit seiner Ferse auf meinen Lendenwirbelbereich. Das war meine erste Erfahrung mit einer gewalttätigen chiropraktischen Behandlung; ich spürte keine Schmerzen aber ich fühlte, daß alle meine Knochen . . . er sagte mir, ich sollte mich auf die Seite legen und krach! Ich habe es den ganzen Rücken abwärts gespürt. Er sagte ›Nehmen Sie viele Vitamine, meine Dame, viele Vitamine.‹ Er gab mir einen enormen Vorrat an Vitaminpräparaten mit. Ich begann zuzunehmen und es ging mir besser und besser und besser (›*Sprechen, wiederholt immer dasselbe*‹).

Dann ungefähr eine Woche später wurde meine Leiste sehr schmerzhaft, wie ein pulsierender Nervenschmerz. Ich fühlte, daß ich einige Tage später mehr Energie hatte, ich konnte fühlen, daß die Durchblutung in meinen Beinen besser war, weil sie brannten und dann wurden meine Füße plötzlich kalt; ich konnte fühlen, wie das Blut in sie zurückkehrte und das Jucken aufhörte. Ich bemerkte, daß so etwas wie Narbengewebe in meinem Gesäß wuchs, als ob etwas in mir eine Narbe bildet; aber nach drei Monate kamen die Schmerzen wieder, nur Schmerzen, Schmerzen und noch mehr Schmerzen (›*Sprechen, wiederholt immer dasselbe*‹).

Sie machten ein CT und sie machten eine Myelographie und dann brachten sie mich zu dem Mann, der zuvor die Chiropraktik gemacht hatte. Die Myelographie zeigte, das ich in Höhe L4 und L5 einen chronischen Nervenschaden hatte, eine sensorische Nervenschädigung, die sich in der Myelographie zeigte und daher bekam ich diese juckenden Empfindungen, und das CT zeigte, daß sich der Zwischenwirbelraum zwischen dem vierten und fünften Wirbel verschmälert hatte und es zeigte ein Wachstum links von dem Wirbel. Dann bekam ich dieses krabbelnde Gefühl wie Stecknadeln und Nadeln in meinen Beinen und der Neurochirurg... Ach, ich vergaß, er sagte mir auch daß es ein Problem mit meiner Bandscheibe zwischen L4 und L5 gab, und nach der radiologischen Untersuchung entdeckten sie, daß ich außerdem Bandscheibenschäden zwischen L3 und L4 hatte.

Ich ließ eine Operation machen, um die Wirbelsäule zu strecken und damit sie sich die Zwischenwirbelscheiben genauer ansehen konnten. Nach der Operation erklärte mir der Neurochirurg, was nicht in Ordnung war... offensichtlich hatte ich eine Kompression des Rückenmarks in Höhe L4 und L5, und deshalb hatte er den vorgedrungenen Teil der Zwischenwirbelscheibe weggenommen und einen halben Diskus auf jeder Seite belassen und die Wirbelsäule im Abschnitt L4, L5 und auch in Teilen von L3 gestreckt. Fünf Tage nach der Operation begann ich mich sehr zu ängstigen. Das sagte ich dem Chirurgen, worauf er fragte: ›Warum?‹. ›Weil ich im gesamten Bereich der Beine Krämpfe bekomme, von den Knien zur Leiste, alle meine Muskeln verkrampfen sich und meine Leiste ist sehr schmerzhaft, mit Schmerzen im gesamten Becken‹, sagte ich.

Monate vergingen, alles was sie mir verschrieben haben, waren Vitamine, aber sie halfen nicht. Ich fühlte mich schlechter und schlechter, schlechter und schlechter (›*Sprechen, wiederholt immer dasselbe*‹).

Sie machten ein weiteres CT und entdeckten, daß ich einen akuten Bandscheibenvorfall von L3 hatte, er war rund wie ein Ball. Er zeigte sich im CT rund wie ein Ball, aus dem Rückgrat vorfallend. Dann, nicht zufrieden mit diesem CT, machten sie erneut eine Myelographie und der Neurochirurg diagnostizierte, daß ich eine postoperative Zyste hatte – das sagte er, eine postoperative Zyste. So unterzog ich mich einer erneuten Operation, aber er konnte weder die Zyste noch den Bandscheibenvorfall finden. Dann sagt er mir, daß ich keine Bandscheibe habe, weil er sie nicht finden konnte. Und alles, was er tun könne, wäre, mehr von der Wirbelsäule zu dehnen, von L2 bis zum Sakrum.

Seit ich operiert wurde sind 17 Monate vergangen und meine Beschwerden nehmen zu. Ich habe immer noch die Schmerzen in der Leiste, aber alles was sie machen können, sind erneute Myelographien, um mir zu sagen, daß meine Nerven nicht beschädigt sind. Ich bekomme diese reißenden Schmerzen hier unten, aber sie sagen mir, daß es keine Verletzung an den motorischen Nerven gibt, die von den Knien zu den Sprunggelenken ziehen, inzwischen habe ich immer noch diese reißenden Schmerzen . . . und nun stellt sich heraus, daß es einen Schaden an den sensiblen Nerven gibt . . . Ich bekomme dieses kribbelnde Gefühl . . . die Muskeln von meinem Knie zu meiner Leiste schwinden einfach dahin. Er sagte mir, daß er meine Wirbelsäule gestreckt habe, um mehr Raum für den Nerv zu schaffen, aber daß das nicht der Grund für die Schmerzen sein könne. Er machte erneut ein CT und der Vorfall zeigte sich nicht, er zeigte sich nicht auf dem CT (›*Sprechen, wiederholt immer dasselbe*‹). Und nun sagen sie, sie wollen keine Untersuchungen mehr machen, weil ich bereits so viel durchgemacht habe. Aber ich habe nach all diesen Monaten immer noch Schmerzen, ich bekomme noch dieses kribbelnde Gefühl mein Rückrat rauf und runter und das Schwitzen . . . Ich fühle manchmal kalten Schweiß entlang meines Rückgrats, es ist wie ein brennendes Gefühl; und ich wache nachts auf und sogar mein Kopf fühlt sich an, als ob er brennt; und wenn ich aufstehe und herumlaufe, dann sehe ich alles ganz verschwommen und ich bekomme ein Druckgefühl an beiden Seiten meines Kopfes . . . es ist kein Schwindelgefühl, ich werde niemals ohnmächtig oder so etwas, aber ich bekomme solche Rückenschmerzen, daß mein Rücken sich schmerzhaft und ramponiert anfühlt, wenn ich mich vorbeuge, es ist sogar schlechter, wenn ich ihn berühre, und ich bekomme dieses Jucken in meinen Beinen, wenn ich sie in einer bestimmten Weise bewege, beginnen sie zu jucken und jucken und jucken (›*Sprechen, wiederholt immer dasselbe*‹), es breitet sich über meine Genitalien, über meine gesamten Beine aus, es ist schrecklich, und der Schmerz in meiner Leiste ist ständig da. Ich bin jetzt in keiner Behandlung, ich habe eine ganze Menge versucht und irgendwie hat mir nichts gut getan. Wenn ich jetzt dieses Jucken bekomme, bekomme ich auch Probleme mit meinem Kreislauf, ich bekomme diese dunklen Flecken wie Blutergüsse auf meinen Beinen, die ein paar Tage bleiben. Zuerst sind sie gelb, dann werden sie schwarz, und dann verschwinden sie, und sie kommen immer an den selben Stellen wieder. Wenn das Jucken wirklich, wirklich schlimm ist, dann nehme ich Lorazepam und das hilfe ein wenig. Mein ganzer Körper fühlt sich schmerzhaft und ramponiert an, absolut erschöpft, meine Hände und Füße werden so kalt, so kalt, daß sie sich brennend heiß anfühlen; wenn sie meinen Rücken fühlen würden, könnten Sie bemerken, daß er vollkommen mit Schweiß bedeckt ist, besonders entlang der Wirbelsäule.«

Dr. Detinis: »Und haben Sie noch irgend welche anderen Beschwerden als die mit Ihrer Wirbelsäule?«

Patientin: »Nun, ich weiß nicht, was für Beschwerden Sie meinen. Ich bin absolut nicht auf dem Posten. Da gibt es etwas .. Ich werde Ihnen davon erzählen. Vor einem Jahr als ich mich selbst untersucht habe, entdeckte ich einen Knoten. Sie machten einen Ultraschall und ich habe zwei Fibrome und eine Zyste im linken Ovar, das stark entzündet war. Sie machten ein CT und um drei Uhr in derselben Nacht ist es wegen der Entzündung und der Flüssigkeit angeschwollen. Sie wiesen mich in ein Krankenhaus ein, gaben mir einen Tropf und es ging vorüber. Nach zwei Wochen wurde ich ohne eine Diagnose entlassen. Mein Gynäkologe gab mir ein Medikament und sagte mir, daß man die Fibrome weiter beobachten sollte, aber verglichen mit dem Problem mit meinem Rückrat, habe ich nie gedacht, daß es etwas Wichtiges ist, weil meine Perioden ganz normal sind...«

Dr. Detinis: »Wie sind Ihre Perioden?«

Patientin: »In diesem Monat war sie normal, den Monat davor war sie eine Woche zu früh, aber sie war leichter.«

Dr. Detinis: »Wie waren sie davor?«

Patientin: »Normal, sie kamen alle 28 Tage und dauerten 6 Tage.«

Dr. Detinis: »Haben Sie jemals Veränderungen vor, während oder nach der Menstruation beobachtet?«

Patientin: »Nein.«

Dr. Detinis: »Irgendwelche Veränderungen in Ihrem Charakter?«

Patientin: »Nein. Im großen und ganzen weiß ich nicht, wie ich es anstelle, daß ich das so gut ertrage, weil mein Problem doch ziemlich... manchmal habe ich nicht einmal genügend Kraft in den Beinen, die Treppe hinauf zu gehen ...«

Dr. Detinis: »Erzählen Sie mir etwas über sich.«

Patientin: »Meinen Sie über dieses Problem ...?«

Dr. Detinis: »Nein, nur über Sie selbst.«

Patientin: »Ich bin Lehrerin... Nun, eigentlich bin ich jetzt im Ruhestand, vor drei Jahren war ich im Krankenstand, bis die Orthopäden meinen Rücken sahen und mich veranlaßten, in den Ruhestand zu treten. Ich bin ausgebildet, um geringfügig geistig Behinderte sowie blinde und taube Menschen zu unterrichten.«

Dr. Detinis: »Was hat Sie dazu gebracht?«

Patientin: »Das ist etwas, was ich sehr gerne mache.«

Dr. Detinis: »Wie haben Sie begonnen?«

Patientin: »Nun, ich interessierte mich schon immer für Kinder, die Probleme haben; als ich damit anfing, haben meine Eltern das nicht gutgeheißen ... wenigstens meine Mutter nicht, mein Vater hat mich ermutigt. Also bin ich so viel wie möglich zu Kursen gegangen, um besser ausgebildet zu werden. Im Grunde bin ich ausgebildet, um mit behinderten Kinder und mit Blinden und Tauben zu arbeiten. Ich war sehr traurig, das alles aufgeben zu müssen und ich denke, wenn es mir besser geht, dann würde ich gerne wieder einsteigen. Ich mag diese Arbeit wirklich.«

Dr. Detinis: »Was können Sie uns sonst noch erzählen?«

Patientin: »Kinder mit Problemen mag ich sehr gerne, und ich habe immer in benachteiligten Gegenden gearbeitet; das gibt dem Beruf des Lehrers eine völlig neue Dimension, weil man oft zu Kindern gehen muß, die nicht in der Schule erscheinen, und an diesem Punkt ist man mehr ein Sozialarbeiter als ein Lehrer ... All das ist sehr interessant. Nun, ich bin immer sehr selbstsicher gewesen und sehr ... (*Bestimmtheit* (RG.9/ II)) ... ich weiß nicht, ob das durch meine Arbeit mit Kindern kam ... und ich habe immer mehr mit Jungen als mit Mädchen gearbeitet; Ich habe auch mit behinderten Männern gearbeitet. Ich bin immer sehr gut mit meinen Töchtern zurechtgekommen, besonders mit der älteren. Mich interessiert sehr, was sie in der Schule machen ... wenn sie in Gruppen arbeiten, bitten sie mich immer um Hilfe, ihnen Bilder zu malen oder ähnliche Dinge ... wenn es etwas ist, das ich gut kann ... Nun, was kann ich Ihnen noch sagen – ich bin sehr glücklich, ich bin glücklich verheiratet ...«

Dr. Detinis: »Kommen Sie gut mit Ihrem Ehemann aus?«

Patientin: »Ja, sehr gut.«

Dr. Detinis: »Was noch?«

Patientin: »Ich hatte immer viel Selbstvertrauen, ich weiß nicht, ob ich das bereits gesagt habe (*Bestimmtheit*).«

Dr. Detinis: »Was veranlaßt Sie, das zu sagen?«

Patientin: »Nun, ich fühlte mich immer sehr glücklich mit dem, was ich tat. Nach der Hochzeit, mußte ich viel opfern und mußte sehr gut organisiert sein, wenn ich irgendetwas auf die Reihe bekommen wollte. Ich war sehr aktiv und schaffte es, jeden Tag sehr viel zu tun, niemals vergaß ich etwas und ich war sehr beschäftigt und erfolgreich. Ich hatte zwei Lehrerposten inne, einen in der Stadt und einen außerhalb, und ich habe es immer geschafft, genug Zeit für alles zu haben und ich war mit vielen unterschiedlichen Dingen beschäftigt, mit meinen Töchtern, meinem Mann, mit meiner Schule (*Fleißig* (RG.21/II)).
Ich hatte nicht sehr viel Zeit für ein geselliges Leben, weil wir es vorzogen, die Wochenenden mit unseren Kindern zu verbringen und

etwas mit ihnen zu unternehmen .. in den Zirkus gehen, oder ins Kino oder zu einer Aufführung... immer wir vier zusammen. Ich hatte kein geselliges Leben in dem Sinne, daß ich nur mit meinem Mann weggegangen wäre... wenn wir ausgegangen sind, dann immer alle vier zusammen. Durch seinen Beruf ist mein Mann oft von zu Hause weg... ich denke das ist es, was mir so viel Vertrauen zu meinen Kindern gibt, weil ich immer etwas von meinem Mann übernehmen mußte. Wenn jemals eine meiner Töchter ein Problem hatte, während er geschäftlich fort war, dann gaben wir immer vor, ›Papa zu fragen‹ und ich spielte den Kopf der Familie. Sehen Sie, ich habe immer versucht, das Beste zu tun, was ich konnte. Das meinte ich, als ich sagte, daß ich immer sehr selbstsicher war, ich weiß, ich kann immer die perfekte Mutter sein, wenn mein Mann nicht da ist! Aber jetzt, wo es mir nicht so gut geht, ist es psychologisch viel schwerer... das macht mir am meisten Angst, soweit es meine Mädchen betrifft.«

Dr. Detinis: »In welcher Hinsicht?«

Patientin: »Nun, deshalb weil ich nicht kann... ich bin die ganze Zeit im Bett und muß sie bitten, alle Dinge für mich zu erledigen, die eigentlich ich tun sollte... die sie wirklich nicht tun sollten... Vor einiger Zeit ging meine Jüngste zu einer Geburtstagsparty und die Ältere mußte sie abholen.«

Dr. Detinis: »Wie waren Sie als junges Mädchen?«

Patientin: »Nach den Erzählungen meiner Mutter war ich ein Engel, ich war immer sehr gut – sie gab mir meinen Schnuller und ich soll still in meinem Kinderbett gesessen haben. Wir hatten einen älteren Verwandten, der lange Zeit sehr krank war, und sie ließ mich in meinem Kinderbett oder gab mir Spielsachen zum spielen und ich war... fantastisch!«

Dr. Detinis: »Warum sagen sie ›fantastisch‹?«

Patientin: »Weil beide meiner Eltern erstaunliche Menschen waren; beide waren Asiaten. Mein Vater war sehr streng mit uns, aber auch sehr freundlich und liebevoll. Ich hatte einen Bruder und eine Schwester, mein Bruder starb vor sieben Jahren... ich war Papas Lieblingstochter. Ich komme auch gut mit meiner Mutter klar. Mein Papa starb auch.«

Dr. Detinis: »Woran ist Ihr Bruder gestorben?«

Patientin: »An einem Herzinfarkt. Meine Schwester ist Zahnärztin und sechs Jahre jünger als ich. Ich bin immer äußerst gut mit meinem Bruder ausgekommen. Mit meiner Schwester bin ich wegen des Altersunterschieds nicht so gut ausgekommen. Es gab auch grundsätzliche Charakterunterschiede; sie war nervös, ein sehr empfindliches Kind, sie schrie immer die ganze Zeit. Als sie heiratete, ging es meiner Mutter nicht so gut und ein Jahr zuvor war mein Vater gestorben – meine Schwester ist auch nicht gut mit meiner Mutter ausgekommen – ich habe alles organisiert. Ich verbrachte drei Monate damit, alles für eine Hochzeit mit fünfhundert Gästen zu arrangieren, bis auf das Kleid habe ich alles gemacht.«

Dr. Detinis: »Hand aufs Herz, was empfinden Sie wirklich Ihrer Schwester gegenüber?«

Patientin: »Ich liebe sie sehr; ich komme nicht so gut mit ihr klar, aber ich liebe sie sehr.«

Dr. Detinis: »Haben Sie nicht irgendwelche anderen Gefühle ihr gegenüber, oder Ihren Eltern gegenüber?«

Patientin: »Nein.«

Dr. Detinis: »Eifersucht?«

Patientin: »Du liebe Güte, nein! Ich bin kein eifersüchtiger Mensch.«

Dr. Detinis: »Was war das größte Trauma in Ihrem Leben?«

Patientin: »Der Tod meines Bruders, das war ein großer Schlag.«

Dr. Detinis: »War es schwer für Sie, darüber hinwegzukommen?«

Patientin: »Das war es. Meine Mutter konnte nicht darüber hinwegkommen und Jahre später hatte sie selbst einen Herzinfarkt. Es geht ihr jetzt viel besser, sie hat den Tod meines Vaters sehr gut verkraftet. Papa hatte auch Probleme mit dem Herzen, also bis dahin . . . . Als ich im vergangenen Jahr im Krankenhaus war, war sie sehr aufgeregt und hatte einen zweiten Herzinfarkt. Jetzt geht es ihr viel besser, aber noch nicht ganz, weil die andere Seite betroffen war, aber jetzt kann sie wieder laufen.«

Dr. Detinis: »Was können Sie mir sonst noch über Ihren Charakter sagen? Etwas, das vielleicht nicht ganz so ›perfekt‹ ist?«

Patientin: »Ach je, da müssen Sie meinen Mann fragen!«

Dr. Detinis: »Was würde Ihr Mann sagen?«

Patientin: »Er würde sagen, daß wenn ich an etwas glaube, es dann niemanden in der Welt gibt, der meine Meinung ändern kann. Daß ich sehr viel Selbstvertrauen habe. Er hat volles Vertrauen in mich (›Bestimmtheit‹).«

Dr. Detinis: »Was würde Ihr Mann sonst noch sagen?«

Patientin: »Ich weiß nicht, daß ich eine hervorragende Mutter bin, eine hervorragende Ehefrau, daß ich, wenn es etwas zu tun gibt, damit klar komme, daß ich ihm in vielen Dingen sehr geholfen habe ... Einmal sagte ich ihm, ›Also gut, ich bin entschlossen, daß es mir besser geht und an dem Tag, an dem ich mich erhole, werde ich hier eine Schule eröffnen, oder ich werde wieder an die Arbeit gehen‹ (›*Bestimmtheit*‹). Und dann sagte er ›Ich muß es Dir überlassen, du meinst es wirklich, nicht wahr? Ich weiß, daß du das willst, und wenn es das letzte ist, was du machen wirst!‹ Und von da an wußte ich, daß es mir besser gehen würde.«

Dr. Detinis: »Sind Sie ein Optimist?«

Patientin: »Soweit es mich betrifft, ja.«

Dr. Detinis: »Und in bezug auf andere Dinge?«

Patientin: »Ja, ich bin in allem optimistisch. Wenn ich nicht unbeschwert bin, glauben die Menschen, daß mit mir etwas nicht in Ordnung ist, weil ich ganz ernst und still bin, aber es ist nur, daß ich in Gedanken versunken bin.«

Dr. Detinis: »Wenn die anderen Sie so sehen, sind sie dann besorgt?«

Patientin: »Ja, sie denken, daß ich schlechte Laune habe.«

Dr. Detinis: »Sind Sie eine ernsthafte, zurückhaltende Person?«

Patientin: »Ja, das bin ich, ich lache nicht oft. Es gibt Zeiten, in denen ich Witze reiße und den Clown spiele, aber im großen und ganzen bin ich ein introvertierter Mensch.«

Dr. Detinis: »Das würde man nicht denken, Sie scheinen gerade das Gegenteil zu sein.«

Patientin: »Vielleicht, aber ich bin introvertiert, deswegen habe ich gesagt, daß ich manchmal ernsthaft werde. Es ist genauso mit meinen Freunden, sie sagen mir, daß es lange Zeit braucht, bis man mich gut kennt. Denn wenn ich etwas nicht mag, bleibe ich nicht ruhig, sondern bringe es direkt zur Sprache.«

Dr. Detinis: »Sie bleiben nicht ruhig?«

Patientin: »Nein, ich denke darüber nach und wenn ich etwas sage, dann weil ich von dem überzeugt bin, was ich sage.«

Dr. Detinis: »Schwatzen Sie nicht einfach mal mit Ihren Freundinnen?«

Patientin: »Aber ja, das mache ich, aber manchmal bemerken sie, daß ich ernst bin und dann fragen sie mich, was mit mir los ist.«

Dr. Detinis: »Sprechen Sie mit ihnen über Ihre Probleme?«

Patientin: »Ja, das mache ich, aber nur meinen engsten Freunden gegenüber... ich könnte sie an den Fingern einer Hand abzählen.«

Dr. Detinis: »Warum sagen Sie das?«

Patientin: »Weil echte Freunde für alles sein müssen, denken Sie nicht auch? Man kann nicht einen für die Arbeit haben und einen fürs Spiel... man muß beides abdecken.«

Dr. Detinis: »Und wie kommen Sie mit Ihren Freundinnen zurecht?«

Patientin: »Sehr gut.«

Dr. Detinis: »Treffen Sie sich oft?«

Patientin: »Oh ja. Meine engste Freundin ist Psychologin. Sie ist die Schwiegermutter meiner Tochter und war meine Trauzeugin, also... sie ist diejenige, mit der ich am meisten spreche, fast jeden Tag.«

Dr. Detinis: »Müssen Sie sie sehen?«

Patientin: »Sie rufen an, um zu sehen, wie es mir geht, wen ich gesehen habe, und seitdem es mir nicht gut geht, muß ich mich ziemlich anstrengen, ich kann nicht... Sie helfen mir damit und manchmal, wenn ich mich wirklich schlecht fühle, machen sie eine kleine Therapie mit mir, wenn auch über das Telephon.«

Dr. Detinis: »Wenn Sie sich nicht wohl fühlen, müssen sie sich dann mitteilen, fühlen Sie sich besser wenn sie sie anrufen?«

Patientin: »Manchmal ja, aber manchmal fühle ich mich so schlecht, daß ...«

Dr. Detinis: »Wann fühlen Sie sich niedergeschlagen...?«

Patientin: »Das ist eine Sache, ich bin und werde niemals depressiv. Ich bin immer stabil wie ein Felsen, aber im Moment neigt mein Problem dazu, mein Leben zu beherrschen, weil es offensichtlich sehr ernst ist... Ich möchte weinen, weil ich mir sagte ›Warum muß ich immer so voller Selbstvertrauen sein?‹ Im Moment könnte ich etwas Unterstützung brauchen. Keine psychologische Hilfe, nur etwas, um mir eine bißchen Ansporn zu geben. Ich glaube, ich weiß, was es ist, ich suche danach, aber ich brauche auch... weil ich mir immer dessen so sicher war, was ich gemacht habe, verstehen Sie? Mein Vater sagte immer, ›Wenn es für Martha in Ordnung ist, dann ist auch für mich in Ordnung.‹«

Dr. Detinis: »Warum hat Ihr Vater das gesagt?«

Patientin: »Weil ich die Dinge immer durchdacht habe, bevor ich sie gemacht habe, wir haben die Pros und Contras gemeinsam abgewogen...«

Dr. Detinis: »Würden Ihre Töchter sagen, daß Sie irgendwelche Unzulänglichkeiten haben?«

Patientin: »Meine Töchter...«

Dr. Detinis: »Haben sie Ihnen jemals irgendetwas gesagt?«

Patientin: »Meine älteste Tochter ist um mich besorgt, sehr besorgt und schon als sie klein war, dachten die Menschen, daß wir Schwestern wären (›*Kokett, allzu*‹ (SR.187)).«

Dr. Detinis: »Warum das?«

Patientin: »Natürlich war ich viel schlanker und habe nie meinem Alter entsprechend ausgesehen. Jetzt denke ich, nun, ich weiß nicht, aber wenn man übergewichtig ist, dann... Und ihre Freunde... Ich erinnere mich, wir waren einmal auf einem Geburtagsfest und jemand sagte zu meiner Tochter – das muß ungefähr sechs Jahre her sein – jemand sagte, ›Deine Mama ist so hübsch!‹ So habe ich gedacht, daß meine Tochter... die ältere – die andere ist sehr eigensinnig – die ältere ist sehr gut angepaßt und selbstbewußt, aber die kleine ist eher... sie ist ein gutes Mädchen, obwohl sie sehr eigensinnig ist. Ich habe Probleme mit ihr, aber seit sechs Jahren, seit sie im Kindergarten war, mußte ich praktisch das Bett hüten und wie ich bereits sagte, ich kann nicht ...«

Dr. Detinis: »Sind Sie leicht aus der Fassung zu bringen?«

Patientin: »Ja.«

Dr. Detinis: »Welche Dinge bringen Sie aus der Fassung?«

Patientin: »Zum Beispiel jetzt darüber zu sprechen.«

Dr. Detinis: »Was regt Sie sonst noch auf?«

Patientin: »Über meinen Bruder zu sprechen, über meine Töchter zu sprechen, wenn ich nicht... wenn ich nicht tun kann was jede andere Mutter... Es ist furchtbar eine Mutter zu haben, die krank ist. Und wie sehr ich es auch mit schierer Willenskraft überwinden möchte, es ist unmöglich, weil wenn man ein Problem mit einer Behinderung hat... Sie kümmern sich so gut um mich. ›Wo gehst du hin, Mama?‹ fragte die kleine und die ältere sagte ›Wann kommst du zurück...?‹«

Dr. Detinis: »Sind Sie eine ordentliche und gewissenhafte Person?«

Patientin: »Ja, unglaublich.«

Dr. Detinis: »Was meinen Sie, warum sagen Sie ›unglaublich‹?«

Patientin: »Nun, ich habe Ihnen vorhin gesagt, daß ich sechs oder sieben unterschiedliche Sachen machte ... Und ich bin sehr genau mit den Sachen meiner Kinder – ich mag nicht, daß sie liegengelassen werden ...«

Dr. Detinis: »Kümmern Sie sich um die Dinge der Kinder?«

Patientin: »Natürlich, ich überzeuge mich immer davon, daß ihre Kleidung und Schulsachen an ihrem Platz sind ...«

Dr. Detinis: »Würden Sie sagen, daß Sie ordentlich und sauber sind?«

Patientin: »Ja, bin ich ...«

Dr. Detinis: »Respektvoll?«

Patientin: »Ja, ich respektiere ihre Sachen und ihren Geschmack ... Sie sind richtige Kumpel ihrer Mama, ihre Freunde kommen vorbei und sagen ›Ich möchte mit eurer Mama sprechen‹. Ich bin daran gewöhnt, mich mit Kindern zu beschäftigen und sie aufzuheitern, ich habe es für lange Zeit gemacht. Das habe ich dem Arzt gesagt, der mir empfohlen hat, mich zurückzuziehen. Er fragte mich, warum ich weine und ich sagte ihm ›Weil sie mich dazu bringen, daß ich nicht nur einen, sondern zwei verschiedene Jobs aufgebe.‹«

Dr. Detinis: »Aber jetzt nochmal zum Thema Sauberkeit: Würden Sie sagen, daß Sie pedantisch sauber sind?«

Patientin: »Früher war ich es, aber jetzt weniger.«

Dr. Detinis: »Waren Sie ein bißchen ordnungsfanatisch?«

Patientin: »Nein, das glaube ich nicht ... Aber wenn Sie meinen Mann fragten, würde er sagen, daß ich es war. Ich wollte immer, daß alles auf seinem Platz ist, aber ich habe ihn niemals angeschrien, daß er seine Sachen aufräumen soll ... So ist es, wirklich. Er ist nicht sonderlich ordentlich, aber ... ich war immer sehr ordentlich, aber ich war niemals an dem Punkt, wo ich mich über Dinge beschwert habe, die herumlagen. Nein, ich würde hingehen und sie aufheben, ich habe es gemacht ...«

Dr. Detinis: »Sind Sie gewissenhaft, muß alles immer in Ordnung sein?«

Patientin: »Ja, ich bin es immer gewesen, alles mußte perfekt sein, wenn ich Sachen für das Haus ausgesucht habe ... vielleicht nicht in Hinblick auf ... ich liebte es, Halsketten zu tragen, jetzt nicht mehr so ... (›*Kokett, allzu*‹)«

Dr. Detinis: »Warum nicht?«

Patientin: »Weil die Dinge jetzt anders sind.«

Dr. Detinis: »Aber Sie haben Halsketten getragen...?«

Patientin: »Ja, ja, ja, und Ringe und andere Dinge...«

Dr. Detinis: »Mögen Sie diese Sachen?«

Patientin: »Oh, ja!«

Dr. Detinis: »Haben Sie vor irgendetwas Angst?«

Patientin: »Nein.«

Dr. Detinis: »Vor absolut nichts?«

Patientin: »Nun, bei allem was mit mir passiert, bin ich ein wenig ängstlich vor... nicht vor dem Sterben, ich hatte niemals Angst vor dem Tod, aber davor, ein Invalide zu werden.«

Dr. Detinis: »Haben Sie Angst vor Höhe oder vor engen Räumen...?«

Patientin: »Ich mag sie nicht, ich kann nicht atmen.«

Dr. Detinis: »Welche Art von Höhe?«

Patientin: »Ich fliege niemals, nur einmal bin ich in einem Flugzeug gewesen... und ich kann nicht in der achten Etage aus dem Fenster schauen...«

Dr. Detinis: »Und aus dem Fenster der ersten Etage?«

Patientin: »Jetzt kann ich das, aber einmal dachte ich, ich würde... Ach! Ich habe Angst vor Höhe... ich kletterte auf Bäume und eines Tages kam mein Mann vorbei und sagte ›Was um alles in der Welt machst du da oben?‹ und da umklammerte ich die Spitze einer Pinie!‹«

Dr. Detinis: »Haben Sie Angst vor dem Alleinsein?«

Patientin: »Nein.«

Dr. Detinis: »Angst vor Stürmen ...?«

Patientin: »Nicht ein bißchen!«

Dr. Detinis: »Vor Dieben oder Hunden?«

Patientin: »Nein.«

Dr. Detinis: »Angst, wenn Sie einen Unfall oder Blut sehen?«

Patientin: »Nein.«

Dr. Detinis: »Es berührt Sie nicht?«

Patientin: »Nein.«

Dr. Detinis: »Wie fühlten Sie sich vor einem Examen oder einer wichtigen Angelegenheit?«

Patientin: »Sie klingen wie ein Psychoanalytiker! Sie fragten, ob ich jemals Angst hatte; nun, die wollten, daß ich mich einer siebenstündigen Operation unterziehe, um die Wirbel zu fixieren... Jeder andere war dagegen, aber ich sagte, ich mache es trotz des Risikos, ich hatte wirklich keine Angst. Ich sagte, ich werde weitermachen, bis es besser geht, egal was kommt. Ich habe keine Angst vor Operationen, sie erschrecken mich überhaupt nicht. So lange es mir gut geht, habe ich keine Angst. Das ist doch ein ziemlich überzeugender Beweis, denken Sie nicht?«

Dr. Detinis: »Würden Sie sagen, daß Sie rachsüchtig sind?«

Patientin: »Ja. Sie meinen ärgerlich sein und sich daran erinnern, was jemand einem angetan hat?«

Dr. Detinis: »Ja.«

Patientin: »Wenn ich diesen Chirurgen zu fassen bekomme, werde ich ihn töten!«

Dr. Detinis: »Wie bitte?«

Patientin: »Was denken Sie? Er ist derjenige, der mein ganzes Leben ruiniert hat und das meiner Familie auch, alles! Ich werde ihn dafür bezahlen lassen! (›*Boshaft*‹ (RG.11/I)).«

Dr. Detinis: »Wie wirkt sich das Wetter auf Sie aus?«

Patientin: »Das Wetter? Meinen Sie ob es heiß oder kalt ist? Im Sommer mag ich Cordoba nicht, weil es so eng ist.«

Dr. Detinis: »Was noch?«

Patientin: »Ich bevorzuge die Kälte.«

Dr. Detinis: »Wie wirkt sich Hitze auf Sie aus?«

Patientin: »Ich kann die Hitze nicht ertragen, ich schwitze im Moment sowieso sehr viel... aber wir haben einen Swimmingpool und jeder kommt und benutzt ihn und das ist schön.«

Dr. Detinis: »Und unterschiedliches Wetter? Wie wirkt sich das auf ihr seelisches und körperliches Befinden aus; was passiert mit ihnen während eines Gewitters, oder wenn es windig ist, oder feucht, wenn Sie in der Sonne sind?«

Patientin: »Ach! Ich mag Sonnenbäder; Ich habe gerne eine schöne Sonnenbräune (›*Kokett, allzu*‹). Und die Kälte, nun, es gibt immer noch die Heizung.«

Dr. Detinis: »Gibt es eine bestimmte Art von Kleidung, die Sie stört?«

Patientin: »Nein, nein – Sie meinen ob ich eine Abneigung gegen Wolle auf meiner Haut habe oder etwas ähnliches? Nein, nein.«

Dr. Detinis: »Stört Sie Bekleidung an einer bestimmten Stelle Ihres Körpers?«

Patientin: »Jetzt ja.«

Dr. Detinis: »Und wie war es vorher?«

Patientin: »Nein, niemals.«

Dr. Detinis: »Mieder, Gürtel, Strümpfe, Krägen . . .«

Patientin: »Nein, aber ich konnte keine engen Hosen tragen, weil sie meine Durchblutung stoppten. Das war, als ich von meinem Arzt behandelt wurde.«

Dr. Detinis: »Und vor den Problemen mit Ihrer Gesundheit?«

Patientin: »Nein.«

Dr. Detinis: »An welcher Stelle Ihres Körpers schwitzen Sie?«

Patientin: »Ich schwitze niemals.«

Dr. Detinis: »Aber Sie schwitzen sicherlich ein wenig, wenn Sie sich anstrengen, nicht wahr?«

Patientin: »Niemals, Doktor.«

Dr. Detinis: »Unter den Achselhöhlen, zwischen Ihren Brüsten, im Genick, am Kopf, an den Füßen . . .?«

Patientin: »Ich habe niemals geschwitzt.«

Dr. Detinis: »Wirklich niemals? Erst als Sie diese Probleme hatten?«

Patientin: »Niemals. (›Haut, Untätigkeit‹ (1132/II)).«

Dr. Detinis: »Welche Speisen mögen sie?«

Patientin: »Ich mag alles, außer Reispudding absolut alles.«

Dr. Detinis: »Und pure Milch?«

Patientin: »Ja, die mag ich auch.«

Dr. Detinis: »Süßigkeiten?«

Patientin: »Mag ich alles.«

Dr. Detinis: »Zitronen, Essig?«

Patientin: »Diese auch.«

Dr. Detinis: »Tierisches Fett?«

Patientin: »Ja, davon gibt es in der Asiatischen Küche sehr viel, viel Schweineschmalz, viel Fett . . . ich mag alles, außer Reispudding.«

Dr. Detinis: »Und gibt es etwas, was Sie besonders mögen, dem Sie nicht widerstehen können?«

Patientin: »Nein, nicht wirklich.«

Dr. Detinis: »Wie heiß mögen Sie Ihren Tee oder Kaffee?«

Patientin: »Lauwarm, ich mag ihn nicht zu heiß.«

Dr. Detinis: »Wie gut haben Sie geschlafen?«

Patientin: »Ich habe sehr wenig geschlafen.«

Dr. Detinis: »Und sind Sie morgens leicht aufgewacht?«

Patientin: »Ja, sofort . . .«

Dr. Detinis: »Haben Sie so wenig geschlafen, weil Sie so beschäftigt waren?«

Patientin: »Nein, ich war niemals . . . Bevor ich heiratete habe ich viel geschlafen. Einmal blieb ich eine ganze Nacht auf, weil ich viel zu arbeiten hatte und danach schlief ich vierundzwanzig Stunden lang.«

Dr. Detinis: »Wie war Ihre Schlafposition vor dem Problem mit Ihrem Rückrat?«

Patientin: »In Embryonalstellung.«

Dr. Detinis: »Wie genau?«

Patientin: »Gesicht nach unten, ein Bein gestreckt und das andere . . .«

Dr. Detinis: »Schlafen Sie immer noch mit dem Gesicht nach unten?«

Patientin: »Ja, so schlafe ich gerne, ich schlafe auch auf der Seite.«

Dr. Detinis: »Beide Positionen?«

Patientin: »Ja, aber gewöhnlich bevorzuge ich, mit dem Gesicht nach unten zu schlafen.«

Dr. Detinis: »Haben Sie Träume, die wiederkehren?«

Patientin: »Nein, nein, ich träume niemals.«

Dr. Detinis: »Sie haben niemals geträumt?«

Patientin:»Nein, ich träume nie. Tatsächlich habe ich vor Kurzem einen Traum gehabt, vor vielleicht drei Tagen.«

Dr. Detinis:»Eine ungewöhnliche Frage: Hatten Sie jemals telepathische Empfindungen oder hatten sie irgendwelche ähnlichen Erfahrungen?«

Patientin:»Ja, so wie an eine Person denken und dann einen Anruf von ihr bekommen, oder ...«

Dr. Detinis:»Irgend etwas noch Auffälligeres?«

Patientin:»Ja, es war Telepathie oder etwas ähnliches als ich... drei oder vier Tage vor der ersten Operation wachte ich auf und... ich entschied mich, meinem Mann nichts davon zu erzählen, aber schließlich sagte ich es ihm doch. Ich träumte von dem Neurochirurgen, der mich operieren sollte und er sagte: ›Hier sind zwei Schwimmbäder, nicht wahr‹ – Ich war auf einem Motorrad – und er sagte, ›Hier sind zwei Schwimmbäder, wenn Sie in das erste gehen, dann werden Sie für sich selbst sein, aber wenn Sie in das andere gehen, dann werde ich da sein.‹ Mein Mann sagte ›Laß sie die Operation nicht machen.‹ Ich weiß nicht, ob es eine Vorahnung war oder was... ich weiß nicht.«

Dr. Detinis:»Macht es Ihnen etwas aus, wenn meine Kollegen Ihnen ein paar Fragen stellen?«

Patientin:»Natürlich nicht, bitte sehr!

2.2 Fragen aus dem Auditorium

Frage:»Können Sie uns bitte etwas über Ihre Schwangerschaften sagen?

Patientin:»Meine Schwangerschaften... die erste war einfach, da gab es keine Komplikationen. Ich habe bis zur letzten Minute gearbeitet. Wir waren gerade in unsere neue Wohnung gezogen, und ich wollte alles in Ordnung gebracht haben und hatte keine Probleme irgendwelcher Art. Während der zweiten, habe ich jedoch immer Blut verloren. Ich hatte... ich fühlte mich die ganze Zeit so schwach. Ich mußte mich viel ausruhen, weil ich Blut verloren habe, wenn ich aufstand. Die Plazenta saß sehr tief – sie dachten es könnte eine Plazenta praevia sein, aber letztendlich war es keine.«

Frage:»Von was würden Sie gerne geheilt werden, abgesehen von den Problemen mit ihrer Wirbelsäule?«

Patientin:»Es ist nicht nur meine Wirbelsäule, mein ganzer Körper ist in diesem furchtbaren Zustand! ... Mein ganzer Körper ist in Unordnung, es ist mein Gewichtsproblem, mein neurologisches Problem, mein gynäkologisches Problem ... ich weiß nicht, wo ich beginnen soll, so sage ich immer meinen Freundinnen.«

Frage: »Was bringt sie zum Weinen?«

Patientin: »Nun, wie Sie bereits gehört haben, als ich es dem Herrn Doktor sagte, es regt mich auf, über meinen Bruder und meine Töchter zu sprechen. Eine Mutter zu haben, der es nicht gut geht, ist die schlimmste Sache der Welt. Es ist nicht so sehr mein Leiden, als vielmehr ihres, und ich möchte nicht, daß sie meinetwegen leiden.«

Frage: »Wie fühlen Sie sich gerade jetzt?«

Patientin: »Ich wünschte Sie wüßten, was ich durchgemacht habe – es ist die Hölle! Ich bin schweißbedeckt, es juckt und brennt überall, weil das Jucken meine Beine und meinen Rücken und meinen Kopf und den ganzen Körper brennen läßt ... Der erste Neurologe, der mich behandelt hat, der berühmte, sagte, daß das Schwitzen entlang meiner Wirbelsäule durch einen Juckreiz der Oberschenkelhaut ausgelöst wird. Der Traumatologe bemerkte es und dann hat es der Neurologe bestätigt.«

Dr. Detinis: »Welche Diagnostik wurde im Hinblick auf die Fibrome veranlaßt?«

Patientin: »Der Uterus war vergrößert, die Fibrome sind ballförmige Myome an der Rückseite, und ich habe eines auf der linken Seite, das größer ist, als das auf der rechten Seite. Die Zyste ist auf der linken Seite (›*Seite, links*‹ (RG.1192/I)).«

Frage: »Wie groß ist die Zyste?«

Patientin: »Als das letzte CT gemacht wurde, waren die Myome ungefähr drei Zentimeter im Durchmesser – ich glaube, das war im Dezember.«

2.3 Kommentar

Zu Beginn der Konsultation kommt die Patientin in eine endlose Aufzählung ihrer Probleme, die wenig Beachtenswertes zu enthalten schien.
► Tatsächlich präsentiert uns das unser erstes Symptom: ›*Geschwätzigkeit*‹ (RG.31/II).
Ihre Erzählung war gepfeffert mit Anekdoten und Abschweifungen, wie zum Beispiel die Gespräche, die sie mit ihren Ärzten hatte, und sie demonstrierte ein *außerordentliches Gedächtnis.* (Diese Charakteristika gehören zu einem Symptom, das ich regelmäßig bei Patienten beobach-

tet habe, die dem konstitutionellen Typ entsprechen, von dem ich glaube, daß er dieser Frau entspricht, und auf den ich später zurückkommen werde.)

▶ Ein zweites Symptom war die eigenartige Neigung, bestimmte Worte und Sätze zu wiederholen – ein Symptom, das im Synthetischen Repertorium auftaucht: ›*Sprechen, wiederholt immer dasselbe*‹ (SR.943).

Sie zeigte sich ihre Symptome und Diagnosen betreffend, außergewöhnlich kenntnisreich, jedoch **nicht** in der Art eines **Lycopodium-** Patienten, der sie mit seiner Gelehrsamkeit zu beeindrucken sucht. Bei ihr gab es keine Spur von Wichtigtuerei und Pedanterie. Diese Frau hat ein tiefes Verständnis ihres Problems und hat alle fachlichen Begriffe, die sich auf ihre Krankheit beziehen, zur Verfügung.

▶ Die Patientin zeigt nicht viele Geist- oder Allgemeinsymptome. Sie scheint wichtige Aspekte ihrer Persönlichkeit hinter dem Bedürfnis, die perfekte Mutter zu sein, zu verbergen. Dennoch tauchen einige der typischen Charakteristika des Mittels, wie zum Beispiel *Koketterie* auf.

Sie sagte, daß der Freund ihrer Tochter sie für jung genug hielt, die Schwester und nicht die Mutter des Mädchens zu sein. An anderer Stelle wiederholt die Patientin, daß ein anderer Freund gesagt hatte, ›Deine Mama ist so hübsch‹. Ein weiterer Beweis für dieses Symptom ist ihre Vorliebe für Schmuck und Sonnenbräune.

▶ Diese Frau hat keine Zweifel oder Ängste, sie ist bis zur übertriebenen Selbstsicherheit von sich überzeugt. Das entsprechende Symptom in KENTS Repertorium ist ›*Bestimmtheit*‹ (RG.9/II).

Viele Patienten behaupten von sich, sehr selbstbewußt zu sein, obwohl man sehen kann, daß sie im Grunde unsicher sind. Aber in diesem Fall ist das eindeutig nicht so. Stellen Sie sich den Schlag vor, den die Frau erlitten hat, als sie, die so fleißig und aktiv gewesen ist, gezwungen war, sich vor drei Jahren wegen ihrer Behinderung zur Ruhe zu setzen. Neben ihrer Hausfrauentätigkeit hatte sie zwei Lehraufträge inne.

▶ Das entsprechende Symptom, ist ›*Fleißig*‹ (RG.21/II).

▶ Ein letztes Symptom ist das *Verlangen nach Rache*.

Viele Patienten, die sich einer Rückenoperation unterziehen, erholen sich nicht vollständig, aber sie behalten nicht so eine bemerkenswerten Grad an Boshaftigkeit zurück, besonders nicht nach so langer Zeit. Die Patientin sagte, ›Wenn ich diesen Chirurgen zu fassen bekomme, werde ich ihn töten!‹ und ›Ich werde ihn dafür bezahlen lassen!‹.

▶ Das einzige, das wirklich herausragt, soweit es die Allgemeinsymptome betrifft, ist die völlige Abwesenheit von Schwitzen (wir sollten das Schwitzen, das sie gegenwärtig erfährt, ignorieren, weil es durch ihren pathologischen Umstand verursacht ist.) Das ist ›*Haut, Untätig-keit*‹ (RG.1132/II). Es findet sich auch ein Überwiegen der linken Seite, mit einem Fibrom und einer Ovarialzyste auf dieser Seite.

2.4 Repertorisation

- ›Bestimmtheit, Rechthaberei ›(RG.9/II)
- ›Fleißig, Arbeitswut‹ (RG.21/II)
- ›Geschwätzigkeit‹ (RG.31/II)
- ›Boshaft, tückisch, rachsüchtig‹ (RG.11/I)
- ›Haut, Untätigkeit‹ (RG.1132/II)

2.5 Verordnung

Lachesis 1M

Obwohl Lachesis im Synthetischen Repertorium nicht unter ›kokett‹ auftaucht, ist es eines der am häufigsten indizierten Arzneimittel für dieses Symptom. Lachesis Frauen tragen gerne Ketten, große auffällige Ringe, leuchtend-farbige Kleidung, und oft färben sie sich die Haare. Sie neigen dazu, ihr Alter zu verbergen, mit dem Wunsch, jünger zu erscheinen als sie wirklich sind. Einige Jahre lang habe ich klinische Untersuchungen durchgeführt, welche Arzneimittel die größte Angst vor dem Älterwerden haben.

▶ **Lachesis** kam an erster Stelle gefolgt von **Lycopodium** und **Sepia** an zweiter Stelle.

Ein anderes merkwürdiges Charakteristikum, das regelmäßig bei Lachesis-Frauen beobachtet werden kann, ist ihre Neigung, zu glauben, daß junge und gutaussehende Männer sie sexuell attraktiv finden. Ich erinnere den Fall einer Frau in den Siebzigern, die mir von einem dreißig Jahre jüngeren Hausmeister erzählte, der sie, nachdem sie verwitwet war, unerbittlich in ihrem Wohnblock verfolgt habe, und auch vom Apotheker, der ihr ›immer solche Sachen sagte‹. Sie erläuterte, wie sie ihn zurechtweisen mußte, weil Gefahr bestand, daß er die Grenzen des Anstands überschritt.

▶ Ich habe auch beobachtet, daß **Lachesis** *Katzen gerne mag, abergläubisch ist* (ich würde vorschlagen, das im Repertorium zu ergänzen), und daß Lachesis-Mütter ihren *Kindern gegenüber* sehr *besitzergreifend* sind.

2.6 Follow-up

(Zwei Monate nach der ersten Verordnung)

Patientin: »Nach Einnahme der Arznei bekam ich einige Beschwerden, die mich wirklich erschreckt haben. Meine Beine wurden ganz schwach und sie juckten schrecklich, schrecklich – das brennende Gefühl, das ich zuvor hatte, wandelte sich zu einem Jucken. Für ungefähr zwei Stunden fühlte ich mich, als ob ich eine Grippe bekäme und meine Nase lief sehr. Ich hatte Anfälle von Übelkeit und ich verlor die Kraft in den Beinen. Die Schmerzen in der Wirbelsäule und meiner Taille wurden viel stärker. All das hielt für ungefähr eine Woche an und dann fühlte ich mich besser. Das schreckliche brennende Gefühl beim Erwachen, von dem ich Ihnen erzählt hatte, kam nicht mehr wieder. Ich war gewohnt Tranquilzer zu nehmen, um das Jucken und Schwitzen zu erleichtern, und für einen ganzen Monat mußte ich sie nicht nehmen. Meine Beine waren viel kräftiger und das Kribbeln ist nicht wieder gekommen. Ich habe den Eindruck, daß die Arznei wirkt – ich war wieder in der Lage, in der Stadt vier oder fünf Häuserblocks zu laufen. Meine Mobilität verbesserte sich um 40 Prozent. Meine Stimmung wechselte vollkommen, weil ich mich so viel besser fühle. So bat ich meinen Mann und meine Kinder, mit mir zum Kaffeetrinken auszugehen und sie waren erstaunt und sagten, ›Mama, was haben sie dir gegeben?‹. Ich war in der Lage, mit viel mehr Sicherheit zu gehen und ich fing an, viel zu träumen, was ich niemals zuvor tat. Jetzt bemerke ich, wie gering der Muskeltonus in meinen Beinen ist.«

3. Patient Jorge A. G., 32 Jahre, verheiratet, eine Tochter von fünf Jahren

3.1 Anamnese

Dr. Detinis: »Sagen Sie mir, was Sie zu mir führt.«

Patient: »Mein Problem geht zwölf Jahre zurück. Ich habe hohe Cholesterin- und Fettspiegel. Meine Füße und Hände schwellen an, ich brauche viel Schlaf und fühle mich dennoch die ganze Zeit sehr müde. Ich bekomme Verdauungsprobleme und rauche viel.«

Dr. Detinis: »Wieviel rauchen Sie?«

Patient: »Ein Päckchen, vielleicht eineinhalb am Tag, was sehr viel ist, wenn man daran denkt, daß ich als Kind Lungenprobleme – Asthma – hatte. Mein linker Arm und ein Teil meines linken Beines scheinen wie eingeschlafen zu sein. Ich bekomme auch von Zeit zu Zeit eine Tachycardie. Ich weiß nicht, ob Sie die Cholesterin-Werte interessieren...«

Dr. Detinis: »Ja, ich wollte Sie gerade danach fragen.«

Patient: »Ich habe die Laborwerte mitgebracht.«

Dr. Detinis: »Sind Sie in ärztlicher Behandlung?«

Patient: »Ich habe Medikamente genommen, die... Sehen Sie, ich bin über die Jahre von mehreren Ärzten behandelt worden, sodaß ich ziemlich viele verschiedene Medikamente eingenommen habe, aber das letzte war Lurselle. Ich habe bemerkt, daß wenn ich mit dem Rauchen aufhöre, sich der Cholesterin-Spiegel etwas zu senken scheint.«

Dr. Detinis: »Aber im Moment nehmen Sie keine Medikamente?«

Patient: »Nein, ich nehme keine, und vielleicht ist daher mein Cholesterin wieder angestiegen. Um ehrlich zu sein, ich muß fünfundzwanzig Blöcke während eines Arbeitstages laufen und ich habe einfach nicht die Zeit. Nun, es ist nicht, daß ich nicht die Zeit habe, es gibt einfach immer etwas anderes zu tun, und so... komme ich nach Hause und fühle mich wie zerschlagen, und... Davon abgesehen war ich auf Diät gesetzt, aber jetzt diese... ich bin sehr gierig, ich esse sehr gerne.«

Dr. Detinis: »Welche Art von Nahrung?«

Patient: »Haupsächlich Süßigkeiten. (›*Magen, Verlangen, Süßigkeiten*‹ (RG.468/I)).«

Dr. Detinis: »Haben Sie eine sehr große Vorliebe für süße Sachen?«

Patient: »Ja, sehr, obwohl ich Süßstoff in meinen Kaffee nehme.«

Dr. Detinis: »Welche Krankheiten hatten Sie außer Asthma?«

Patient: »Nun, solche wie Windpocken... eigentlich all sowas außer Scharlach, Keuchhusten und Hepatitis.«

Dr. Detinis: »Hatten Sie irgendwelche Probleme mit Ihrer Haut?«

Patient: »Nein, ich hatte eine Warze, und ich hatte auch einen Leberfleck auf dem Rücken. Meine Frau arbeitet im Krankenhaus, also bin ich dahin gegangen und habe ihn untersuchen lassen. Sie haben ihn entfernt, aber sie sagten, daß es nicht Wichtiges gewesen sei, aber es gibt ein Ziehen hier in meinem Rücken. Abgesehen davon habe ich... mein Rücken ist ganz verspannt, weil ich aufstehe... Meine Frau sagt, ›Wenn du schläfst...‹ Nun ich schlafe, aber ich wache auf und fühle mich schlechter, als beim zu Bett gehen.«

Dr. Detinis: »Sagen Sie mir was passiert, wenn Sie morgens aufstehen.«

Patient: »Es bedarf einer enormen Anstrengung, aus dem Bett zu kommen und ich habe überall Schmerzen, mein Rücken schmerzt, und ich versuche ihn zu dehnen und, nun, Sie können jetzt meine Knochen knacken hören.«

Dr. Detinis: »Sie sagten, daß Sie sich immer müde fühlen. Finden Sie, daß es längere Zeit dauert, bis Sie morgens aufwachen, fühlen Sie sich dann immer noch wie im Halbschlaf?«

Patient: »Ja, der Wecker klingelt und klingelt einfach weiter... (›Schlaf, Erwachen, schwierig‹ (RG.1045/I)).«

Dr. Detinis: »Und dann setzen Sie sich im Bett auf und sind immer noch im Halbschlaf?«

Patient: »Ja – ich wache nicht richtig auf, bis ich geduscht habe.«

Dr. Detinis: »Wie lange schlafen Sie?«

Patient: »Acht Stunden. Ich schlafe, aber fühle mich nicht ausgeruht (›Schlaf, unerquicklich‹ (RG.1062/II)).«

Dr. Detinis: »In welcher Position schlafen Sie?«

Patient: »Auf der rechten Seite, mit meinem Arm unter dem Kissen und den Kopf oben drauf.«

Dr. Detinis: »Schlafen Sie jemals auf der linken Seite?«

Patient: »Nein, weil ich das Gefühl habe zu ersticken, wenn ich das mache (›Atmung, erschwert, liegen, linke Seite, auf der‹ (RG.668/I)).«

Dr. Detinis: »Es fällt Ihnen schwer zu atmen?«

Patient: »Genau. Als ich ein Kind war, habe ich Serien von Spritzen wegen dieses Bronchialproblems bekommen – ich glaube, sie halfen ein bißchen, aber sie haben es nicht geheilt. Ich glaube, wenn ich mit dem Rauchen aufhören würde, dann wäre es gut.«

Dr. Detinis: »Haben Sie wiederkehrende Träume?«

Patient: »Sie meinen Alpträume?«

Dr. Detinis: »Alpträume oder jeden anderen Traum, den Sie zu unterschiedlichen Gelegenheiten haben.«

Patient: »Nein.«

Dr. Detinis: »Wie war das, als Sie ein Kind waren?«

Patient: »Ja, da gab es etwas, obwohl es sehr sonderbar war. Ich träumte, daß ich an einem Pier war, in einem Boot, das über dem Meer hing – das ist der Grund, warum ich sagte, daß es sonderbar war – und ich war in dem Boot.«

Dr. Detinis: »Was meinen Sie mit ›ein Boot hing über dem Meer?‹«

Patient: »Ich habe in diesem Boot geschaukelt, ohne das Wasser zu berühren. Ich hatte diesen Traum mehrere Male als ich ein Junge war.«

Dr. Detinis: »In welchem Bereich arbeiten Sie?«

Patient: »Ich bin ein Vertreter in einer Firma, die Fenster und Türen herstellt.«

Dr. Detinis: »Und wie geht das Geschäft?«

Patient: »Nun, die Konstruktionsindustrie durchläuft eine schlechte Phase, aber ich komme klar.«

Dr. Detinis: »Seit wann tun Sie das?«

Patient: »Seit einem Jahr. Vor einem Jahr wäre ich fast emigriert. Ich habe einen Bruder, der in Italien ist – er ist mein bester Freund, wirklich – und nun, so wie die Dinge vor einem Jahr standen, lud er mich ein, um mein Glück in Italien zu versuchen. Ich hatte schon meine Passage gebucht und ein Visum für Italien bekommen.«

Dr. Detinis: »Wieviele Geschwister haben Sie?«

Patient: »Nur diesen einen Bruder, den in Italien.«

208

Dr. Detinis: »Ist er älter als Sie?«

Patient: »Nein, drei Jahre jünger, er ist 29 Jahre.«

Dr. Detinis: »Und was ist mir Ihrer Familie?«

Patient: »Da ist meine Frau und eine Tochter.«

Dr. Detinis: »Und wie kommen Sie mit denen und mit Ihren Eltern zurecht?«

Patient: »Mit meiner Frau und meiner Tochter komme ich äußerst gut aus, obwohl wir manchmal, wie alle verheirateten Leute, Auseinandersetzungen haben. Mit meinen Eltern . . . mit meiner Mutter sehr gut, mit meinem Vater nicht so gut, besonders, weil ich in derselben Firma arbeite wie er.«

Dr. Detinis: »Warum kommen Sie mit Ihrem Vater nicht so gut zurecht, wenn ich fragen darf?«

Patient: »Nun, wir sind in Nichts einer Meinung.«

Dr. Detinis: »Warum, wie ist Ihr Vater? Erzählen Sie mir über ihn.«

Patient: »Nun, er ist ziemlich konservativ, aber ich bewundere ihn. Ich denke, daß ich viel von ihm lernen muß, aber wir stimmen einfach nicht überein – da besteht eine grundsätzliche Unvereinbarkeit der Charaktere.«

Dr. Detinis: »Wie können Sie ihn bewundern wenn Sie mit nichts einverstanden sind?«

Patient: »Bei der Arbeit in der Fabrik, kommen wir besser klar, aber zu Hause können wir über nichts sprechen, weil wir diametral entgegengesetzte Meinungen haben . . .«

Dr. Detinis: »Streiten Sie sich?«

Patient: »Ja, wir streiten uns; wir streiten, aber wir schreien niemals . . . nun, fast nie, nicht wie in anderen Familien. Ich denke, ich war als Junge ziemlich rebellisch und ich bin viel geschlagen worden.«

Dr. Detinis: »Hatten Sie es verdient?«

Patient: »Ich vermute ja.«

Dr. Detinis: »Warum sagten Sie, daß Sie als Junge rebellisch waren?«

Patient: »Ich war schrecklich, in allen Berichten; ich habe alle möglichen schrecklichen Sachen angestellt . . . zum Beispiel meinen Bruder geschlagen, das war etwas, wofür ich oft bestraft wurde.«

Dr. Detinis: »Warum haben Sie Ihren Bruder geschlagen?«

Patient: »Ich weiß nicht, wahrscheinlich weil er ein Spielzeug hatte oder irgendetwas , das ich zur selben Zeit haben wollte.«

Dr. Detinis: »Waren sie ein ziemlich aggressiver Junge? Waren Sie gewalttätig?«

Patient: »Ja, ja, die ganze Zeit.«

Dr. Detinis: »Ihrem Bruder gegenüber oder gegenüber Kindern im allgemeinen?«

Patient: »Meistens gegenüber meinem Bruder, aber ich habe auch mit anderen Kindern gekämpft.«

Dr. Detinis: »Als Sie in der Grundschule waren, haben Sie schwer gearbeitet, wie war Ihr Verhalten?«

Patient: »Ich war gut, obwohl ich außerhalb des Elternhauses ziemlich schüchtern war.«

Dr. Detinis: »Wie lange haben Sie die Schule besucht?«

Patient: »Ich habe die Realschule abgeschlossen und begann dann, Systemanalysen zu studieren, habe es aber abgebrochen. Das war ein weiterer Grund warum mein Vater ... Einmal hat er mir tatsächlich gesagt, daß ich ein Versager bin, weil ich aufgehört habe (›Selbstvertrauen, Mangel an‹ (RG.50/II)).«

Dr. Detinis: »Warum haben Sie abgebrochen?«

Patient: »Weil es mir keinen Spaß gemacht hat.«

Dr. Detinis: »War es Ihr Vater, der Sie überredet hat, eine höhere Ausbildung zu machen?«

Patient: »Nun, ich denke, daß jeder Vater wünscht, daß seine Kinder eine Ausbildung bekommen. Das ist die einzige Sache, die sie ihnen außer Liebe geben können ...«

Dr. Detinis: »Aber nach der Realschule kann man wählen.«

Patient: »Ich konnte das Fach wählen, aber ...«

Dr. Detinis: »Wählen zwischen Arbeiten und Studieren, und welches Fach man studieren möchte.«

Patient: »Ja, Sie haben recht. Ich glaube ich werde auch versuchen, daß meine Tochter auf die Hochschule geht.«

Dr. Detinis: »Und warum bleiben die Worte Ihres Vaters in Ihrem Gedächtnis – zumal ja einige Zeit vergangen ist, seit er sie gesagt hat?«

Patient: »Ja, aber ich kann sogar die Zeit und den Ort erinnern.«

Dr. Detinis: »Warum hat es so einen starken Eindruck auf Sie gemacht?«

Patient: »Es liegt wohl daran, weil ich kein Versager sein möchte (*Selbstvertrauen, Mangel an*).«

Dr. Detinis: »Fühlen Sie sich dementsprechend?«

Patient: »Vielleicht fühlte ich mich so, vielleicht mag ich wirklich nichts an mir. Zum Beispiel, meine Frau war die Leiterin der Öffentlichkeitsarbeit in Austral und es war wirklich toll zu sehen, wie glücklich sie war, wenn sie von der Arbeit zurück kam ... und ich hatte nichts ... Aber wenn Sie mich jetzt fragen, ob ich glücklich mit dem bin, was ich tue, würde ich ja sagen.«

Dr. Detinis: »Sind Sie zufrieden mit dem, was Sie machen?«

Patient: »Im Moment, ja.«

Dr. Detinis: »Welche anderen Erinnerungen haben Sie an Ihre Kindheit, wie waren Sie als Kind? Welche Gefühle hatten Sie Ihrem Vater, Ihrer Mutter, Ihrem Bruder gegenüber ...?«

Patient: »Meinem Vater gegenüber hatte ich nicht sehr gute Gefühle, vielleicht weil er einen sehr wichtigen Beruf bei Esso in Campana hatte und viel von zu Hause weg war. Wir wußten, daß er unser Vater war, aber ... wir hatten mehr von unserer Mutter. Ich erinnere etwas, das meine Mutter sagte, das war, daß ich versuchte, ihm näher zu kommen, aber er mich zurückgewiesen hat.«

Dr. Detinis: »Hat er Sie abgelehnt?«

Patient: »Ich habe es so empfunden.«

Dr. Detinis: »Warum?«

Patient: »Ich weiß nicht.«

Dr. Detinis: »Wann passierte das?«

Patient: »Nun, als ich heiratete und meine Frau zu uns zog, begannen sich die Dinge zu bessern – ich weiß nicht, was sie damit zu tun hatte – aber ich bemerkte, daß die Dinge von da ab besser wurden.«

Dr. Detinis: »Wollen Sie damit sagen, daß Sie sich so gefühlt haben, bis Ihre Frau zu Ihnen zog?«

Patient: »Ja.«

Dr. Detinis: »Und hat Sie das getroffen?«

Patient: »Ja, natürlich!«

Dr. Detinis: »Warum ist es überhaupt passiert?«

Patient: »Ich weiß nicht, ich vermute es war deshalb, weil ich viel geschlagen wurde. Dann, als ich ein wenig älter war, versuchte ich, ihn nach seinem Rat zu fragen, aber er hat mir keine Beachtung geschenkt... In der Regel habe ich meine Mutter gefragt.«

Dr. Detinis: »Ihr Vater hat sich nicht sehr für Sie interessiert?«

Patient: »Nein.«

Dr. Detinis: »Wie ist Ihr Vater mit Ihrem Bruder zurecht gekommen?«

Patient: »Da gab es keine wirklichen Probleme. Nun, ich vermute, daß er der Liebling war, aber er war nicht so rebellisch wie ich, er war ruhiger.«

Dr. Detinis: »In welcher Art waren Sie rebellisch, außer daß sie Ihren Bruder schlugen?«

Patient: »Ich weiß nicht, ich weiß es wirklich nicht.«

Dr. Detinis: »Wie sind Sie jetzt?«

Patient: »Ich denke daß ich trotz allem recht fröhlich bin, wenn ich mich jedoch niedergeschlagen fühle, brauche ich viel Unterstützung von meiner Frau (›*Selbstvertrauen, Mangel an*‹).«

Dr. Detinis: »Was meinen Sie mit ›niedergeschlagen‹?«

Patient: »So fühle ich mich, wenn etwas schief gegangen ist.«

Dr. Detinis: »Werden Sie deprimiert?«

Patient: »Ja, genau.«

Dr. Detinis: »Und wenn Sie sich so fühlen, was machen Sie dann? Weinen Sie, wollen Sie alleine sein?«

Patient: »Nein, ich versuche die Sachen mit meiner Frau zu besprechen, oder ich sitze zu Hause im Lehnstuhl, setzte die Kopfhörer auf und höre klassische Musik.«

Dr. Detinis: »Was passiert, wenn Sie klassische Musik hören?«

Patient: »Nun, es ist etwas, das... Manchmal werde ich noch deprimierter und zu anderen Zeiten lasse ich einfach los und entfliehe... Etwas anderes, woran ich leide ist, daß mein Erinnerungsvermögen nicht sehr gut ist.«

Dr. Detinis: »Warum verbinden Sie Musik mit Erinnerung?«

Patient: »Ich weiß nicht, es kam mir gerade in den Sinn.«

Dr. Detinis: »Was empfinden Sie bei Musik?«

Patient: »Ich weiß nicht – ich mag hauptsächlich Musik von Bach und Vivaldi, weil sie mich fröhlich macht, wenn ich deprimiert bin, obwohl sie mich manchmal sogar noch mehr runterzieht, aber ich verbringe zumindest eine Stunde oder so mit meinen Gedanken bei etwas anderem.«

Dr. Detinis: »Und wenn Sie nicht niedergeschlagen sind, welchen Effekt hat Musik dann auf Sie?«

Patient: »Einen angenehmen.«

Dr. Detinis: »Sie mögen sie, sie macht Sie glücklich. Kommt es vor, daß Sie weinen, wenn Sie Musik hören?«

Patient: »Nein, das nicht, ich weine nicht.«

Dr. Detinis: »Weinen Sie jemals?«

Patient: »Nein, tue ich nicht, aber ... zu bestimmten Gelegenheiten würde ich gerne weinen, um eine gewisse Erleichterung zu finden.«

Dr. Detinis: »Hören Sie oft Musik? Ist es eines Ihrer Hobbys?«

Patient: »Nein, mein derzeitiges Hobby ist ein Computer, den ich gekauft habe.«

Dr. Detinis: »Was können Sie sonst noch über Ihren Charakter sagen?«

Patient: »Ich weiß nicht.«

Dr. Detinis: »Irgend etwas woran Sie denken...?«

Patient: »Ich weiß nicht. Ich helfe gerne meinen Freunden, irgendetwas in dieser Art, ich weiß nicht. Ich versuche immer ... in diesen Zeiten, so wie ... unglücklicherweise, ich meine glücklicherweise haben wir viele Freunde. Unsere Wochenenden sind immer ausgebucht, wir schaffen nie alles, was wir uns vorgenommen haben. Wir versuchen, Menschen zu treffen, mit ihnen auszugehen, ihre Probleme zu teilen ... zu versuchen, bei Problemen anderer Menschen zu helfen...«

Dr. Detinis: »Was würde Ihre Frau sagen, wie Sie sind?«

Patient: »Da müssen Sie sie fragen.«

Dr. Detinis: »Das ist jetzt eine wichtige Frage – ich möchte, daß Sie versuchen sich selbst für einen Moment objektiv zu betrachten.«

Patient: »Meine Frau sagt... ich bin im Grunde ganz in Ordnung... sehr kleinlich was Sauberkeit und Hygiene betrifft (›*Gewissenhaft in Kleinigkeiten*‹ (RG.32/II)). Ich habe oft gesagt, daß ich, selbst wenn ich blind wäre, genau wüßte, wo alle Sachen in meinem Zimmer wären. Was würde sie sonst sagen? Ich weiß nicht, ich glaube, daß ich letzten Endes versuche, ein guter Ehemann zu sein. Ich habe allerdings auch meine Fehler.«

Dr. Detinis: »Was sind Ihre Fehler?«

Patient: »Nun, eigentlich... ich lache, weil ich ein bißchen nervös bin, all das macht mich nervös.«

Dr. Detinis: »Es geht darum, Ihnen zu helfen.«

Patient: »Natürlich, allerdings mochte ich nie schauspielern oder im Rampenlicht stehen, als ich in der Schule war.«

Dr. Detinis: »Warum, was hatten Sie empfunden?«

Patient: »Schüchtern... worüber sprachen wir gerade? Entschuldigung, ich war ...«

Dr. Detinis: »Über Ihre Fehler«

Patient: »Ach, meine Fehler? Ich weiß nicht, vielleicht bin ich ein bißchen ein... Egoist, ich weiß nicht, ich könnte nicht sagen, ob ich wirklich einer bin, oder nicht, ich denke, daß ich es im Grunde wahrscheinlich ein bißchen bin. Aber... wie sollte ich das wissen! (›*Selbstsucht, Egoismus*‹ (SR.895))«

Dr. Detinis: »Wie kommen Sie darauf?«

Patient: »Weil ich einmal einen schrecklichen Schock bekommen habe, als sie mich, während eines Asthmaanfalles zu dem Arzt gebracht haben und der Arzt mir sagte, daß wenn ich weiter rauchen würde ...«

Dr. Detinis: »Warum denken Sie, daß Sie ein Egoist sein könnten?«

Patient: »Ich weiß nicht, vielleicht weil ich so viel wie möglich leben möchte und jeden anderen vergesse. Ich weiß nicht, weil es dem widerspricht, was ich zuvor über das Teilen der Probleme anderer Menschen und den Versuch, ihnen zu helfen, gesagt habe. Ich weiß wirklich nicht. Ich vermute, daß ich etwas von einem Egoisten an mir habe. (›*Selbstsucht*‹ (SR.895))«

Dr. Detinis: »Sie sagten, daß sie schüchtern wären. Wie haben Sie sich bei Prüfungen gefühlt?«

Patient: »Schrecklich unsicher (›*Selbstvertrauen, Mangel an*‹).«

214

Dr. Detinis: »Hatten Sie direkt vor der Prüfung irgendwelche Beschwerden?«

Patient: »Nicht das ich wüßte. Nervös, aber das ist völlig normal, nicht wahr?«

Dr. Detinis: »Wenn Sie eine Gefühlsregung haben, spüren Sie die in irgend einem bestimmten Teil Ihres Körpers?«

Patient: »Welche Art von Gefühlsregung?«

Dr. Detinis: »Eine Angst, einen Wutanfall, irgendetwas ähnliches.«

Patient: »Ich glaube, es wirkt sich auf meinen Herzschlag aus.«

Dr. Detinis: »Diese Tachycardien, die Sie erwähnt haben?«

Patient: »Ja, oder meine Ohren brennen.«

Dr. Detinis: »Nur Ihre Ohren?«

Patient: »Vielleicht wird auch mein Gesicht rot, aber am meisten fühle ich es in den Ohren.«

Dr. Detinis: »Bei welchem Gefühl?«

Patient: »Schüchternheit (›Schüchternheit, verschämt, scheu‹ (RG.50/ I)).«

Dr. Detinis: »Haben Sie vor irgendetwas Angst?«

Patient: »Ja, vor Dunkelheit und Höhe.«

Dr. Detinis: »Was passiert mit Ihnen in der Dunkelheit?«

Patient: »Ich weiß nicht, ich glaube . . . ich weiß nicht. Ich habe Angst vor der Dunkelheit und auch . . . vor Donner. Das ist sehr kindisch, nicht wahr?«

Dr. Detinis: »Eigentlich nicht, wir alle haben bestimmte Ängste.«

Patient: »Nun, zum Beispiel, die meisten Menschen haben Angst vor dem Tod, aber die Idee, in einen Sarg gelegt zu werden, ängstigt mich mehr.«

Dr. Detinis: »Warum?«

Patient: »Weil man in der Dunkelheit eingeschlossen ist. Ich bin nicht klaustrophobisch, denn es macht mir nichts aus, einen Lift zu benutzten. Solange es dort Licht gibt, ist das kein Problem. Ich habe Angst vor der Dunkelheit . . . oder vielmehr, ich habe Angst, daß ich in der Dunkelheit Dinge sehe, seltsame Dinge, Monster, wie ich sie gesehen habe, als ich ein Kind war.«

Dr. Detinis: »Haben Sie solche Sachen gesehen?«

Patient: »Ich sah sie einige Male und es gab ein Fernsehprogramm, daß ich nicht aus meinen Gedanken bekam...«

Dr. Detinis: »Aber Sie haben sich die nicht vorgestellt?«

Patient: »Nein, ich vermute nachdem ich einen Film gesehen habe, in der Dunkelheit...«

Dr. Detinis: »Welche Art von Dingen haben Sie gesehen?«

Patient: »Diese Art von Dingen.«

Dr. Detinis: »Irgendetwas, das Sie bereits gesehen hatten?«

Patient: »Ja, ich habe ein schlechtes Gedächtnis für Fakten, aber ein sehr gutes visuelles Gedächtnis.«

Dr. Detinis: »Und haben Sie nur Gesichter oder auch Körper gesehen?«

Patient: »Hauptsächlich Gesichter, schreckliche Gesichter. Zum Beispiel, neulich sah ich ein Magazin, ich weiß nicht welches, weil es nicht meins war... es hat mir keine Angst gemacht, aber da war eine Photographie von einigen Kindern, die... Es schockierte mich. Ich habe es sofort zurück gelegt (›Wahnideen, Gesichter, sieht, entsetzliche‹ (RG.67/II)). (›Schreckliche Begebenheiten, traurige Geschichten ergreifen sie tief‹ (RG.49/I)).«

Dr. Detinis: »Schlafen Sie bei Licht?«

Patient: »Nein.«

Dr. Detinis: »Haben Sie oberhalb einer bestimmten Höhe Angst?«

Patient: »Ja. Wir besitzen eine Mühle auf dem Land, eine zerfallene alte Mühle. Einmal kletterte ich zu der Spitze hinauf und dann mußte ich hinab gehen, um zu dieser Plattform zu gelangen. Ich verharrte und kam runter, dann war mir schwindelig und... weil das ist eine andere Sache... ich bekomme eigenartige Gefühle, Ohnmachten... es ist, als ob mich etwas hoch und runterhebt, es ist ein eigenartiges Gefühl.«

Dr. Detinis: »Unter diesen Umständen?«

Patient: »Nicht nur dann, auch wenn ich mich ruhig fühle.«

Dr. Detinis: »Haben Sie andere Ängste?«

Patient: »Immer wenn ich Blut sehe, werde ich ohnmächtig,; wenn mir Blut abgenommen wird, werde ich leicht ohnmächtig. (›Schreckliche Begebenheiten...‹).«

Dr. Detinis: »Irgend welche anderen Ängste – Hunde, zum Beispiel?«

Patient: »Nun, ich habe einen ziemlich gesunden Respekt vor Hunden, aber ich habe keine Angst vor Ihnen. Wovor ich Angst habe ist, daß der Hund mich beißen könnte und ich dann Blut sehen müßte.«

Dr. Detinis: »Es wäre also richtiger zu sagen, daß Sie leicht zu beeindrukken sind, denn wenn ich Ihnen einen kleinen jungen Hund zeigen würde ...«

Patient: »Ja, das ist richtig. Wenn ich meiner Tochter einen kleinen Hund geben würde, dann wäre ich nicht ängstlich, nicht vor so einem Hund.«

Dr. Detinis: »Haben Sie Angst vor Dieben, davor alleine zu sein?«

Patient: »Ja, aber ich bin beraubt worden ...«

Dr. Detinis: »Und davor?«

Patient: »Nein, weil ich dachte, daß ich sie abwehren könnte.«

Dr. Detinis: »Wie fühlen Sie sich, wenn Sie alleine im Haus sind?«

Patient: »Ich bin nicht gerne alleine.«

Dr. Detinis: »Was fühlen Sie?«

Patient: »Ich mag es wirklich nicht, vielleicht weil ich nachts Angst habe, obwohl ich zu bestimmten Zeiten alleine reisen mußte und dann war ich alleine, in einem Hotel... Angst ist es nicht – ich mag einfach nicht alleine sein...«

Dr. Detinis: »Wie liebevoll sind Sie?«

Patient: »Mit meiner Frau, meiner Mutter und meiner Tochter, den Menschen, die mir am nächsten stehen, bin ich sehr liebevoll; ich versuche es auch zu meinem Vater zu sein, aber da ist manchmal...«

Dr. Detinis: »Sind Sie sehr zärtlich, küssen Sie sich...?«

Patient: »Ja, ja, ja.«

Dr. Detinis: »Sind Sie den ganzen Tag oben auf?«

Patient: »Ja.«

Dr. Detinis: »So sehr, daß es ihnen zu viel wird?«

Patient: »Ich denke nicht, daß es ihnen zu viel wird. Wäre mein Bruder hier, würde ich mich ihm gegenüber ebenso verhalten, ich würde ihn umarmen...«

Dr. Detinis: »Gibt es Situationen, in denen Sie eifersüchtig sind?«

Patient: »Keine. Wegen meiner Frau war ich sehr eifersüchtig, bevor ich geheiratet habe, aber es war die liebende Art von Eifersucht. Ansonsten nicht.«

Dr. Detinis: »Sind Sie nachtragend?«

Patient: »Nicht, daß ich mir bewußt darüber wäre. Wenn jemand Hand an meine Familie legen würde... denn für mich besteht meine Familie aus meiner Frau, meiner Tochter, meiner Mutter, meinem Vater, meinem Bruder und einer Tante, meine Großmutter starb vor kurzem. Wenn jemand Hand an einen von ihnen legen würde, ich wäre nicht verantwortlich für meine Taten. Ich bin sehr impulsiv.«

Dr. Detinis: »Wie meinen Sie impulsiv?«

Patient: »Ich meine, ich würde den ganzen angestauten Ärger, den ich fühle, rauslassen.«

Dr. Detinis: »Wie würden Sie das tun?«

Patient: »Nur im Gespräch, dachten Sie ich meinte körperlich?«

Dr. Detinis: »Ich habe Sie gefragt, nicht gesagt.«

Patient: »Nein, ich glaube nicht, daß ich jemanden schlagen könnte, ich würde nicht gerne meine Kleider schmutzig machen! Aber, ich glaube nicht, daß ich es soweit kommen lassen würde, ich bin schon in dieser Situation gewesen.«

Dr. Detinis: »Wer oder was ist Ihnen gefühlsmäßig am wichtigsten?«

Patient: »Mein Bruder.«

Dr. Detinis: »Warum empfinden Sie so stark für Ihren Bruder?«

Patient: »Das weiß ich wirklich nicht: er ist mein bester Freund. Immer wenn ich über meinen Bruder spreche... Das Leben kann so grausam sein... Sehen Sie, für so lange Zeit sind wir schlecht miteinander ausgekommen und plötzlich als wir gerade begannen, besser klar zu kommen, ging er fort.«

Dr. Detinis: »Wieso sind Sie schlecht miteinander ausgekommen?«

Patient: »Ich denke, es war, weil wir beide Kinder waren und ich schrecklich war. Ich mußte ganze Übungshefte ausfüllen mit ›Ich darf nicht kämpfen, ich darf nicht widersprechen, ich darf nicht...‹«

Dr. Detinis: »Hat man Sie zu Hause dazu gezwungen?«

Patient: »Ja, das war eine Bestrafung, dies oder das Verbot, fernzusehen.«

Dr. Detinis: »Gibt es noch etwas, das gefühlsmäßig wichtig für Sie ist?«

Patient: »Nichts, was mir gerade einfiele.«

Dr. Detinis: »Sie sagten, daß Sie ein Schleckmaul sind. Was essen Sie sonst gerne?«

Patient: »Alles, was mich dicker werden läßt – ich weiß nicht, ob Sie es bemerkt haben! Bei Fleisch, habe ich eine Vorliebe für Braten, und ich würde meine rechte Hand für gebratene Eier oder eine Tortilla geben. Seit Jahren habe ich keine gegessen.«

Dr. Detinis: »Haben Sie eine große Vorliebe für Eier?«

Patient: »Besonders für gebratene Eier.«

Dr. Detinis: »Wieviele würden Sie schaffen?«

Patient: »Ich könnte Unmengen essen, aber . . . Ich denke nur, ich habe seit fast zwölf Jahren keins gegessen.«

Dr. Detinis: »Vertragen Sie sie nicht?«

Patient: »Nein, wegen des Cholesterin.«

Dr. Detinis: »So lange haben Sie schon einen hohen Cholesterinspiegel?«

Patient: »Ja. Sie haben es erstmals festgestellt, als ich meinen Militärdienst abgeleistet habe. Ich war von einem Insekt gestochen worden und hatte ein . . . ich weiß nicht wie ich es erzählen soll, damit Sie mich nicht falsch verstehen. Ich war beim Militärdienst im Militärbezirk von San Martin und, nun, es gibt Möglichkeiten sich zu drücken . . . Jemand sagte mir, was zu tun sei. Ich bat ihn, mir ein Dutzend Pastetchen zu besorgen (Gebäck mag ich auch) und ein Stabsunteroffizier sah uns – es war streng verboten. Also sagte ich, daß es mein Fehler war und er war drauf und dran mich einzusperren. Nun hatte ich natürlich keine Lust meine Familie für so lange Zeit nicht zu sehen, und da ich diesen Insektenstich in meinem Gesicht hatte, schaffte ich es, daß mich ein Freund für zwei Monate ins Lazarett überwies . . . Um die lange Geschichte abzukürzen, sie machten verschiedenste Untersuchungen und entdeckten, daß ich einen hohen Cholesterinspiegel habe.«

Dr. Detinis: »Was mögen Sie außer süßen Sachen sonst noch?«

Patient: »Nudeln, Kürbis in Sirup, Mayonnaise . . . Sie müssen mich wirklich fragen, was ich nicht mag.

Dr. Detinis: »Nun, gibt es etwas, das Sie nicht mögen?«

Patient: »Ja, Schweinswürstchen, ich kann nicht einmal den Geruch von ihnen ertragen.«

Dr. Detinis: »Mögen Sie würzige Sachen?«

Patient: »Ich liebe sie! Sie hätten die gebratenen Eier sehen müssen, die ich selber zubereitet habe, ganz bedeckt mit Sauce.«

Dr. Detinis: »Saure Sachen wie Essig, Zitrone?«

Patient: »Ich mag Essig, aber Zitrone nicht so sehr.«

Dr. Detinis: »Tierisches Fett?«

Patient: »Mag ich nicht.«

Dr. Detinis: »Milch, Fisch?«

Patient: »Milch ja, und ich esse Fisch, aber ich mag ihn nicht, weil die ganzen Gräten so kniffelig sind.«

Dr. Detinis: »Käse?«

Patient: »Ja, esse ich.«

Dr. Detinis: »Wie heiß mögen Sie Ihr Essen und ihre Getränke?«

Patient: »Ich trinke nicht, nur Wasser.«

Dr. Detinis: »Kaffee zum Beispiel.«

Patient: »Lauwarm. Heiß mag ich es nicht. Ich bin immer in Eile, wenn ich esse und wenn etwas heiß ist, dann muß ich pusten und warten ...«

Dr. Detinis: »Was mögen Sie weniger, die Hitze oder die Kälte?«

Patient: »Ich glaube die Hitze, aber der einzige Körperteil, an dem ich schwitze, ist vom Hals aufwärts, am Kopf (›*Kopf, Schweiß, nur am Kopf* (RG.190/II)).«

Dr. Detinis: »Wann schwitzen Sie am Kopf?«

Patient: »Wenn es sehr heiß ist.«

Dr. Detinis: »Macht Ihnen das Wetter etwas aus?«

Patient: »Im allgemeinen bekomme ich bei einem Temperaturwechsel eine Erkältung und nach den Allergietests, die ich habe machen lassen, bin ich allergisch gegen Pollen, Staubblüten von Platanen und Staub.«

Dr. Detinis: »Wirkt sich Sonne auf Sie aus?«

Patient: »Nein.«

Dr. Detinis: »Sind Sie gerne am Meer?«

Patient: »Ja, aber ich bevorzuge die Berge.«

Dr. Detinis: »Wenn Sie sich deprimiert fühlen und jemand tröstet Sie, wie fühlen Sie sich?«

Patient: »Wahrscheinlich ist meine Frau die einzige Person, zu der ich spreche oder wenn nicht mit ihr, dann mit meinem Bruder, wenn er da wäre. Ich versuche ihren Rat anzunehmen und mich danach zu verhalten, sogar wenn es nicht das ist, was ich hören wollte.«

3.2 Fragen aus dem Auditorium

Frage: »Wie reagieren Sie, wenn Ihnen jemand widerspricht?«

Patient: »Ich höre immer zu, weil ich falsch liegen könnte, obwohl ich ziemlich stur bin und meine Meinung nicht so leicht ändere, es sei denn ich bin wirklich im Irrtum.«

Frage: »Wie gehen Sie mit Geld um?«

Patient: »Seitdem ich verheiratet bin, mache ich die Buchführung mit Diagrammen und allem drumherum für mein Einkommen und meine Ausgaben . . .«

Frage: »Sind Sie peinlich genau?«

Patient: »Was Geld betrifft, sehr sogar.«

Frage: »Warum?«

Patient: »Ich mag es halt. Einmal habe ich ausgerechnet, wieviel Geld ich am Ende eines halben Jahres haben würde und ich lag nicht einen Pfennig daneben. Ich lebe nicht schlecht. Ich könnte besser leben, aber ich denke, die derzeitige wirtschaftliche Situation ist ziemlich schlecht, besonders im Baugewerbe, wo es gerade eine Rezession gibt.«

Frage: »An einem Punkt sagten Sie ›selbst wenn ich blind wäre, ich wüßte genau wo alle Sachen in meinem Zimmer wären‹. Warum sagten Sie ›blind‹ und nicht ›wenn ich meine Augen geschlossen hätte‹. weil das zu Ihrer Angst vor Dunkelheit zu passen scheint. Machen Sie sich Sorgen um Ihr Sehvermögen?«

Patient: »Ich denke, ich hätte lieber mein Cholesterin-Problem als den Verlust meiner Sehkraft.«

Frage: »Haben Sie Probleme mit der Verdauung?«

Patient: »Ja, ich habe Verdauungsstörungen. Ich fühle mich aufgedunsen und krank.«

Frage: »Was denken Sie über die Zukunft?«

Patient: »Ich denke nicht an die Zukunft, ich bleibe mit meinen Gedanken in der Gegenwart, weil ich nicht glaube, daß ich lange leben werde (*Zweifelnd, an der Genesung* (RG.79/II)).«

Frage: »Warum sagen Sie das?«

Patient: »Weil ich seit zwölf Jahren ohne Erfolg versucht habe, meinen Cholesterinspiegel zu senken, und wahrscheinlich Arteriosklerose bekomme . . . Verstehen Sie mich nicht falsch, ich wäre niemals fähig, Selbstmord zu begehen.«

Frage: »Was ist Ihr Ziel im Leben?«

Patient: »Im Hier und Jetzt zu leben so gut ich kann.«

3.3 Kommentar

Jorge hat viele charakteristische Symptome. Welche sollen wir repertorisieren?

▶ Gleich zu Anfang stießen wir auf drei Symptome in Zusammenhang mit Schlaf: *Schlaf, unerquicklich* (RG.1062/II), *Schlaf, Erwachen, schwierig* (RG.1045/I), und *Atmung, erschwert, liegen, linke Seite, auf der* (RG.668/I).

▶ Bleiben wir bei den allgemeinen Symptomen dann hat der Patient dieses beängstigende und exzessive Bedürfnis nach Essen und süßen Sachen das typisch ist für das Symptom *Gefräßigkeit* (SR.564) im Synthetischen Repertorium.

▶ *Kopf, Schweiß, nur am Kopf* (RG.190/II) ist ein deutliches Symptom, klar durch den Patienten ausgedrückt.

▶ Wenden wir uns jetzt den Geist-Symptomen zu, dann hat Jorge eine egoistische Persönlichkeit, die *Egoismus* (RG.16/I) entspricht.
Während seines Berichts gab er sich an zwei Punkten eine Blöße: ›Ich helfe gerne meinen Freunden . . . unglücklicherweise, ich meine glücklicherweise haben wir viele Freunde . . . und ›Wir versuchen Menschen zu treffen, mit ihnen auszugehen, ihre Probleme zu teilen . . . zu versuchen, ob wir bei Problemen anderer Menschen helfen können . . .‹. Später jedoch sagte er, ›Ich weiß nicht, vielleicht habe ich ein bißchen von einem Egoisten . . . weil ich so viel wie möglich leben möchte und jeden anderen vergesse . . . Ich weiß nicht, weil es dem widerspricht, was ich zuvor über das Teilen der Probleme anderer Menschen und den

Versuch, ihnen zu helfen, gesagt habe‹. Sein Egoismus wird durch diese widersprüchlichen Darstellungen offensichtlich. Er hält seine Freunde für nur wenig wichtiger als Fremde. Die Zurückweisung durch seinen Vater und den Mangel an Aufmerksamkeit fühlte er stark. Sein Vater schlug ihn, weil er rebellisch war; er litt ebenso, als sein Vater auf Geschäftsreisen fort war. Er sagte uns, ›ich versuchte ihm näher zu kommen, aber er hat mich zurückgewiesen . . . er hat mir keine Beachtung geschenkt‹. Gefühlsmäßig ist er nur seinem Bruder, den er vermißt, und seiner Frau nah. Durch seine Frau findet er Unterstützung. Dieses Bedürfnis, kombiniert mit der ›vollständigen Unsicherheit‹, die er vor Prüfungen fühlte und dem Satz seines Vaters, der in seinen Gedanken haften bleibt, und welchen er uns zitiert hat

▶ – ›Du bist ein Versager‹ – beschreibt eines von Jorges zentralen Symptomen: ›Selbstvertrauen, Mangel an‹ (RG.50/II).

▶ Jorge's stärkstes Symptom ist jedoch die *Angst vor Dunkelheit,* so stark, daß seine Angst vor dem Tod eigentlich eine Angst vor der Dunkelheit des Sarges ist (er erklärte, daß sein Gefühl nicht das der Klaustrophobie war). Als Kind sah er in der Dunkelheit schreckliche Gesichter, nachdem er Filme gesehen hatte. Dieses ist ein hochinteressantes Symptom ›*Wahnideen, Gesichter, sieht, entsetzliche*‹ (RG.67/II).

Er ist ein leicht zu beeindruckender Patient was an seinem Bericht über seine Reaktion beim Anblick dieser Kindergesichter in dem Magazin, und seine Neigung, beim Anblick von Blut oder beim Blutentnahmen in Ohnmacht zu fallen, deutlich wurde.

Er hat viele Ängste; vor Dunkelheit, Höhe, vor Stürmen und so weiter. Trotz seiner Behauptung sehr liebevoll zu sein, scheint er nicht wirklich eine liebende Person zu sein.

▶ Er hat das Symptom ›*Gewissenhaft in Kleinigkeiten*‹ (RG.32/II); als er gefragt wurde, was seine Frau über ihn sagen würde, antwortete er, ›ich bin sehr kleinlich bei Sauberkeit und Hygiene‹.

Sie werden sich auch erinnern daß er, als einer von Ihnen danach gefragt hat, wie er mit Geld umgehe, sagte, daß er peinlich genau sei und seit seiner Hochzeit die Buchführung für sein Einkommen und seine Ausgaben mache.

▶ Schließlich tauchte am Ende ein Symptom ›*Zweifelnd, an der Genesung*‹ (RG.79/II) auf, oder alternativ, ›*Verzweiflung, Genesung, an der*‹ (RG.63/II). Er glaubt nicht, daß er wegen seines hohen Cholesterinspiegels viel länger leben wird.

3.4 Repertorisation

- Das sind die Symptome, die wir repertorisieren müssen:
- ›Angst, Dunkeln, im‹ (RG.3/I)
- ›Schreckliche Begebenheiten, traurige Geschichten ergreifen sie tief‹ (RG.49/I)
- ›Selbstvertrauen, Mangel an‹ (RG.50/II)
- ›Gewissenhaft in Kleinigkeiten‹ (RG.32/II)
- ›Kopf, Schweiß, nur am Kopf‹ (RG.190/II
- ›Schlaf, Erwachen, schwierig‹ (RG.1045/I)

3.5 Verordnung

Calcium carbonicum 1M

Das ist die einzige Arznei, die alle Symptome abdeckt.

4. Patientin Frau E., 49 Jahre, verheiratet, keine Kinder

4.1 Anamnese

Dr. Detinis: »Sagen Sie mir bitte, weshalb Sie zu mir kommen.«

Patientin: »Ich habe jetzt seit fast fünf Jahren Arthritis. Vor fünf Jahren bekam ich schreckliche Schmerzen in der Hüfte, die schlimmer und schlimmer wurden. Ich ging zu einem Arzt und er überwies mich erst zum Röntgen und behandelte mich dann. Drei Jahre lang trug ich ein medizinisches Korsett und die Schmerzen gingen mehr oder weniger weg, aber sie kommen und gehen immer wieder. Ich habe Probleme mit den Knien, Ellenbogen, Händen und besonders mit den Fingern und dem Hals. Die Röntgenaufnahmen zeigten, daß da etwas mit meinem Hals, in der Lumbalregion und mit dem Steißbein nicht stimmt. Und vor ungefähr drei Wochen zeigte eine Röntgenaufnahme, daß ich auch in der anderen Hüfte eine Arthritis bekomme. Der Arzt sagt, daß alles schlechter wird, obwohl er mich so viele Male gesehen und mir so viele Medikamente gegeben hat. Im Moment wird eine Iontophorese durchgeführt, die besonders in der Hüfte den Schmerz ein wenig lindern hilft. Aber manchmal habe ich nicht einmal genügend Kraft in den Ellenbogen und Fingern, um Sachen aufzuheben. Wenn ich aufwache ist meine Hand normalerweise geschwollen – immer die linke. Manchmal habe ich schlimme Kopfschmerzen. Ich habe furchtbar viele Tranquilizer eingenommen und sie beruhigen mich, aber es geht niemals weg... ich habe auch Massagen bekommen... Deshalb sagte mir der Arzt, als ich ihn das letzte Mal gesehen hatte: ›Schauen Sie, ich weiß, wo Sie eine Behandlung bekommen können, die den Prozeß aufhalten wird, obwohl er schon sehr fortgeschritten ist. Versuchen Sie es und lassen Sie uns sehen, was sie zu sagen haben.‹«

Dr. Detinis: »Und gibt es noch irgendetwas anderes?«

Patientin: »Ja, gibt es. Ich hatte Laboruntersuchungen, die zeigten, daß mein Harnsäurespiegel ein bißchen hoch war und ich habe Medikamente genommen, um ihn zu senken.«

Dr. Detinis: »Können Sie sich erinnern, wie die Werte waren?«

Patientin: »Ungefähr sieben.«

Dr. Detinis: »Was haben Sie dafür genommen?«

Patientin: »Allopurinol. Ich habe eine Flasche mit 100 Tabletten fast aufgebraucht.«

Dr. Detinis: »Haben Sie die Werte mitgebracht?«

Patientin: »Nein, ich habe das nicht gewußt – ich hätte auch die Röntgenaufnahmen mitbringen können.«

Dr. Detinis: »Ich möchte, daß Sie aufhören die Tabletten zu nehmen und daß Sie mir die Laborwerte das nächste Mal mitbringen, wenn Sie mich sehen. Es ist keine gute Idee andere Medikamente zu nehmen, wenn Sie homöopathisch behandelt werden und auf alle Fälle hoffe ich in der Lage zu sein, den Harnsäurespiegel auf seinen normalen Wert zu senken. Was gibt es sonst noch? Haben Sie irgendwelche anderen Beschwerden?«

Patientin: »Nun, ich habe einen fast konstanten Schmerz und manchmal kann ich meine Arme nicht anheben. Bei der Arbeit kann ich mich nicht vorwärts beugen oder bücken. Ich kann mich nicht einmal anziehen, weil ich keine Kraft in den Armen habe. Ich bin die Chefsekretärin an zwei verschiedenen Schulen und ich verbringe den ganzen langen Tag im Büro. Ich bin fast die ganze Zeit an meinem Schreibtisch und manchmal, wenn ich für eine Stunde gesessen habe, kann ich kaum wieder aufstehen... besonders dann, wenn es mir sehr schlecht geht, denn normalerweise trifft es mich an der einen oder anderen Stelle, der Hüfte, den Ellenbogen oder dem Hals.«

Dr. Detinis: »An verschiedenen Stellen?«

Patientin: »Ja, an verschiedenen Stellen.«

Dr. Detinis: »Jedesmal an verschiedenen Stellen?«

Patientin: »Ich habe immer gesagt, daß es von einer Stelle zur anderen geht, denn manchmal schmerzt mein Hals ziemlich stark und manchmal sind es meine Ellenbogen oder meine Finger, der ganze Bereich von hier, was es mir manchmal schwer macht, Sachen aufzuheben (›*Schmerz, wandernd*‹ (RG.1182/II)).«

Dr. Detinis: »Haben Sie bemerkt, ob diese Schmerzen durch etwas besser oder schlechter werden?«

Patientin: »Ich glaube, es wird nur schlechter und schlechter weil...«

Dr. Detinis: »Ich meine besser nicht in dem Sinn von Verschwinden, aber nur eine gewisse Erleichterung.«

Patientin: »Es wird an einer Stelle besser und taucht an einer anderen auf.«

Dr. Detinis: »Solche Dinge wie Wetter zum Beispiel; hat die Jahreszeit oder irgendetwas anderes einen Einfluß?«

Patientin: »Ich habe bemerkt, daß die Schmerzen schlechter werden, wenn ich nervös bin. Feuchtigkeit ist sehr schlecht für mich ebenso ist es mit Kälte. Im Sommer bekomme ich niemals Schmerzen, aber in diesem Jahr war ich in einem sehr, sehr schlechten Zustand.«

Dr. Detinis: »Wenn Sie ›nervös‹ sagen, was meinen Sie damit genau?«

Patientin: »Wenn ich mich bei der Arbeit um etwas Wichtiges kümmern muß, etwas, das nicht korrekt getan wurde. Nichts schrecklich Wichtiges, nur Sachen, über die ich mir Sorgen mache oder die mich aufregen... Ich neige dazu, mir zu viele Sorgen zu machen über Dinge, die noch nicht erledigt sind oder, die ich in Ordnung bringen muß, weil jemand anderes sie nicht ordentlich gemacht hat. Dann werden die Schmerzen schlimmer.«

Dr. Detinis: »Sie meinen, Sie müssen die Arbeit von anderen Leuten machen?«

Patientin: »Genau.«

Ehemann: »Sie ist sehr gewissenhaft in der Erfüllung ihrer Pflichten und die Angestellten erledigen die Sachen nicht immer richtig oder rechtzeitig. Sie macht gewöhnlich keine Fehler, weil sie peinlich genau ist, und wenn etwas nicht dem Plan gemäß geht, ärgert sie sich und fühlt sich angespannt.«

Patientin: »Ja, ich bin verspannt, eine Zeit lang ging ich zu einer Masseurin. Es half mir sehr viel, denn wenn ich sehr angespannt bin, wird mein Nacken ganz knotig. Sie hat mir tatsächlich gezeigt, wo die Verspannungen im Nacken und diesem Teil des Rückens sind. Die Massagen bringen eine ganze Menge, weil sie mich entspannen. Ich sollte lernen, etwas mehr zu entspannen und nicht so verkrampft zu sein.«

Ehemann: »In diesem Sommer waren ihre Schmerzen viel stärker, denn sie war emotional sehr angespannt, da eine Verwandte von ihr im Sterben lag. Sie hatte sehr großen Kummer.«

Patientin: »Meine Füße und Beine waren stark geschwollen.«

Dr. Detinis: »Erzählen Sie mir über Ihre Verwandte.«

Patientin: »Sie war eine Tante von mir, die einen Schlaganfall erlitten hatte, eine alte Dame, die für mich fast wie eine Mutter war und der ich sehr nahe stand. Wir lebten zu dieser Zeit in Cordoba. Wir konnten nicht bei ihr bleiben und so mußten wir jedesmal, wenn wir sie besuchten, weit fahren.«

Dr. Detinis: »Wo lebte sie?«

Patientin »Sie lebte in Villa Maria. Das ganze Reisen verschlechterte meine Schmerzen so sehr, daß ich am Ende einfach nicht mehr gehen konnte.«

Dr. Detinis: »Wie hat sich die Situation sonst auf Sie ausgewirkt und warum?«

Patientin: »Es hat mich belastet, daß ich nicht die ganze mit ihr Zeit zusammen sein konnte, denn es war unmöglich. Das war es und das ganze Reisen, und diese Tatsache, daß ich einsehen mußte, daß nichts getan werden konnte, weil sie einen Schlaganfall hatte und jedesmal wenn wir sie gesehen haben war sie ...«

Ehemann: »Zu Anfang war das Wetter schrecklich heiß und dieser Ort ist hoch in den Bergen. Innerhalb einer Woche war sie sehr dehydriert und sie hatte eine Magen-Darm-Infektion, die sich über längere Zeit nicht besserte. Sie war ziemlich krank.«

Dr. Detinis: »Ich möchte, daß Sie all das erklären, da es uns helfen könnte, Sie besser zu verstehen. Ich werde Ihnen also Fragen stellen (sich an den Ehemann wendend), weil Sie uns mit Dingen helfen können, die Ihrer Frau nicht einfallen. Wie fühlten Sie sich in dieser Situation?«

Patientin: »Ich war sehr angespannt, sehr krank, sehr aufgeregt. Ich konnte in keiner Weise helfen. Ich konnte sehen, daß sich ihr Zustand jeden Tag verschlechterte und es gab nichts, was getan werden konnte; sie war 80 Jahre alt und lag im Sterben. An einem Punkt dachte ich, ich würde meinen Kopf verlieren ... ich war fürchterlich erregt ...«

Dr. Detinis: »Was genau empfanden Sie an dieser Situation so belastend?«

Patientin: »Ich konnte gar nichts tun, um zu helfen, abgesehen von finanzieller Hilfe, aber nicht wirklich ... (›*Gewissensangst, als ob eines Verbrechens schuldig*‹ (RG.4/II)). Der Arzt sagte, daß nichts getan werden konnte, um sie zu retten, daß sie im Sterben lag ... Wir versuchten alles, was wir konnten, für sie zu tun, und natürlich taten wir das, wir taten es, ich weiß, wir taten alles Menschenmögliche, alles was man für eine geliebte Person tun kann. Dieses ganze Reisen ... Sie starb im März, während wir hier in Buenos Aires waren. Es war während der Schulzeit und wir eilten dorthin, um bei ihr zu sein, aber es war zu spät.«

Dr. Detinis: »Sie waren nicht bei ihr?«

Patientin: »Nicht als sie starb, aber gleich danach ...«

Dr. Detinis: »Wie waren Ihre tiefsten Gefühle in bezug auf diese Situation? Sie sagten, diese Dame war wie eine Mutter für Sie gewesen.«

Patientin: »Sie hat mich von einem sehr frühen Alter an aufgezogen.«

Dr. Detinis: »Ich möchte, daß Sie uns gleich darüber berichten, aber zuerst möchte ich Sie nach etwas fragen, daß Sie beide, Sie und Ihr Mann, erwähnt haben. Sie sagten, daß Sie es am meisten mitgenommen hat, daß Sie nichts machen konnten, um ihr zu helfen. Gab es ein zugrundeliegendes Gefühl, über das Sie mir erzählen können?«

Patientin: »Nein, nein. Ich meinte, wir konnten sehen, daß sie im Sterben lag und wir achteten darauf, daß sie medizinisch betreut wurde, wir brachten sie in ein Krankenhaus und dann, als sie entlassen wurde, brachten wir sie in einem Pflegeheim unter, zahlten für alles, kümmerten uns um sie . . . Es war einfach der Kummer zu wissen, daß einfach nichts mehr für sie getan werden konnte.«

Dr. Detinis: »Aber warum stellen Sie das in Frage, ich verstehe nicht, warum Sie das bezweifeln.«

Patientin: »Ich habe das nicht in Frage gestellt, ich meinte nur, daß man sich so hilflos fühlt, wenn man sieht, daß man nicht helfen kann, so sehr man es auch versucht, egal wieviel . . .«

Dr. Detinis: »Aber haben Sie zu irgendeiner Zeit das Gefühl gehabt, daß Sie nicht alles getan haben, was Sie hätten tun können?«

Patientin: »Nein, nein, nein. Es war einfach der Kummer einen geliebten Menschen zu verlieren, den . . .«

Dr. Detinis: »Erzählen Sie mir über sich, Ihre Kindheit, ob Sie Geschwister haben. Erzählen Sie mir über Ihren Vater und Mutter, über diese Tante, die wie eine Mutter für Sie war.«

Patientin: »Sie war die älteste Schwester meiner Mutter. Meine Eltern haben sich getrennt, als ich sehr klein war. Sie war meine Patentante und nahm mich in ihre Pflege. Sie hatte keine Kinder und sie behandelte mich für viele Jahre wie eine Tochter. Später trennten uns die Umstände für eine ziemlich lange Zeit und ich konnte sie nur zu seltenen Gelegenheiten sehen. Ich heiratete vor fast fünf Jahren und dann sah ich sie öfter, mein Mann kam immer mit. Wir versuchten, so oft wie möglich bei ihr zu sein und sie war immer überglücklich, uns zu sehen.«

Ehemann: »Ich möchte etwas hinzufügen, das recht wichtig ist. Als diese Dame meine Frau in ihre Pflege nahm, lebte sie in recht guten Verhältnissen. Sie war mit einem Geschäftsmann verheiratet und so waren ihre Lebensumstände sehr gut, sehr unterschiedlich zu denen, die sie als Kind in Villa Maria kannte, wo ihre Eltern Bauern waren... Aber in einem Sommer, als sie zusammen in Necochea im Urlaub waren, starb ihr Ehemann plötzlich an einem Herzschlag. Ich glaube, daß das eine tiefgehende Wirkung auf meine Frau hatte – sie fühlte sich hilflos und alleine. Soweit ich sehe, war die Sorge, die sie für ihre Tante empfand, eine natürliche Reaktion, eine tief empfundene Angst vor der Zukunft und dem, was sie bringen wird. So wird sie heute, immer wenn sie mit einem Problem oder einer Situation umzugehen hat, angespannt und nervös. Der Tod ihrer Tante ist ein hervorragendes Beispiel, aber es ist nicht das einzige. Zum Beispiel, kürzlich passierte etwas in der Schule, was sie in eine Nervenkrise brachte, daß sie sich krank schreiben lassen mußte.«

Dr. Detinis: »Darf ich Sie unterbrechen? Was Sie mir gerade gesagt haben ist sehr wertvoll, aber es ist wesentlich, daß Ihre Frau uns diese Dinge mit ihren eigenen Worten erzählt.«

Ehemann: »Etwas hat sie außerordentlich aufgeregt ...«

Patientin: »Es gab einigen Ärger in der Schule, ich mußte einen offiziellen Bericht über das ganze Problem verfassen. Es verschlechterte meinen Zustand, daß ich viele Dinge sagen mußte, durch die ich mich sehr schlecht, sehr angespannt und erregt fühlte... Ich habe meine Pflicht getan, was man natürlich muß, aber ich habe immer Angst. Manchmal befürchte ich, daß mir etwas zustoßen könnte, oder er könnte ausgehen und wenn er dann nicht pünktlich nach Hause kommt, fürchte ich, daß ihm etwas zugestoßen sein könnte... Da ist immer dieses Gefühl von Ängstlichkeit, von Hilflosigkeit, Angst, daß mir oder ihm etwas passieren könnte... (›*Furcht, ereignen, etwas wird sich*‹ (RG.24/I)).«

Dr. Detinis: »Fürchten Sie, daß Ihnen etwas zustoßen könnte?«

Patientin: »Im allgemeinen sorge ich mich mehr um ihn als um mich. Wenn er das Haus verläßt, sage ich ihm immer, immer wieder, daß er auf sich acht geben soll und wenn er zu spät kommt, sorge ich mich, daß ihm etwas passiert sein könnte. Es ist eine natürliche Reaktion, ich sorge mich immer, daß was passieren könnte...«

Dr. Detinis: »Können Sie es etwas genauer beschreiben?«

Patientin: »Ich sorge mich, daß uns etwas zustoßen könnte, ihm oder mir.«

Dr. Detinis: »In welcher Art?«

Patientin: »Etwas... ich weiß nicht! Wir sind noch nicht lange verheiratet und ich hab immer diese Angst, daß ihm oder mir etwas zustoßen könnte, und er allein gelassen wäre... ich sorge mich oft darum.«

230

Dr. Detinis: »In bezug auf was, einen Unfall, Ihre Gesundheit?«

Patientin: »Nun, zum Beispiel es gibt eine Menge Dinge, die ich am Haus tun sollte, die ich nicht tun kann. Unglücklicherweise bin ich von der Frau abhängig, die kommt und die Hausarbeit für mich macht. Ich kann die Böden nicht wischen oder die Wäsche waschen. Mein Mann unterstützt mich sehr, aber ich bin immer so ängstlich und fürchte, für ihn eines Tages nicht mehr nützlich zu sein. Einer der ersten Ärzte, die mich behandelten, sagte mir, daß ich wohlmöglich in einem Rollstuhl geendet hätte, wäre ich nicht zu ihm gekommen. Das versetzte mir einen ziemlichen Schock, wie Sie sich vorstellen können. Das war, als ich das Korsett tragen mußte, aber nach zwei Jahren nahmen sie es ab, weil ich es nicht mehr ausgehalten habe.«

Dr. Detinis: »Erzählen Sie weiter, Sie machen das sehr gut. Sehen Sie, obwohl Ihr Mann uns all das erzählen könnte, das wichtigste ist das, was Sie fühlen, nicht das wovon jemand glaubt, daß Sie es fühlen. Sie haben vielleicht eine andere Meinung als Ihr Mann von Ihnen hat. Vergessen Sie die Worte, die er benutzt, welche wahrscheinlich sowieso Ihre gewesen wären. Ich möchte, daß Sie uns weiter von Ihrer Kindheit erzählen. Sie erwähnten die Tatsache, daß Ihre Eltern sich trennten, als Sie sehr jung waren. Wie alt waren Sie damals?«

Patientin: »Ich denke, meine Eltern trennten sich . . . eigentlich erinnere ich nicht wann, es war meine Tante, die es mir gesagt hat. Ich glaube, ich war ungefähr 18 Monate alt. Meine Mutter und mein Vater trennten sich und sie hatte das Sorgerecht.«

Dr. Detinis: »Sind Sie nicht zu Ihrer Tante gegangen?«

Patientin: »Sie trennten sich und meine Tante sah, daß wir alleine waren und da sie meine Patentante war, nahm sie mich bei sich auf. Meine Schwester blieb bei meiner Mutter und ich ging zu meiner Tante.«

Dr. Detinis: »Ist Ihre Schwester älter oder jünger als Sie?«

Patientin: »Sie ist 53 Jahre, vier Jahre älter als ich. Wir trennten uns und für eine lange Zeit sahen wir uns nicht wieder.«

Dr. Detinis: »Auf wen bezieht sich das?«

Patientin: »Auf meine Mutter und meine Schwester.«

Dr. Detinis: »Wie alt waren Sie dann?«

Patientin: »Ich sah weder meine Mutter noch meine Schwester von ungefähr eineinhalb Jahren bis ich vierzehn Jahre alt war, während ich bei meiner Tante lebte. Dann . . .«

Dr. Detinis: »Warum haben Sie Ihre Mutter für so lange Zeit nicht gesehen?«

Patientin: »Die Schwestern – also meine Mutter und meine Tante – brachen ihre Beziehung ab. Ich weiß nicht warum, es war, als meine Mutter und mein Vater sich gerade getrennt hatten . . . ich glaube, daß meine Tante kam und uns sah, wir waren zwei kleine Mädchen und sie nahm mich mit zu sich und hat mich nie wieder in das Haus meiner Mutter zurückgebracht, und ich bin von mir aus nie zurückgegangen, nun, ich war nur ein kleines Mädchen. So war es. Im Alter von 14 Jahren bin ich in ein Kloster gegangen.«

Dr. Detinis: »Wann haben Sie Ihre Mutter wieder gesehen?«

Patientin: »Nun, ich sah meine Mutter an dem Tag, als ich ins Kloster gegangen bin. Also, an dem Tag, an dem ich eingekleidet wurde . . . Es war folgendermaßen: während ich Novizin war, hatte ich nur mit meiner Tante Kontakt. Eines Tages mußte ich mir irgendwelche Unterlagen besorgen, und ich schrieb wegen meiner Geburtsurkunde an die Meldebehörde, aber aus irgend einem Grund wurde sie an meine Schwester geschickt. Deshalb schrieb ich meiner Tante, mit der ich in Kontakt war und sie sagte mir, ›Deine Mutter lebt mit Deiner Schwester in Villa Maria‹. So habe ich ihre Adresse herausgefunden und ich schrieb meiner Mutter, daß ich in einer Klosterschule bin und daß ich im Dezember das Gelübde ablegen werde und daß ich sie gerne sehen würde. Aber sie hat nicht geantwortet und ich wußte nicht, ob sie kommen würde oder nicht. Nach der Zeremonie soll jeder seine Familie begrüßen. Ich wußte nicht, ob jemand außer meiner Tante da sein würde . . . Aber ich sah mich im Kloster um und plötzlich hörte ich meine Mutter nach mir rufen und dann war sie wieder bei mir . . . ich war vierzehn Jahre alt. Und wir sahen uns alle wieder; sie kamen immer, um mich zu besuchen . . . und zu den wenigen Gelegenheiten, an denen ich die Erlaubnis hatte, daß Kloster zu verlassen, habe ich sie besucht. Ich bin dann meiner Mutter und auch meiner Schwester sehr nahe gekommen; sie heiratete kam hierher nach Buenos Aires und hat Kinder. Ich verließ das Kloster 1974.«

Dr. Detinis: »Warum sind Sie Nonne geworden?«

Patientin: »Warum? Ich weiß es wirklich nicht . . . Ich denke, daß ich zu diesem Zeitpunkt wirklich glaubte, daß es meine Berufung war. Als Nonne schaffte ich, eine Menge Dinge mit viel Begeisterung und viel Liebe zu tun, denn wenn ich etwas mache, dann von ganzem Herzen – deswegen sorge und leide ich so viel. Ich machte die Lehrerausbildung in Spanisch und Literatur und habe mich dem vollständig gewidmet. Ich war Klassenlehrerin, Kindergärtnerin und ich habe viele unterschiedliche Fächer unterrichtet, bevor ich die Ausbildung beendet habe, und mich spezialisieren mußte. Ich wurde Rektorin einer Realschule und Schulleiterin einer Grundschule... ein bißchen von allem. Aber bald merkte ich, daß viele Sachen nicht tatsächlich so waren, wie sie meiner Meinung eigentlich sein sollten und schließlich kam ich an den Punkt, an dem ich nicht mehr das Leben lebte, das ich leben wollte. Da gab es viele Sachen, die ich als Autoritätsperson, machen mußte, viele Sachen, die ich nicht mit meiner eigenen Natur in Einklang bringen konnte. Wenn man in einer Autoritätsposition ist, muß man sich ums Personal kümmern, muß versuchen, jeden Standpunkt zu sehen. Zum Beispiel habe ich die Genugtuung Frauen zu treffen, die jetzt Lehrerinnen sind, welche ich noch aus der Zeit kenne, als sie ihre Ausbildung bei mir machten. Ich bin immer sehr gut mit Menschen ausgekommen, die unter mir standen – mit meinen Kolleginnen, selbst wenn ich eine Führungsposition inne hatte. Dennoch konnte ich zu dieser Zeit nicht alles klar erkennen, und es gab eine Menge Ungerechtigkeiten bei der Arbeit, mit denen ich mich nicht abfinden konnte (›*Entrüstung*‹ (RG.18/I)).

Ich habe immer Angst gehabt, das Kloster zu verlassen; da es im religiösen Leben einen Prozeß der Entwicklung gibt, aber jetzt, da ich die Dinge mit Abstand betrachte, merke ich, daß es nicht so ist, weil das Leben Gottes, das Leben eines Christen, das Leben eines Menschen, der an Gott glaubt und der die Nähe anderer Menschen sucht, dieses Leben ist mehr als das... es ist nicht so voller Verbote, tu dies nicht und jenes nicht und das auch nicht; und die Ungerechtigkeit und der Mangel an Nächstenliebe im Kloster waren nicht auszuhalten (›*Entrüstung*‹). Es gab viele Ungerechtigkeiten und sehr viele Mißverständnisse und ich merkte, daß ich so nicht weiter machen konnte. Und nun habe ich ein Zuhause, einen Ehemann und ein Haus, um das ich mich kümmern muß, ich kann sehen, daß das Leben als Laie auch voller Opfer und Anstrengungen ist und voll von Liebe, und daß es auch viele tugendhafte Menschen unter den Laien gibt.

Ich sah das, begann zu verstehen und sagte, ›Gut, ob ich das Kloster verlasse oder nicht, ich will mir gegenüber ehrlicher und ein besserer Mensch sein und mein Leben wird realer sein, weil ich nicht mag was ich hier mache.‹ Ich hatte immer Angst vor dem Ausscheiden und versuchte, diese Angst zu beschwichtigen, indem ich schaute, was mich in meinem Beruf als Schulleiterin ausfüllte. Als Lehrerin versuchte ich immer, etwas zu organisieren, etwas zu tun. Ich glaube, ich mußte das tun, um die leise Stimme zum schweigen zu bringen, die mir immer wieder sagte, ›Du kannst hier nicht bleiben‹, weil ich mit mir nicht im Einklang war; aber ich hatte Angst, mich dem Leben zu stellen. Und ich erinnere, daß ich in den ersten paar Monaten, nachdem ich das Kloster verlassen hatte, dachte, daß jeder mich die ganze Zeit anschauen würde, daß jeder wüßte, daß ich eine Nonne war und ich litt sehr viel. Aber diejenigen, die mich kannten, die mich willkommen hießen, die zu mir standen, als ich Nonne war und die mich jetzt als eine der Laien sahen und später als verheiratete Frau, mochten mich sehr und erinnerten sich meiner mit viel Liebe, nachdem ich das Kloster verlassen hatte.

Ich mußte eine sehr große Angst überwinden, aber als sich eine Gelegenheit ergab – ich möchte damit nicht sagen, daß ich ein Opportunist bin, ich glaube, daß Gott mir die Chance zum Ausstieg gab – habe ich sie ergriffen. Es gab in der Schwesternschaft, der ich angehörte, eine ernste Krise und sie hat sich aufgelöst. So sagte ich. ›Gut, das ist meine Chance‹ und hatte dann die Kraft zu sagen, ›Ich werde den Orden verlassen‹ und so habe ich es gemacht. Es war für mich sehr schwer, weil ich viele langfristige Pläne aufgeben mußte. So sehr, daß ich obwohl ich nun darüber hinweg bin, bis vor kurzem immer wieder davon geträumt habe, daß ich noch eine Nonne sei und daß ich ohne Schuhe mit einer leeren Tasche laufe und laufe . . . ich träumte das viele Male; ich glaube, daß ist ein Weg, sich von all dem zu befreien. Jetzt habe ich diesen Traum nicht mehr oft, aber zuerst . . . Es war ein großer Kampf, zu gehen; weil es natürlich viel leichter ist, zu bleiben und in einem Kloster ein bequemes Leben zu führen, aber dafür eine Menge Dinge zu akzeptieren, und alles versorgt zu wissen, weil alles für dich vorhanden ist, sich dann aber dem Leben zu stellen und zu sagen, ›Ich gehe‹ und dann eine Arbeit suchen zu müssen.

Ich habe Monate und Monate damit verbracht, eine Arbeit zu suchen, an eine Tür nach der anderen geklopft, aber obwohl ich qualifiziert war, konnte ich nichts finden, weil mich niemand kannte, und ich keine entsprechende Position inne hatte. Ich hatte nur an privaten Schulen unterrichtet, das zählte aber nicht, als ich mich bei staatlichen Schulen bewarb. Es war sehr schwierig! Mein Mann half mir ziemlich viel, ich schulde ihm alles, was ich jetzt habe. Es ereigneten sich viele günstige Zufälle, wahrscheinlich war dieser Zustand von Sorgen, von Angst und Hilflosigkeit . . . ich hatte Angst zu gehen, weil ich Angst vor dem Leben hatte, was sollte ich alleine mit dem Leben anfangen?

Dann war es ein großer Kampf zu heiraten, es war schrecklich schwer, nicht wegen meines Mannes . . . Denn als ich ging mußte ich eine Bleibe finden, ich konnte nirgendwohin gehen, ich hatte keine . . . ich wollten nicht in einer Pension bleiben. Ich war wirklich alleine. Ich war für so lange Zeit von meiner Schwester getrennt, daß ich nicht dieselbe Beziehung zu ihr habe wie sie zwei Schwestern, die zusammen aufgewachsen sind, gehabt hätten. Ich bedaure, daß ich zu meiner Schwester keine normale und natürliche Beziehung habe, wie ich meinem Mann schon oft gesagt habe. Ich liebe sie sehr und wir uns sehen, wir besuchen uns gegenseitig, aber da ist nicht viel . . . ich glaube, das ist der Grund. Als ich ging, hätte ich sagen können: ›Ich gehe und bleibe mit meiner Schwester‹, aber mein Leben im Kloster hatte uns getrennt, hat uns auseinandergerissen. Ich war fast 20 Jahre eine Nonne, also können Sie sich vorstellen, daß ich eine ganze Menge durchmachte . . . und als ich ging, konnte ich nirgends hingehen. Ich bekam einen Raum in einem Haus mit zwei alten Jungfern und ihrem Dienstmädchen angeboten. Eine dieser Schwestern arbeitete in der Schule, in der ich Schulleiterin war, und sie erkannte meine Lage und sagte, ›Kommen Sie und bleiben Sie bei uns, bis Sie etwas finden‹. Ich blieb bei ihnen bis ich anfing, eine Stelle zu suchen, zwei sehr angenehme Jahre. Dann merkte ich, daß mich davon trennen mußte, weil ich nicht den Rest meines Lebens dort verbringen konnte. Und ich glaube, daß ich im geheimen ein Zuhause und jemanden haben wollte, mit dem ich den Rest meines Lebens verbringen konnte. Als Nonne – mir wird das jetzt klar, wo ich älter bin – war ich allen Mädchen eine Freundin, ich hatte Spaß daran Mädchengruppen zu unterrichten . . . und sie fragten mich, ›Wollen Sie nicht heiraten und eine Familie haben?‹ Und ich sagte gewöhnlich, ›Nein das möchte ich nicht, ich habe mich dagegen entschieden als ich Nonne wurde.‹ Aber ich merke jetzt, da ich verheiratet bin und ein Zuhause habe (und obwohl wir keine Kinder haben, sind wir sehr glücklich), ich begreife jetzt, daß es vielleicht das war, was ich die ganze Zeit brauchte . . . ich hätte heiraten sollen, anstatt ins Kloster zu gehen.«

Dr. Detinis: »Warum sind Sie also ins Kloster gegangen?«

Patientin: »Nun, weil sich die Dinge eben so entwickelt haben. Als meine Tante ihren Mann verloren hatte, ist sie in ein Witwenstift gegangen und hat mich in eine Schule, in ein Internat gegeben. Ich war noch ein kleines Mädchen. Und nun, ich fragte mich, wohin ich nach dem Schulabschluß gehen würde . . . meine Tante hatte . . . sie war die einzige Person, die ich hatte, ich hatte meine Mutter nicht gesehen, hatte keinen Kontakt zu ihr; der einzige Mensch in meinem Leben war meine Tante. Meine Tante ging ins Kloster . . . ich glaube es müssen diese ganzen Sachen gewesen sein, und ich war noch ein kleines Mädchen zu dieser Zeit . . . Deshalb entschloß ich mich, auch Nonne zu werden . . . und von da an fügte sich alles. Ich erfuhr von meiner Tante, daß mein Vater in Ballesteros lebte und an einer chronischen Myocarditis litt, daß er Rheumatismus hatte und kaum laufen konnte. Er arbeitete auf dem Land, hatte seinen eigenen kleinen Landbesitz . . . Er mußte selbst bei jedem schlechten Wetter arbeiten und das hat seine Gesundheit ruiniert. Ich fand heraus, wo er war und schrieb ihm und natürlich bat er mich, zu ihm zu kommen und ihn zu treffen, aber als Novizin war es uns nicht erlaubt, daß Kloster zu verlassen, man mußte warten bis man sein Gelübde abgelegt hatte, bevor man die Erlaubnis bekam, auszugehen. Er schrieb mir, ich schrieb zurück, wir begannen eine Korrespondenz. Er lebte mit seiner älteren Schwester, die zwei Kinder hatte; er konnte nicht länger schreiben, weil seine Hände so sehr zitterten ... Und dann schrieb mir seine Schwester und bat mich zu kommen und sie zu besuchen.

Einen Tag, nachdem ich das Gelübde abgelegt hatte, sagte mir die Oberin, daß ich eine Schwester auf einer Reise nach Villa Maria, welches recht nah bei Ballesteros liegt, begleiten soll. Dann sagte sie, ›Hör zu, du sollst eigentlich nicht dahin gehen, aber da die beiden Städte nicht weit voneinander entfernt sind, nimm den Bus mit ihr, besuche deinen Vater und komme dann direkt zurück.‹ Nun so habe ich meinen Vater gesehen, was im Grunde das erste Mal war, da ich ihn nicht gesehen hatte, seit sich meine Eltern getrennt hatten als ich gerade ein Jahr alt war. Er war sehr krank, so sehr, daß ich seiner Schwester sagte, ›Schau, wenn sich sein Zustand verschlechtert, benachrichtige mich im Kloster, weil ich glaube, daß ich unter diesen Umständen die Erlaubnis bekäme, ihn wiederzusehen.‹ Das war am 25. Mai. Am 8. Juni erhielt ich ein Telegramm: ›Vater ernsthaft krank, komme sofort.‹ Mutter Oberin händigte mir das Telegramm aus und sagte, ›Geh, schnell!‹ Jemand begleitete mich. Als ich ankam, war mein Vater bereits gestorben. Aber wenigstens hatte ich noch einmal die Gelegenheit gehabt, ihn wiederzusehen.«

Dr. Detinis: »Und Ihr Adoptivvater?«

Patientin: »Der Mann meiner Tante? Er starb viele Jahre vorher in Necochea, als ich vier Jahre alt war. Meine Tante war meine Patentante und ihr Mann mein Patenonkel. Er starb am Strand in Necochea als ich vier Jahre alt war. Ich war in den Zwanzigern, als mein Vater starb und hatte kurz vorher mein Gelübde abgelegt.«

Dr. Detinis: »Ich war beeindruckt darüber, was Ihr Mann sagte wie sehr Sie durch den Tod von ... betroffen waren, wer war es?«

Patientin: »Das war derselbe Mann, mein Onkel. Er starb am Strand und meine Tante und ich lebten für viele Jahre alleine. Dann, als ich vierzehn war, gab sie mich in eine Schule und trat in ein Kloster für Witwen ein und ich blieb in der Schule, bis ich auch in ein Kloster eintrat.«

Dr. Detinis: »Wie fühlten Sie sich, als Ihre Tante Sie in das Internat schickte?«

Patientin: »Ich weiß nicht, was ich zu dieser Zeit fühlte, ich weiß nicht ich habe keine bestimmten Erinnerungen daran. Aber als ich einmal dort war, wollte ich es nie wieder verlassen, weil ich mich fürchterlich fühlte, schrecklich, ich dachte nicht, daß ich alleine zurecht kommen würde ... deswegen blieb ich und versuchte das beste als Nonne daraus zu machen, sodaß ich wenigstens, falls ich ging die Genugtuung haben würde, zu wissen, daß ich mit viel Enthusiasmus gearbeitet habe, mit viel Liebe und großer Opferbereitschaft.«

Dr. Detinis: »Was war die schlimmste Zeit in Ihrem Leben?«

Patientin: »Da gab es so vieles! Es passierten so viele Sachen als ich eine Nonne war. Und als meine Tante und ich alleinegelassen waren, sie war ziemlich wohlhabend. Aber sie hatte keine Arbeit und da ich bei ihr aufwuchs, ging ihr langsam das Geld aus. Obwohl ich noch ein Kind war erinnere ich mich, daß sie jedes Mal zu der Bank ging bis sie eines Tages wiederkam und sagte, ›Das ist es, es gibt kein Geld mehr‹. Ich war schrecklich aufgeregt und fühlte mich furchtbar; vielleicht kommt das Gefühl von Hilflosigkeit daher (›*Angst, Zukunft, um die*‹ (RG.6/I)). Dann trat sie dieser Schwesternschaft von Witwen bei und brachte mich ins Internat. Wenn man in ein Kloster eintritt, muß man eine Mitgift beisteuern, natürlich hatte ich keine und während ich dort war, wurde ich oft daran erinnert; ich war immer diejenige, die keine Mitgift beigesteuert hatte, und als ich ging, hatte ich keinen Pfennig für mich.«

Dr. Detinis: »Lassen Sie uns für einen Moment zum Anfang unseres Gespräches zurückkehren. Sie scheinen gemischte Gefühle zu haben über die Tatsache, daß Ihre Rolle, insoweit Sie sie beschrieben haben, immer die einer Rektorin oder Schulleiterin gewesen ist und daß Sie immer für andere Menschen verantwortlich gewesen sind. Es scheint dort einen Konflikt zu geben.«

Patientin: »Meinen Sie, daß ich bestimmte Sachen nicht akzeptiert habe? Nun, ich kann Ihnen ein Beispiel nennen. So konnte ich die Tatsache nicht akzeptieren, daß die Angestellten nicht bezahlt wurden, sobald das Geld eingetroffen war. Natürlich war die Regelung der finanziellen Angelegenheiten nicht meine Aufgabe, ich habe niemals einen Pfennig in bar bekommen, weil alles direkt in den Klosterfond ging. Aber ich konnte nicht verstehen warum, sobald die Gehälter eingetroffen waren, das ganze Personal zu mir kam, weil ich die Schulleiterin war . . . denn sie hatten alle Kinder und Männer und Rechnungen zu zahlen und Dinge zu kaufen, und sie kamen um zu fragen ›Hey, wann bekommen wir unser Geld?‹ und ich wußte, daß das Geld schon angekommen war und ich mußte mir alle möglichen Ausreden einfallen lassen, warum das Geld noch nicht ausgezahlt werden konnte, aber es konnte nur deshalb nicht ausgezahlt werden, weil es ein Hindernis gab. Und das war typisch. In gewisser Weise zwangen sie mich, ganz unerbittlich mit dem Personal zu sein und ich konnte das nicht, weil ich eine sehr herzliche Beziehung zu ihnen und auch zu den Schülern aufgebaut hatte, und das verursachte eine Menge Reibereien. Dennoch schätzte ich eine Menge Sachen, und erreichte vieles, das gut und schön war, was mir eine große Befriedigung verschaffte und woran ich sogar noch heute gerne zurückdenke. Vielleicht verursachte das die Probleme im Kloster – jemand sah, daß ich zufrieden und erfolgreich war, fühlte sich verärgert und entschloß sich, mir Schwierigkeiten zu bereiten. Das passierte oft. Wann immer ich etwas Lohnendes machte oder etwas erreichte oder jemanden in der Schule veranlassen konnte, etwas zu tun, schien immer jemand in der Schwesternschaft etwas gegen mich zu sagen oder zu tun und dann dachte ich, ›Ich kann einfach nicht mehr so weiter machen‹.«

Dr. Detinis: »Sie sagten, daß Sie manchmal Schmerzen haben, wenn bei der Arbeit etwas schief geht. Bezogen Sie sich dabei auf diese Angelegenheiten mit dem Geld?«

Patientin: »Nein, das war davor. Ich arbeite jetzt als Sekretärin; wenn jetzt zum Beispiel etwas bis zum Ende des Monats abgeschlossen sein soll, habe ich es gerne, wenn die ganzen Daten bis zum 26. oder 27. vorliegen, sodaß alles in Ruhe behandelt werden kann. Aber wenn die Angestellten, die mir bei diesen verschiedenen Aufgaben helfen, die Fakten oder Termine oder was auch immer nachschlagen müssen, ihre Arbeit nicht ordentlich machen, fühle ich mich furchtbar. Aber das ist dieser enorme Sinn für Verantwortung, den man hat... es ist zu viel... ich glaube, daß diese Sachen... ich glaube, daß dadurch das Unbehagen im Kloster verursacht wurde, zumal ich glaube, daß es möglich ist Dinge zu bearbeiten, ohne die Gefühle von jemandem zu verletzten. Im Gegenteil, wenn jeder glücklich ist, werden Sachen ordentlich erledigt.«

Dr. Detinis: »Gab es aus diesem Grund Konflikte?«

Patientin: »Es gibt immer noch welche.«

Dr. Detinis: »Diskussionen?«

Patientin: »Auch Diskussionen. Manchmal versuche ich, die Dinge meinem Mann zu überlassen, der Rektor der Schule ist. Ich bin die Schulsekretärin und nicht seine persönliche Sekretärin; und wenn ich manchmal sehe, daß es dort Sachen gibt, die Konflikte zwischen mir und dem Personal verursachen könnten, überlasse ich sie ihm. Manchmal glauben die Angestellten, daß unzumutbare Anforderungen an sie gestellt würden, obwohl es vielmehr so ist, daß sie ihre Arbeit nicht ordentlich machen wollen. Eine Möglichkeit für mich das Problem zu umgehen, ist es, die Angelegenheiten meinem Mann zu überlassen.«

Dr. Detinis: »Können Sie mir irgendetwas anderes über ihren Charakter erzählen? Wie sind Sie, wie würden Sie sich selbst definieren?«

Patientin: »Ich bin zänkisch. Ich gehöre nicht zu den Menschen, die sich mit einer Sache abfinden und ihren Mund halten, aber wenn die Dinge über einen bestimmten Punkt hinaus gehen, explodiere ich wirklich. Manchmal – nein, meistens – wenn mir etwas an die Nerven geht oder ich augenblicklich verärgert bin, bedaure ich das für den Rest der Woche und versuche verzweifelt, mich mit dieser Person, die mich veranlaßte meine Stimme so ein bißchen zu erheben, wieder zu vertragen, weil ich eigentlich recht gutmütig bin. Ich versuche das normalerweise – mein Mann wird Ihnen das bestätigen – ich bin normalerweise ziemlich sanftmütig, aber wenn ich in bestimmte Situationen gerate, wo ich . . . gewöhnlich bin ich gutmütig und sanft. Ich habe immer Mitgefühl mit Menschen, die weniger glücklich dran sind als ich, ich bin dann in der Lage, alles für andere zu tun. Ich erzähle Ihnen das, weil es einer meiner Fehler ist, manchmal nehme ich mir ihre Probleme so zu Herzen, daß es mich krank macht (›Milde‹ (RG.40/II), ›Mitfühlend, mitleidig‹ (RG.41/I)).«

Dr. Detinis: »Bitte erzählen Sie mir mehr.«

Patientin: »Nun, ich weiß nicht! Ich habe oft kranke Menschen gepflegt, Nonnen, die krank waren. Oft litten sie an Krebs, sie konnten nicht mehr sprechen und in den letzten Nächten habe ich mit ihnen gewacht mit ihnen gewartet und ihnen feuchte Tücher auf ihre ausgetrockneten Lippen gelegt. Da gab es auch Laien, Mütter von Lehrern der Schule. An den Tagen der Agonie blieb ich an ihrer Seite. Manchmal gab ich ihnen was ich hatte, wenn sie es nötiger brauchten als ich, aber ich hatte immer die Unterstützung meines Mannes, weil er auch so ist. Als meine Freunde zum Beispiel finanzielle Probleme hatten, gab ich ihnen einen kleinen Korb voller Sachen, damit sie bis zum Ende des Monats ihr Auskommen hatten.«

Dr. Detinis: »Und gibt es irgendetwas anderes, das Sie bewegt, wenn Sie Menschen betrachten, die Sie nicht persönlich kennen?«

Patientin: »Oh, ja, dieses Leiden der Menschheit, all diese Prozesse und Tribunale, die unsere Brüder und Schwestern durchmachen müssen . . . bereits ein Blick in die Zeitung macht mich krank. Man fühlt sich so hilflos, weil es nichts gibt, was man dagegen tun kann. Ich bin empfindlich bei allen diesen Dingen, ich glaube, man sollte manchmal die Dinge einfach sein lassen, sonst ist das eigene Leben voll dieser Konflikte.«

Dr. Detinis: »Was meinen Sie?«

Patientin: »Nun, offensichtlich habe ich manchmal das Gefühl, daß es besser wäre, wenn ich ein bißchen gleichgültiger sein könnte. Andere sagen, daß man die Dinge so akzeptieren muß wie sie sind.«

Dr. Detinis: »Was können Sie sonst noch über Ihren Charakter erzählen?«

Patientin: »Unehrlichkeit mag ich nicht, ich kann es nicht ertragen, wenn Menschen mich anlügen! Es passiert mir bei der Arbeit, nicht mit meinem Mann, ich arbeite auch an einer anderen Schule. Und man sieht so viele Sachen. Ich bin auch die Sekretärin an einer anderen Schule und viele Papiere gehen über meinen Schreibtisch. Manchmal habe ich ein Dokument vorbereitet und bitte jemanden, es wegzuschicken und dann frage ich nach zehn Tagen, ob es rausgegangen ist, und sie sagen, ja natürlich, und drei oder vier Tage später öffne ich einen Schrank und sehe, daß es immer noch da ist . . . Das regt mich wirklich auf, ich kann Menschen nicht ausstehen, die unehrlich oder unfair sind, Menschen, die dir predigen, die dir endlos über Gerechtigkeit und Barmherzigkeit erzählen, die sich insgesamt aber in gegensätzlicher Weise verhalten (›*Entrüstung*‹).«

Dr. Detinis: »Sind Sie eine liebevolle Person?«

Patientin: »Ja, das bin ich. Ich habe nicht viele Freunde – mein Freund in allen Dingen ist mein Mann – aber diese wenigen sind Freunde, die da waren, als ich sie brauchte oder wenn sie mich brauchten und die auch in Zeiten der Freude zu mir kamen. Ich sehe sie nicht viel, weil unsere Arbeit uns nicht viel Zeit für ein geselliges Leben läßt. Wir sind den ganzen Tag in der Schule und wir kommen spät in der Nacht nach Hause und Sonnabends und Sonntags gibt es viele Treffen und Verpflichtungen in der Schule und Sachen, die im Haus zu erledigen sind, so . . .«

Dr. Detinis: »Ist Ihre Frau eine liebevolle Person?«

Ehemann: »Meine Frau ist sehr liebevoll und sanft, sie war erst kürzlich sehr lieb zu mir. Sie versucht immer, mich glücklich zu machen und mir das Gefühl zu geben, umsorgt zu sein. Wenn ich eine Krawatte, ein Hemd oder ein Paar Hosen kaufe, hält sie die Sachen immer absolut in Ordnung. Sie mag, wenn ich gepflegt aussehe, in der Schule setzt sie sich immer für mich ein und sorgt sich, wenn es Probleme mit den Angestellten oder den Schülern gibt. Ich glaube, daß sie sich aus Sorge um mich über Kleinigkeiten aufregt, die nichts mit unserer Beziehung zu tun haben. Sie ist sehr gefühlsbetont und verwöhnt mich ohne Ende.«

Dr. Detinis: »Und wie gehen Sie mit Kindern um?«

Patientin: »Ich mag auch Kinder und sage das, weil ich ihnen im Kindergarten, in der Grund- und Realschule Unterricht gab. Ich unterrichtete auch Spanisch und Literatur in der Abendschule für Erwachsene und das war auch sehr schön. Es hat mir sehr gefallen, aber dann kam vor ungefähr fünf Jahren der Punkt, an dem ich mich plötzlich ziemlich erschöpft fühlte. Ich arbeitete morgens, nachmittags und abends, meine Stimme war heiser und ich kam gewöhnlich viertel vor zwölf nach Hause und konnte kaum noch sprechen. Ich habe immer weiter gemacht, ich mußte weiterarbeiten, weil ich einfach nicht aufhören konnte bis ich mir sagte, daß ich das nicht mehr so mitmachen kann. Ich verlor meine Stimme, weil ich so viel zu den Kindern gesprochen habe. Aber ich habe wunderschöne Erinnerungen an sie und an die Kleinkinder in der Kinderkrippe. Ich glaube, daß ich ziemlich erschöpft war und es tat meinem Hals überhaupt nicht gut.«

Dr. Detinis: »Und gingen Sie liebevoll mit den Kindern um?«

Patientin: »Ja, das tat ich.«

Dr. Detinis: »Es gibt viele Möglichkeiten, Zuneigung zu zeigen.«

Patientin: »Ja, ich interessierte mich für sie, half ihnen . . . Als Nonne gab ich Religionsunterricht und Ethik und sprach mit den Mädchen mit sehr viel Liebe und sie behandelten mich genauso. Sie fragten mich, fragten nach meinem Rat. Ich sorgte mich immer um sie und wollte ihnen immer mehr von mir geben.«

Dr. Detinis: »Haben Sie irgend welche Ängste?«

Patientin: »Ich bin immer ängstlich! Nicht davor zu verwitwen aber . . . ich habe immer Angst, daß meinem Mann oder mir etwas zustoßen könnte, wir sind so glücklich und Gott hat uns so viel in diesen fünf Jahren gegeben, daß ich glaube, daß wir mit zu vielen Dingen gesegnet sind. Wir haben eine gute Arbeit, wir lieben einander sehr, wir helfen uns immer gegenseitig; er ist ständig um meine Gesundheit besorgt und ich um seine, weshalb ich glaube, daß es diese Furcht ist, daß alles zu Ende gehen könnte . . . Nicht daß ich ihm im mindesten mißtraue, denn in der Tat ist mein Mann das einzige, woran ich glaube . . .«

Dr. Detinis: »Haben Sie andere oder spezifischere Ängste?«

Patientin: »Ich hatte einmal Angst, meine Arbeit zu verlieren, aber jetzt nicht mehr. Es gab keine sehr sicheren Arbeitsstellen in den Privatschulen, an denen ich arbeitete, nachdem ich das Kloster verlassen hatte. Die Rektoren waren schrecklich launisch gaben einem manchmal Arbeit und nahmen sie einem dann wieder weg (›*Angst, Zukunft, um die*‹).«

Dr. Detinis: »Sie sagten an einer Stelle, daß eine der Sachen, die Ihnen am meisten Kummer bereitet hatten, war, als Ihre Tante sagte, daß kein Geld mehr übrig sei. Und gerade haben Sie Ihre Angst erwähnt, die Arbeit zu verlieren. Wie fühlen Sie sich in der jetzigen Situation?«

Patientin: »Wenn ich meine Arbeit verlieren würde, wäre ich in meinem Alter und meinem Gesundheitszustand nicht in der Lage, eine andere zu finden. Ich habe immer nur unterrichtet. Ich glaube, daß ich mir eine

Beschäftigung suchen werde, wenn ich mich zur Ruhe setze, ich werde etwas finden, weil ich nicht ganz untätig sein möchte. Aber im Unterrichten bin ich am besten.«

Dr. Detinis: »Ihr Mann sagte, daß Sie einst in Armut gelebt hatten. Fürchten Sie, wieder so zu leben?«

Patientin: »Nein, davor habe ich keine Angst. Aus diesem Grund sagte ich, daß Gott uns so viel gegeben hat. Als ich das Kloster verlassen hatte, besaß ich gar nichts, nicht einmal ein einziges Möbelstück in dem Raum, in dem ich lebte.«

Dr. Detinis: »Haben Sie andere Ängste – wie zum Beispiel eine Angst vor Stürmen oder Dunkelheit?«

Patientin: »Ja, Stürme und Wind...«

Dr. Detinis: »Warum?«

Patientin: »Ich weiß nicht, wie ich das erklären soll. Wir hatten ein Haus an der Küste in Reta – wir haben es jetzt verkauft – es ist ein wunderbarer Ort mit wunderschönen Stränden. Es war ziemlich windig und in den ersten zwei Jahren, in denen wir den Sommer dort verbrachten, fühlte ich mich wegen des Windes sehr krank... er machte mich sehr nervös und rappelig.«

Dr. Detinis: »Der Wind oder die Stürme?«

Patientin: »Beides.«

Dr. Detinis: »Haben Sie hier Angst vor Stürmen?«

Patientin: »Nein.«

Dr. Detinis: »Haben Sie Angst, wenn Sie alleine sind?«

Patientin: »Ja, ich möchte, daß er schnell nach Hause kommt.«

Dr. Detinis: »Haben Sie Angst vor Höhe oder engen Plätzen? Vor Dieben, Tieren oder Hunden... ?«

Patientin: »Ich habe Angst vor Hunden, aber das liegt daran, daß sie mich so oft angefallen haben.«

Dr. Detinis: »Und hatten Sie auch Angst bevor sie Sie angefallen haben?«

Patientin: »Daran kann ich mich nicht erinnern. Wenn ich einen Hund sehe, muß ich auf die andere Straßenseite gehen.«

Dr. Detinis: »Auch bei kleinen Hunden?«

Patientin: »Nein, nicht bei kleinen Hunden nur bei großen. Ich glaube, daß Hunde wissen, daß ich Angst vor ihnen habe. Wenn ich die Straße überquere, kommen sie hinter mit her.«

Dr. Detinis: »Haben Sie Angst vor Krankheit?«

Patientin: »Nur vor meiner Arthritis – davor, behindert zu sein.«

Dr. Detinis: »Aber nicht vor anderen Krankheiten?«

Patientin: »Nein.«

Dr. Detinis: »Vor dem Tod?«

Patientin: »Ja, ich habe große Angst vor dem Tod, weil ich leben möchte. Ich war schon erwachsen als ich heiratete und ich möchte die Gesellschaft meines Manns genießen, wir sind so glücklich, daß der Tod...«

Dr. Detinis: »Hatten Sie vor Ihrer Hochzeit Angst vor dem Tod?«

Patientin: »Nein.«

Dr. Detinis: »Sind Sie eine ordentliche Person?«

Patientin: »Ja. Ich lege meine Sachen... Manchmal legt die Frau, die zum Saubermachen kommt, die Sachen anders hin... ich habe die Dinge gerne am richtigen Platz... ich habe alles gerne aufgeräumt.«

Dr. Detinis: »Wie wirkt sich das Wetter auf Sie aus?«

Patientin: »Bis vor ungefähr zwei oder drei Jahren war ich gegen Kälte besonders empfindlich und mochte sie gar nicht, aber das hat sich jetzt alles geändert.«

Dr. Detinis: »Können Sie Hitze vertragen?«

Patientin: »Ja, das kann ich.«

Dr. Detinis: »Die Sonne?«

Patientin: »Die Sonne nicht, eigentlich nehme nie ein Sonnenbad, weil ich es nicht vertrage; es schmerzt in meinen Augen.«

Dr. Detinis: »Können Sie ins Freie gehen, wenn es sonnig ist?«

Patientin: »Ja, das geht, das stört mich nicht.«

Dr. Detinis: »Mögen Sie das Seeklima?«

Patientin: »Es tut mir nicht gut, damit begannen meine Probleme mit der Hüfte... (›*Meeresküste, Beschwerden an der*‹ (RG.1161/II)).«

Dr. Detinis: »Gibt es eine bestimmte Kleidung, die Sie stört?«

Patientin: »Nein.«

Dr. Detinis: »An welchen Körperstellen schwitzen Sie?«

Patientin: »Mein Schwitzen ist normal, ich schwitze nur unter den Achselhöhlen.«

Dr. Detinis: »Was ist Ihr Lieblingsgericht?«

Patientin: »Ach, ich bin sehr gierig! Süßigkeiten... und Braten! (›*Magen, Verlangen, Süßigkeiten*‹ (RG.468/I)).«

Dr. Detinis: »Mögen Sie tierisches Fett«

Patientin: »Nein, das kann Fett nicht ausstehen; Ich nehme nur einen Tropfen Öl wenn ich koche; Ich habe mich daran gewöhnt, ohne Öl oder Fett zu kochen.«

Dr. Detinis: »Wie ist es mit bitteren oder sauren Sachen?«

Patientin: »Ich mag Grapefruit.«

Dr. Detinis: »Würzige Speisen?«

Patientin: »Ja, gerne!«

Dr. Detinis: »Scharfe Speisen?«

Patientin: »Eingelegte Fleischgerichte, ordentlich zubereitet. Ich verwende viele Gewürze.«

Dr. Detinis: »Wie ist es mit Milch?«

Patientin: »Milch mag ich auch; sahnige Speisen, Vanillepudding...«

Dr. Detinis: »Welche Temperaturen mögen Sie bei Ihren Speisen und Getränken?«

Patientin: »Normalerweise gibt es bestimmte Speisen, die ich nicht essen kann, wenn sie kalt sind. ich mag sie heiß aber nicht zu heiß.«

Dr. Detinis: »Haben Sie noch Ihre Regel?«

Patientin: »Nicht mehr, Doktor. Die Probleme begannen als ich fünfundvierzig Jahre alt war und seit ungefähr einem Jahr...«

Dr. Detinis: »Gab es irgendetwas bei Ihrer Regel, das ungewöhnlich erschien?«

Patientin: »Nein.«

Dr. Detinis: »Gab es irgendwelche Charakterveränderungen während dieser Tage des Monats?«

Patientin: »Die Knochenschmerzen waren schlimmer und ich habe mich ziemlich oft über Kleinigkeiten schrecklich aufgeregt...«

Dr. Detinis: »Wie fühlten Sie sich?«

Patientin: »Ziemlich niedergeschlagen und manchmal hatte ich schreckliche Migräneanfälle und mußte mich hinlegen... vor der Periode.«

Dr. Detinis: »Schlafen Sie normalerweise gut?«

Patientin: »Ja, aber ich schlafe nicht lang genug.«

Dr. Detinis: »Wachen Sie am morgen leicht auf?«

Patientin: »Ja, Herr Doktor.«

Dr. Detinis: »In welcher Position schlafen Sie?«

Patientin: »Immer auf einer Seite.«

Dr. Detinis: »Auf beiden Seiten?«

Patientin: »Nein, immer auf der rechten Seite. Ich konnte noch nie auf der linken Seite schlafen...«

Dr. Detinis: »Warum nicht?«

Patientin: »Ich mag es nicht, es ist unbequem. Ich habe das Gefühl, als ob meine Atmung... (*Seitenlage, linke, verschlechtert* (RG.1160/I)).«

Dr. Detinis: »Sie erwähnten Ihre Träume ...«

Patientin: »Ja, ich sagte Ihnen, daß ich oft den gleichen Traum hatte. Und ich träumte auch, daß alle meine Zähne ausfallen würden und daß ich alle Zähne in der Hand halten würde, wenn ich sie vor den Mund hielte. Aber ich träume nicht mehr... (*Schlaf, Träume, Zähne brechen ab, fallen aus, werden gezogen* (RG.1062/II)).«

Dr. Detinis: »Wann war das?«

Patientin: »Als ich im Kloster war. Es war immer der gleiche Traum, den ich immer wieder hatte, wie ein Alptraum.«

Dr. Detinis: »Hatten Sie noch andere Träume?«

Patientin: »Ja, ich wollte irgendwo hingehen und ich hatte keinen meiner Strümpfe oder ich kam die Treppe runter, ich ging immer irgendwo hin.«

Dr. Detinis: »Sie sagten, daß Sie Sachen so lange in sich hineinfressen, bis Sie explodieren und dann gehen Sie und suchen die Person, durch die Sie schlechte Laune bekommen haben und sprechen mit ihr. Warum machen sie das?«

Patientin: »Es bekümmert mich, wenn ich wegen meiner Nerven grob zu jemandem bin, daß ich sie gekränkt, oder ihre Gefühle verletzt haben könnte und daß ich es hätte freundlicher sagen können...«

Dr. Detinis: »Was fühlen Sie?«

Patientin: »Ich werde erregt und versuche deshalb mit ihnen zu sprechen, um ihnen zu zeigen, daß es keine bösen Gefühle gibt.«

Dr. Detinis: »Gibt es jemanden, mit dem Sie jetzt oder in der Vergangenheit sehr schlecht zurecht gekommen sind?«

Patientin: »Es gibt eine Angestellte in der Schule, mit der es mich sehr viel Mühe gekostet hat, zurechtzukommen. Sie gehört zu der Gruppe von Menschen, die gerne kommen und... Sie ärgert mich nicht... Sie ist jemand, gesegnet sei sie, die es wahrscheinlich gut meint aber,... sie ist eine schreckliche Klatschbase... Wenn man im Schulsekretariat arbeitet gibt es viele Dinge, die vertraulich gehandhabt werden müssen. Ich weiß, daß außerhalb der Schule offen über private Angelegenheiten gesprochen wurde, ich weiß, daß sie es war und ich war sehr verärgert.«

4.2 Kommentar

Ich ermunterte die Patientin ihren ausführlichen, aber spontanen Bericht lange fortzuführen, weil es ein sehr interessanter Patientenbericht ist. Es gibt viele charakteristische Symptome, aber darüber hinaus sahen wir eine Geschichte aufeinanderfolgender *emotionaler Frustrationen*. Sie wurde von ihrer Mutter, die sie fortgab, um mit ihrer Tante zu leben, nicht geliebt. Ihre Tante gab sie in ein Internat. Sie hoffte, Liebe und Sicherheit im Kloster zu finden. Dann schrieb sie ihrer Mutter in Villa Maria, daß sie in Kürze ins Kloster gehen würde, aber bekam keine Antwort. Sie versuchte den Kontakt zu ihrer Mutter wieder herzustellen: ein weiteres Mal *suchte* sie *Liebe und Zuneigung*. Sie sagte später ›Ich bedaure es, keine normale Beziehung mit meiner Schwester zu haben, ich liebe sie sehr aber das Kloster trennte uns, wir lebten uns auseinander‹. Sie fürchtet, sie könnte die Liebe verlieren, die sie gefunden hat. Wenn sie auf jemandem ärgerlich wird, bedauert sie es und versucht ›verzweifelt‹ eine Versöhnung anzustreben, weil sie ›sehr liebevoll‹ ist, wie sie sagt. Ihr Mann sagte uns, ›sie versucht mich glücklich zu machen... sie verwöhnt mich ohne Ende‹.

Sie ist wirklich so freundlich, wie sie sagt, daß sie es sei. Das wird durch ihre Einstellung, ihre Gesten und dem Klang ihrer Stimme deutlich.

4.3 Repertorisation

- ›Gewissensangst, als ob eines Verbrechens schuldig‹ (RG.4/II)
- ›Angst, Zukunft, um die‹ (RG.6/I)
- ›Furcht, ereignen, etwas wird sich‹ (RG.24/I)
- ›Magen, Verlangen, Süßigkeiten‹ (RG.468/I)
- ›Milde‹ (RG.40/II)
- ›Meeresküste, Beschwerden an der‹ (RG.1161/II)
- ›Schlaf, Träume, Zähne brechen ab, fallen aus, werden gezogen‹ (RG.1062/II)
- ›Seitenlage, linke, verschlechtert‹ (RG.1160/I)
- ›Schmerz, wandernd‹ (RG.1182/II)

4.4 Verordnung

> **Natrium muriaticum 1 M**

4.5 Follow Up

(Sieben Monate nach der ersten Verordnung)

Für zehn Tage, nachdem sie die Arznei genommen hatte, erfuhr Frau E. eine *enorme Erstverschlimmerung* ihrer rheumatischer Schmerzen, diesesmal in allen Gelenken zur selben Zeit. Dann folgte eine fast vollständige Besserung der Schmerzen. Ein wunder Hals, an dem sie seit drei Jahren nicht gelitten hatte und die Verstopfung, welche sie seit zwei Jahren nicht hatte, kamen in der umgekehrten Reihenfolge ihres Auftretens zurück. Sie bekam ihre Menstruation ein Jahr nach dem Beginn der Behandlung wieder. Ihre Migräne, die Spannung im Nacken und die Hitzewallungen verschwanden ebenfalls. Sie fühlte sich ruhiger und optimistischer. Alle vorhandenen Beschwerden besserten sich.

▶ Über weitere zwei Jahre der Behandlung erhielt sie ansteigende Potenzen von **Natrium muriaticum** bis **CM** auf der Centisemal-Skala und **12** auf der **LM**-Skala.

5. Patientin Maria Rosa P., 28 Jahre, alleinstehend

5.1 Anamnese

Dr. Detinis: »Worüber möchten Sie mit mir sprechen?«

Patientin: »Ich habe seit ungefähr zwei Jahren homöopathische Arzneien eingenommen. Ich ging wegen eines Nervenproblems zu einem Homöopathen. Ich nahm dreimal täglich 3 mg Lexotanil (Benzodiazepin).«

Dr. Detinis: »Was für Beschwerden haben Sie?«

Patientin: »Nun, die Symptome scheinen in der letzten Zeit etwas weniger akut ausgeprägt zu sein. Gewöhnlich leide ich unter heftigen Spasmen im Zervixbereich und im Rücken; ich stand unter starker Nervenbelastung und bekam Kopfschmerzen. Danach hatte ich Darmprobleme, Schwierigkeiten mit dem Sehen sowie unregelmäßige Perioden. Meine Darmprobleme schienen mit meiner Arbeit zusammenzuhängen. Ich bin Lehrerin. Während des Schuljahres bin ich angespannt und nervös, aber während der Ferien – wie gerade jetzt – verschwindet das. Mein Lehrfach ist Leibeserziehung. Das sind die Beschwerden, die ich hatte, eigentlich habe ich sie immer noch. Ich bin zu Ihnen gekommen, weil ich Sie nach einer Verordnung fragen wollte, die ich erhielt, habe, als ich mir während der Ferien das Bein verletzt habe. Ich war in ambulanter Behandlung und sie verschrieben mir Cicatrin (ein Antibiotikum). Als ich wieder in Buenos Aires war, bekam ich am ganzen Körper einen Ausschlag und fragte mich, ob es eine Reaktion auf das Cicatrin war. Es schien Symptome wie bei einer Grippe zu machen, die mich für drei Wochen umwarfen. Gerade davor hatte ich eine Wiederholungsdosis **Ignatia** genommen, und nichts war passiert, es hatte gar keine Wirkung. Jetzt bin ich mir aber nicht sicher, ob es eine verspätete Wirkung war, die den Ausschlag und die Grippe verursacht hatte. Es hat mich wirklich umgehauen. Ich wollte fragen, ob es etwas gibt, das ich in solchen Situationen einnehmen kann, ob es ein homöopathisches Äquivalent für Antibiotika gibt. Oder, zum Beispiel, ob es etwas gibt, das ich nehmen könnte, wenn ich eine Kopfgrippe bekomme und ich nicht schlafen kann?«

Dr. Detinis: »Können Sie sich erinnern, in welcher Potenz Sie **Ignatia** bekommen haben?«

Patientin: »Nein ... es war eine niedrige.«

Dr. Detinis: »Wie fühlen Sie sich unabhängig davon?«

Patientin: »Im Moment fühle ich mich, als ob die Behandlung nicht richtig hilft, aber natürlich ist die Aussicht trostlos, soweit es meine Arbeit im Moment betrifft. Niemand in entsprechenden Fächern weiß wirklich, ob es im nächsten Jahr eine Arbeit geben wird, weil es nicht viele Verträge gibt. So fühle ich mich immer mehr verspannt, unsicher und ängstlich. Nun trete ich eine neue Stelle an und alles scheint zurückzukommen, die Krämpfe, der Streß und die Müdigkeit. Ich komme normalerweise um sechs Uhr abends nach Hause und fühle mich völlig erschöpft; ich kann mich kaum nach Hause schleppen. Nach ein paar Stunden fühle ich mich etwas besser, aber zuerst fühle ich mich ziemlich erschöpft. Ich mache mir darüber Sorgen und auch über den Streß bei der Arbeit. Es wird ein Problem sein bis ich in der neuen Schule ein bißchen Fuß gefaßt habe. Aber worüber ich mir wirklich Sorgen mache ist die Müdigkeit. Ich war am Ende des letzten Schuljahrs völlig erschöpft. Es ist teilweise, weil ich erst vor kurzem den Abschluß gemacht habe und erst im letzten Jahr mit dem Unterrichten begonnen habe, sodaß ich noch ziemlich unerfahren bin und die Arbeit viel Energie verbraucht. Ich unterrichte in zwei Grundschulen, in jeder bis zu acht Kindergruppen. Und wie ich sagte, es ist die Erschöpfung die ich fühlte, über die mir wirklich Sorgen mache. Zu Anfang hören die Lehrer nicht am Ende des Schultags auf zu arbeiten; man muß Sachen vorbereiten, viel lesen... In dem Moment, in dem ich mich abends an meinen Schreibtisch setze, schlafe ich über meinen Büchern ein. Es fällt mir sehr schwer, noch richtig zu denken, manchmal muß ich einen Abschnitt zwei- oder dreimal lesen, um ihn zu verstehen, was ich normalerweise nicht muß. Ich fürchte mich wirklich davor, so erschöpft zu sein; Montags bin ich schon müde und dienstags schleppe ich mich nur noch herum. Dienstags habe ich eine Abendschulklasse und alles was ich gerade noch schaffe, ist das wach zu überstehen.«

Dr. Detinis: »Was glauben Sie ist der Grund Ihrer ganzen Erschöpfung?«

Patientin: »Nun, ich denke im Moment ist es mein relativer Erfahrungsmangel in der Arbeit mit Kindern. Und alles ist so hektisch in Buenos Aires. Ich pendle und muß von einer Schule zur anderen eilen. Ich gehe morgens aus dem Haus und komme erst in der Nacht zurück... es muß viel damit zu tun haben. Ein oder zweimal in der Woche muß ich ins Zentrum und dann komme ich erschöpft nach Hause; der ganze Verkehrsstau, alle Autos hupen... Es ist sehr anstrengend, mit dem Bus zu fahren, aber selbst das erklärt nicht wirklich, wieso ich so müde bin, obwohl... ich finde es leichter, an zwei aufeinanderfolgenden Tanzstunden teilzunehmen, als im Bus zwei oder dreimal umzusteigen.«

Dr. Detinis: »Ich würde gerne etwas mehr über all das erfahren.«

Patientin: »Nun, wie ich sagte, vor ungefähr eineinhalb Jahren habe ich den Abschluß gemacht. Für den Anfang ist die Ausbildung an einigen Hochschulen von Buenos Aires nicht sehr gut. Dann muß man eine Arbeit finden und man hofft in der Lage zu sein, rechtzeitig die Unterrichtslücken zu füllen, aber natürlich gibt es dafür nicht die Zeit. Das ganze System ist falsch, es ist nicht nur die Hochschulausbildung. Durch diesen ganzen Mangel an theoretischer Unterstützung fühle ich mich sehr unsicher, nicht die Arbeit betreffend, weil ich denke, daß ich ziemlich kompetent bin, aber auf der praktischen Seite ist es schwierig, die richtigen Maßstäbe für die Kinder zu setzten. Und dann verspanne ich mich mehr und mehr und komme in einem schrecklichen Zustand in der Schule an, nachdem ich auf dem Hinweg zwei bis dreimal in Bussen umsteigen mußte ... ich komme mit der Sorge an, ob das, was ich vorbereitet habe, interessant sein wird oder nicht ... ich finde es schwer mit allem, was im Laufe des Tages aufkommt, zurechtzukommen.«

Dr. Detinis: »Sie haben diese Beschwerden seit zwei Jahren?«

Patientin: »Ja, für eine ziemlich lange Zeit. Als ich Studentin war, sorgte ich mich immer darum, was nach meinem Abschluß aus mir werden würde. Ich war nicht sicher, ob ich die richtigen Kurse besuche, ich machte mir Sorgen, ob ich in der Lage sein würde, eine Arbeit zu finden. Es war ein großes Fragezeichen über meiner Zukunft: was würde ich mit meinem Abschluß machen?«

Dr. Detinis: »Sie meinen, was die Arbeitsuche betrifft?«

Patientin: »Ja, genau.«

Dr. Detinis: »Und wann traten alle diese Symptome auf? Die Krämpfe, Kopfschmerzen, Probleme mit Ihrem Darm ...«

Patientin: »Nun, seit Jahren ... ich könnte kein bestimmtes Datum nennen, weil ich sie jetzt schon ziemlich lange habe. Nach der Hälfte des Studiums änderte ich die Kurse.«

Dr. Detinis: »Von was?«

Patientin: »Kunstgeschichte.«

Dr. Detinis: »Warum haben Sie das fallengelassen?«

Patientin: »Weil es zu lange gedauert hätte, es war ziemlich schwierig und es ist sehr schwer, mit diesem Abschluß eine Arbeit zu finden. Ich interessiere mich noch dafür – ich würde es gerne irgend wann wieder aufnehmen, aber aus persönlichem Interesse. Was ich jetzt mache, ist dem ziemlich nah verwandt, ziemlich ähnlich. Ich vermute, meine Probleme begannen, als ich ungefähr 18 Jahre alt war. Ich begann Gewicht zu verlieren ... Dann wurde ich wegen einer Art Krise behandelt – Schreianfälle. Ich war bei einem Erste Hilfe Kurs im Krankenhaus und kam mit der Umgebung nicht zurecht. Ungefähr zu dieser Zeit begann ich, die Ohnmachtsanfälle zu haben – ich bin nicht ganz sicher, wie ich sie nennen soll. Ich bin nicht richtig ohnmächtig geworden, ich konnte nur nicht sprechen oder irgendetwas sehen, obwohl ich noch etwas hören konnte. Ich konnte meinen Körper nicht kontrollieren. Das passierte zwei oder dreimal innerhalb von fünf Jahren, bis ich dreiundzwanzig Jahre war. Ich wurde neurologisch behandelt, ich nahm ... das Letzte, was ich eingenommen habe, war eine Art Tranquilizer, durch den ich mich sehr schlecht fühlte. Ich bin wie ein Zombie herumgelaufen, deshalb beschloß ich, daß es das Beste sein würde, die Einnahme zu beenden. Ich habe den Neurologen gewechselt und zu dieser Zeit begann ich, Lexotanil einzunehmen. Ich hatte keine Probleme damit, außer einer großen muskulären Ermüdbarkeit. Lexotanil habe ich ziemlich lange Zeit eingenommen, aber die Tatsache, daß ich abhängig davon war und mehr und mehr nehmen mußte, machte mir Sorge. Zuerst nahm ich eine Tablette, dann zwei und schließlich drei oder sogar vier.«

Dr. Detinis: »Warum sagten Sie, daß Sie damit nicht zurechtgekommen sind?«

Patientin: »Die Tatsache, daß ich in einem Krankenhaus war. Ich konnte den Kontakt mit den Patienten nicht aushalten, deren Schmerzen zu sehen und nicht in der Lage zu sein, ihnen zu helfen. Einmal passierte etwas ziemlich Lustiges ; wir lernten gerade, wie man einem Patienten, der sehr starke Schmerzen hatte, einen sterilen Verband anlegt und ich fühlte mich wirklich krank. Ich drehte mich zu meiner Freundin, die gerade einen Verband anlegte und sagte, ›Puste einfach drauf!‹ – was natürlich die einzige Sache ist, die man nicht machen sollte. Ich war wahrscheinlich so tief durch all das Leiden betroffen und ich empfand auch die Tatsache sehr stark, daß die Patienten wie Objekte behandelt wurden (›*Entrüstung*‹ (RG.18/I)).«

Dr. Detinis: »Haben Sie etwas gemacht?«

Patientin: »Nun, zuerst wollte ich den Kurs abbrechen. Ich konnte nicht einfach die Ärzte und Schwestern anschreien, so verhielt ich mich ruhig und verspannte mich mehr und mehr. Ich hatte schreckliche Krämpfe im Kiefer ... Dann hatte ich Ekzeme und so weiter.«

Dr. Detinis: »Ihre Einstellung gegenüber der Art, in der Patienten behandelt werden, sagt viel über Sie. Ich hätte gerne, daß Sie bezüglich dieser Seite Ihrer Persönlichkeit mehr ins Detail gehen.«

Patientin: »Im Grunde genommen kommt es auf zwei Sachen an: Ich ertrage keine Form von Ungerechtigkeit oder Respektlosigkeit (›Entrüstung‹). Das ist, was im Moment mit diesem Land nicht stimmt, es ist das gleiche mit dem Unterricht hier in Buenos Aires. Die Situation ist furchtbar. Eine der Schulen liegt in einer benachteiligten Gegend, in der die Bedingungen wirklich hart sind. Diese Dinge machen mich wirklich ärgerlich.«

Dr. Detinis: »Sie sagten etwas über das Mitansehen der Schmerzen von Patientin. Können Sie das etwas weiter ausführen?«

Patientin: »Ich wünschte, es gäbe eine Maschine, die Schmerzen messen könnte. Ich fühle mich so hilflos wenn ich weiß, daß es Patienten gibt – Patienten in einem Krankenhaus – und ich kann nichts tun, um zu helfen, daß die Schmerzen weg gehen.«

Dr. Detinis: »Meinen Sie speziell physische Schmerzen? «

Patientin: »Nein, nicht nur das. Physische Schmerzen, weil es etwas sehr Konkretes ist, aber ich glaube, daß es auch sehr eng mit den Gefühlen zusammenhängt. Vor allen Dingen fühle ich mich schlecht, weil es keine schnell wirkenden Mittel gibt. Zum Teil ist das in meiner Ängstlichkeit begründet, daß ich alles sofort haben möchte. Zum Beispiel erkenne ich, daß Kinder Zeit brauchen, um zu lernen, wie die Dinge funktionieren, genau wie Erwachsenen Zeit benötigen, um zu lernen, in einer Demokratie zu leben . . . Ich finde es sehr schwer, geduldig zu sein, ich werde sehr ängstlich.«

Dr. Detinis: »Sie sagten, Sie wären empfindsam, könnten Sie uns einige Beispiele nennen?«

Patientin: »Nun, Ich bin sehr weinerlich, sehr emotional. Allerdings habe ich erst in den letzten zwei Jahren gelernt, selbst vor anderen Menschen, den Tränen freien Lauf zu lassen.«

Dr. Detinis: »Wie waren Sie davor? Warum haben Sie sich geändert?«

Patientin: »Ich weiß das nicht genau, weil es Teil eines Prozesses war. In der Lage zu sein, mich auszudrücken . . . Ich denke es hat etwas mit der Weise zu tun, wie ich erzogen worden bin. Ob ich glücklich oder unglücklich war, ich durfte es nicht zeigen. Es war mir nicht erlaubt – und wenn ich es tat, dann wurde es mißbilligt. So habe ich gelernt, meine Gefühle zu verstecken, zu unterdrücken. Erst in letzter Zeit habe ich begonnen, etwas mehr zu zeigen und ich fühle mich sehr viel besser. Wenn ich jetzt etwas höre oder sehe, daß mich zum weinen bringt, nun, dann weine ich.«

Dr. Detinis: »Und was ist, wenn Menschen Sie dabei beobachten?«

Patientin: »Das macht mich sehr verlegen, aber ich mache weiter.«

Dr. Detinis: »Und wenn sie versuchen, Sie zu trösten?«

Patientin: »Manchmal fühle ich mich besser und manchmal nicht, aber ich könnte nicht sagen unter welchen Umständen.«

Dr. Detinis: »Sie sagten, daß Sie zwischen dem achtzehnten und dreiundzwanzigsten Lebensjahr Ohnmachtsanfälle hatten. Wie waren sie genau und wie lange hielten sie an?«

Patientin: »Es waren die, die ich Ihnen schon beschrieben hatte. Ich fühlte mich, als ob ich plötzlich einen Kurzschluß hätte, oder als ob mir der Stecker herausgezogen worden wäre, die Augen hatte ich dabei fest geschlossen... (›Ohnmacht, hysterische‹ (RG.1166/I)). Ich glaube nicht, daß ich gefallen bin, weil ich noch einen Platz suchen und mich noch niederlassen konnte. Es war, als ob ich eine schreckliche Realität erlebte und ich mich richtig ausklinken und gehen lassen wollte. Es passierte zwei oder drei mal, die Anfälle dauerten ungefähr eine halbe Stunde und dann bin ich langsam wieder zu mir gekommen.«

Dr. Detinis: »Erinnern Sie sich an die Gelegenheiten, bei denen es passierte?«

Patientin: »Das erste mal war ich noch auf der Realschule in der sechsten Klasse. Das zweite mal war es in dem Krankenhaus und an das letzte mal kann ich mich nicht erinnern... ich glaube, daß das wieder in einem stillen Moment war, in dem ich mich gehen lassen konnte. Es war, als ob ich mir plötzlich bewußt wurde und dachte, ›Genau, ich möchte hier raus.‹ Und einmal verlor ich das Bewußtsein, als ich mit meinem Ellenbogen gegen etwas gestoßen bin. Ich wurde einfach ohnmächtig. Sie brachten mich ins Krankenhaus... weil es auf der Straße passierte. Von diesem Zeitpunkt an wurde ich neurologisch behandelt.«

Dr. Detinis: »Was ist der Grund für die Krise, zum Beispiel, daß Sie eine Operation beobachten oder etwas ähnliches?«

Patientin: »Nein, dann nicht, aber danach. Es passierte in sehr angespannten Situationen. Einmal gab einen Einbruch und eine Schießerei an der Universität und währenddessen konnte ich handeln, mich bewegen, einem Freund helfen... Und dann als alles vorbei war konnte ich weinen... aber bis dahin nicht.«

Dr. Detinis: »Wo wohnen Sie?«

Patientin: »Bei meinen Eltern.«

Dr. Detinis: »Haben Sie Geschwister?«

Patientin: »Nein.«

Dr. Detinis: »Haben Sie einen festen Freund?«

Patientin: »Nein«

Dr. Detinis: »Hatten Sie einen?«

Patientin: »Einmal für kurze Zeit. Es war eine sehr wichtige Beziehung und ich habe sie immer noch nicht überwunden.«

Dr. Detinis: »Können Sie mir darüber erzählen?«

Patientin: »Es passierte vor vier Jahren. Nach einer Weile entschieden wir . . . das wir uns nicht lieben . . . Aber danach merkte ich, daß ich ihn noch liebe.«

Dr. Detinis: »Und hat Sie das irgendwie getroffen?«

Patientin: »Oh ja. Für ziemlich lange Zeit war ich sehr betrübt, sehr unglücklich. Ich wollte niemanden sehen . . . ich lebte mein Leben weiter, arbeiten und studieren, aber ich habe mich sehr zurückgezogen, ich habe nicht sehr viele andere Menschen gesehen.«

Dr. Detinis: »Haben Sie Erinnerungen an Ihre Kindheit?«

Patientin: »Nun, es gab eine Zeit, in der meine Eltern nicht gut miteinander ausgekommen sind, jedenfalls schien es so. Aber sie haben sich nicht getrennt und nun kommen sie sehr gut zurecht. Ich scheine jetzt ein anderes Bild davon zu haben.«

Dr. Detinis: »Können Sie sich erinnern, wie Sie als Kind waren?«

Patientin: »Mir wurde gesagt, daß ich ein sehr braves kleines Mädchen war, aber ich mochte nicht so sein . . . tja, man mußte sehr gut sein. Aber als ich älter wurde, wurde mir das langweilig und begann zu rebellieren . . . Ich wandte mich gegen meine Eltern. Aber ich denke, daß das ein natürlicher Teil der Adoleszenz ist, der Wunsch nach Unabhängigkeit, nach dem eigenen Leben . . . Ich komme jetzt sehr gut mit meinen Eltern aus.«

Dr. Detinis: »Wie ist Ihr Leben jetzt?«

Patientin: »Mein Leben jetzt? Die Kinder, Arbeit . . . ich verbrachte viel Zeit, um als Aushilfskraft immer an unterschiedlichen Stellen zu arbeiten und jetzt mache ich etwas, das mir Spaß macht . . . Meine Eltern, nun . . . seit ich bei ihnen lebe . . . wir sprechen viel miteinander; und dann gibt es noch meine Freunde. Und schließlich gibt es viele Dinge, die ich gerne machen würde.«

Dr. Detinis: »Zum Beispiel?«

Patientin: »Ich hätte gerne mehr Zeit zum studieren, mehr Zeit, um auszugehen, um Kurse zu besuchen, mehr Zeit um überhaupt nichts zu machen, was manchmal wirklich sehr luxuriös sein kann, mehr Zeit, um Dinge zu machen, aber...«

Dr. Detinis: »Als Sie sagten ›nichts tun‹, was meinten Sie?«

Patientin: »Nun, wörtlich genommen, einfach in den Himmel schauen, Zeit zu haben, um zu sitzen und nachzudenken... oder um Dinge um das Haus herum zu machen. Hausarbeit macht mir nichts aus, so lange ich nicht in Eile bin oder mich verpflichtet fühle, es zu tun. Viele Sachen, wirklich. Ich würde zum Beispiel gerne mehr Zeit haben, um zu lesen. Es gibt einige Bücher, die ich bis Dienstag durchgelesen haben muß und ich wäre gerne in der Lage, mir mehr Zeit für sie zu nehmen, aber...«

Dr. Detinis: »Wollen Sie damit sagen, daß Sie Zeit brauchen, um bestimmte Sachen zu machen?«

Patientin: »Ja, ich bin sehr langsam: Ich brauche Zeit um Sachen zu überdenken, um zu reflektieren... Und ich brauche auch Zeit, um Dinge zu machen. Das schönste bei Ferien ist aufzustehen und in Ruhe eine Tasse Tee zu trinken, ich lese nicht einmal die Zeitung... und ich kann das jetzt nicht machen. Ich bin langsam, weil ich es hasse, mich zu beeilen. Mein natürliches Tempo ist langsam und behutsam... Ich bin nicht immer so, weil wenn ich zum Beispiel tanze, kann ich mich ohne Schwierigkeit rechtzeitig dem schnelleren Tempo der Musik anpassen. Aber normalerweise erledige ich die Sachen sehr langsam« (›Langsamkeit‹ (RG.39/I)).

Dr. Detinis: »Sachen wie Essen, Laufen... Macht es Ihnen jemals Probleme?«

Patientin: »Ja, die ganze Zeit.«

Dr. Detinis: »Ich möchte gerne auf etwas zurück kommen, das Sie früher erwähnt hatten, etwas, das passierte, als Sie achtzehn waren. Können Sie uns darüber berichten?«

Patientin: »Es war eine sehr schwierige Zeit für mich. Im großen und ganzen bin ich jetzt darüber hinweg, aber es schmerzt noch, daran zu denken.«

Dr. Detinis: »Wie würden Sie es zusammenfassen?«

Patientin: »Ich vermute, daß ich eine Phase, eine Krise durchgemacht habe. Ich war sehr durcheinander.«

Dr. Detinis: »Was war das Problem?«

Patientin: »Zu dieser Zeit gab es einen ziemlich traumatischen Einschnitt in meinem Leben – ich habe die Schule gewechselt. Ich verbrachte drei Jahre an einer sehr schönen Realschule, in die nur eine geringe Anzahl von Schülern aufgenommen wurden, wo die Beziehung mit den Lehrern sehr gut war, ein fast gleichwertiges Verhältnis. Und dann wechselte ich die Schule, ich ging auf eine sehr große Schule, an der ich eher eine Nummer statt einer Person war und das hat mich offensichtlich zutiefst getroffen. Ich war in einem Wirtschaftskurs, den ich ganz und gar nicht mochte, es hat mich einfach nicht interessiert. Es war lediglich familiärer Druck, der mich dazu veranlaßt hat. Aber es hatte eine tiefe Auswirkung auf mich.«

Dr. Detinis: »Sie wurden ›nur eine Nummer statt einer Person‹... wie würden Sie das definieren?«

Patientin: »Nun, die Grundschule und meine erste Realschule waren wie eine Erweiterung meiner Familie. In eine Schule zu wechseln, zu der viele andere Schüler kamen war ein ganz schön harter Schock für mich. Das war ein Abstieg. Ich fühlte mich wie ein Möbelstück oder eine Maschine... Ich empfand meinen Kurs als sehr langweilig und konnte mich einfach nicht motivieren, all das zu lernen, was ich lernen mußte. Ach, da ist etwas anderes, was ich über Rhythmus sagen wollte. Ich habe oft bemerkt – das ist eine kleine Theorie von mir – daß wenn ich mit Menschen zusammen bin, die einen anderen Rhythmus als ich haben, einen viel schnelleren, ich mich mit ihnen zu identifizieren scheine, und daß ich, wenn ich mit Menschen zusammen bin, deren Rhythmus langsamer als meiner ist, beschleunige. Vielleicht hat es etwas mit Gleichgewicht oder Ausgleich zu tun. Als ich studiert habe, hatte ich eine Freundin, die einen viel schnelleren Rhythmus als ich hatte, das war für einige Sachen gut, aber nicht so gut für andere. So haben wir uns in einer Art gegenseitig ausgeglichen.«

Dr. Detinis: »Passen Sie sich anderen Menschen an?«

Patientin: »Ja, ich versuche es, wenn ich mit Menschen arbeite oder studiere, mit denen ich nichts gemein habe.«

Dr. Detinis: »Sind Sie eine liebevolle Person?«

Patientin: »Ja, das bin ich, ich begeistere mich sofort für Menschen und dann ziemlich oft, muß ich mich von ihnen ein bißchen distanzieren, wenn ich bestimmte Dinge bemerke, die ich nicht mag. Ich gebe mich vollständig, ich bin vollkommen ehrlich und aufrichtig und natürlich reagieren die Menschen nicht immer genauso. Dann muß ich versuchen all meine Gefühle zurückzuhalten, und das kann schwer sein. Ich sage mir immer, nicht so dumm zu sein, mich im Griff zu behalten und mich nicht so stark zu engagieren aber . . . Zu Beginn bin ich es immer, die eher gibt als nimmt, ich gestatte den anderen Menschen immer, mich zuerst kennenzulernen bevor ich sie kennenlerne. Manchmal entwickelt es sich und manchmal nicht. Und wenn nicht, dann ziehe ich mich zurück und fühle Ärger, Ärger darüber, daß es da keine Erwiderung gibt, Ärger, daß ich getäuscht wurde« (›Liebe, Beschwerden durch enttäuschte‹ (RG.39/II)).

Dr. Detinis: »Warum fühlen Sie sich getäuscht?«

Patientin: »Ich fühle mich, als ob mein Vertrauen mißbraucht worden ist. Ich nehme zunächst an, daß jeder des Vertrauens wert ist, obwohl es natürlich nicht jeder ist. Es ist dasselbe, wenn ich merke, daß die Menschen nicht immer ganz ehrlich sind, vielleicht ohne zu glauben, es wirklich zu sein . . . Ich werde nicht immer ärgerlich, es ist nur, daß von da an etwas in der Beziehung fehlt oder etwas in die Brüche zu gehen beginnt – natürlich spreche ich sowohl über Beziehungen zu Männern wie auch über Freundschaften. Manchmal kommen die Sachen von alleine wieder ins Lot, aber nicht immer. Ich werde nicht wirklich mit irgendjemand böse; es legt sich bald.«

Dr. Detinis: »Könnten Sie uns kurz über Ihren Charakter berichten, wie sind Sie? «

Patientin: »Es ist schwer, das mit wenigen Worten zu tun. Es ist, als ob meine Persönlichkeit im Grunde genommen für viele Möglichkeiten offen ist – sie ist nicht starr oder gefestigt. Alles beeinflußt mich, nichts geht an mir vorüber, zum guten oder schlechten. Ob ich traurig oder vergnügt bin, ich bin nichts gegenüber gleichgültig (›Empfindlich, überempfindlich‹ (RG.16/II)). Und ich bin eine Vermittlerin, ich versuche, Menschen zusammenzubringen. Das trifft für meine Arbeit und Studien genauso wie für meine Beziehungen im allgemeinen zu. In Gruppensituationen behalte ich immer den kühlen Kopf und gebe gute Ratschläge.«

Dr. Detinis: »Meinen Sie in Ihren Beziehungen mit anderen oder in Bezug auf die Beziehungen anderer Menschen?«

Patientin: »Normale Beziehungen mit einem oder mehreren Menschen . . .«

Dr. Detinis: »Und was denken die anderen über Sie?«

Patientin: »Ich glaube, sie sehen mich als Vermittlerin.«

Dr. Detinis: »Haben Sie vor irgendetwas Angst?«

Patientin: »Jetzt ist das schwer zu sagen – es scheinen kürzlich viele

Veränderungen stattgefunden zu haben. Meine Ängste bezogen sich gewöhnlich auf das, was ich tat; ob ich erfolgreich sein würde oder nicht. Meine größte Angst während des Studiums war, vor Schülern, Kindern eine Lehrerin darstellen zu müssen. In einem gewissen Grad ist diese Angst noch vorhanden« (›Selbstvertrauen, Mangel an‹ (RG.50/II)).

Dr. Detinis: »Haben Sie andere Ängste? Zum Beispiel vor Höhe, engen Plätzen . . .?«

Patientin: »Ich würde es nicht wirklich Angst nennen, aber vor sehr engen Räumen.«

Dr. Detinis: »Davor, einen Aufzug zu benutzen?«

Patientin: »Nein.«

Dr. Detinis: »Wie fühlen Sie sich, wenn Sie alleine sind?«

Patientin: »Nun, ich langweile mich, wenn ich alleine bin und suche nach Gesellschaft, aber ich bin nicht ängstlich.«

Dr. Detinis: »Haben Sie Angst vor Einbrechern, Gewitter . . . Tod?«

Patientin: »Nun . . . ich bin noch ziemlich jung und sorge mich darüber nicht zu sehr.«

Dr. Detinis: »Sie sagten, daß sie empfindsam wären, daß Dinge Sie tief beeindrucken. Welche Dinge beeindrucken oder bewegen Sie am meisten?«

Patientin: »Zorn, Wut . . . und Ungerechtigkeit, ich empfinde das sehr stark (›Entrüstung‹). Ich bin auch sehr sentimental, ich habe eine Empfindung für Gedichte und Lieder . . . bestimmte Orte, bestimmte Erinnerungen. Es gibt eine bestimmte Kindheitserinnerung vom Land. Diese überkommt mich, immer wenn ich einen bestimmten Geruch von Holzrauch wahrnehme.«

Dr. Detinis: »Fühlen Sie sich durch die Natur bewegt?«

Patientin: »Oh ja – durch das Meer, und in den Bergen. Am meisten durch das Meer. Allerdings benötige ich ein paar Tage, um mich daran zu gewöhnen.«

Dr. Detinis: »Unter welchen Umständen sind Sie eifersüchtig?«

Patientin: »Nun, lassen Sie mich ein paar Beispiele nennen. Ich war zum Beispiel das einzige Mädchen in der ganzen Familie und ich glaube nicht, daß ich gerne andere Cousinen gehabt hätte. Und als meine wichtigste Beziehung wegen einer anderen Frau endete, machte mich das auch sehr ärgerlich.«

Dr. Detinis: »Wie ordentlich sind Sie?«

Patientin: »Normalerweise bin ich sehr ordentlich. Ich bin gerne ordentlich, aber jetzt kümmere ich mich nicht so sehr darum, weil ich einfach nicht die Zeit dafür habe.«

Dr. Detinis: »Wie gut schlafen Sie?«

Patientin: »Normalerweise gut, außer wenn ich am nächsten Tag etwas erledigen muß und deswegen angespannt bin, und dann wache ich immer wieder auf... ich bin oft sehr müde, wenn ich erwache. Jetzt, da ich wieder zu arbeiten begonnen habe, erwache ich und fühle mich erschöpft.«

Dr. Detinis: »In welcher Position schlafen Sie?«

Patientin: »Auf der Seite; normalerweise schlafe ich auf der linken Seite ein und wechsle dann auf die rechte Seite.«

Dr. Detinis: »Haben Sie wiederkehrende Träume?«

Patientin: »Verschiedene Sachen passieren mit meinen Zähnen – sie brechen ab oder fallen aus.«

Dr. Detinis: »Wie ist Ihre Regel?«

Patientin: »Sehr unregelmäßig, sie kommt meist sehr früh und ist manchmal sehr heftig. Sie dauert fünf oder sechs Tage.«

Dr. Detinis: »Wie fühlen Sie sich vor, während und nach der Regel?«

Patientin: »Ich merke nur gelegentlich, daß meine Regel kommt. Wenn sie dann beginnt, ist mir etwas schwindlig.«

Dr. Detinis: »Welche Einfluß hat das Wetter auf Sie?«

Patientin: »Feuchtes Wetter mag ich nicht, ich lagere dann Flüssigkeit ein.«

Dr. Detinis: »Wie fühlen Sie sich gerade jetzt?«

Patientin: »Als ich im Wartezimmer saß, fühlte ich mich, als ob ich eine Prüfung ablegen müßte, wegen der anderen Menschen hier. Ich fühlte mich, als ob über mich gesprochen wurde. Es war ziemlich unangenehm, als ob ich gefangen wäre. Ich vertraue bestimmten Menschen und ich muß sie dafür nicht unbedingt lange kennen – es ist die Qualität der Beziehung, die zählt – und dann spreche ich offen über mich.«

Dr. Detinis: »Wie fühlten Sie sich vor dem Examen?«

Patientin: »Furchtbar! Als ich an der Universität war, war es üblich, daß die Studenten, die bereits mit einer ängstlichen Miene und verängstigt hereinkamen und sich nicht so gut ausdrücken konnten, wie es bei mir immer der Fall war, sehr schlechte Noten bekamen. Ich hatte viel Angst und daher hatte ich große Schwierigkeiten, zu reden und ich hatte einen black out. Ich fühlte mich sehr schlecht und in den Beinen hatte ich das Gefühl, als ob sie verschwinden würden, oder als ob mir der Boden unter den Füßen wegrutschte« (›Beschwerden, Erwartungsspannung‹ (SR.15)).

Dr. Detinis: »Sie mögen feuchtes Wetter nicht, und was sonst noch?«

Patientin: »Ich mag keine extreme Hitze und Kälte oder Trockenheit und Feuchtigkeit... Ich mag keine Extreme. Die Sonne ist schlecht für mich, die Mischung von Sonne und Meer verursacht bei mir eine Art Hautausschlag oder Allergie, mit sehr starkem Jucken ...«

Dr. Detinis: »Wie fühlen Sie sich bei Wind, bei bewölktem Wetter oder bei Sturm?«

Patientin: »Sturm und bewölktes Wetter mag ich sehr gerne, die Sonne auch, aber ich vertrage nicht zu viel, sonst bekomme ich Kopfschmerzen und fühle mich krank. Ich mag bedecktes Wetter.«

Dr. Detinis: »Tragen Sie Wollsachen?«

Patientin: »Niemals auf meiner Haut, ich ertrage das nicht.«

Dr. Detinis: »Macht es Ihnen etwas aus, wenn meine Kollegen Ihnen noch einige Fragen stellen?«

Patientin: »Natürlich nicht.«

5.2 Fragen aus dem Auditorium

Frage: »Was essen Sie gerne?«

Patientin: »Süßigkeiten im allgemeinen und alles was salzig ist. Ich esse nicht viel Fleisch und mag Gemüse. Ich mag Obst ziemlich gerne.«

Frage: »Wie sind Ihre Eltern miteinander ausgekommen?«

Patientin: »Sie kamen eine Zeit lang nicht so gut miteinander aus, ich erinnere das nicht genau, weil ich sehr jung war. Sie stritten und kämpften.«

Frage: »Können Sie sich erinnern, wie Sie sich dabei fühlten?«

Patientin: »Nun, ich weinte, ich rannte weg und weinte. In dieser Zeit war es mir nicht erlaubt in der Öffentlichkeit zu weinen, zuviel zu lachen oder mich glücklich zu fühlen. Es gab finanzielle Probleme.«

Frage: »Was sind Ihre Mutter und Ihr Vater für Menschen – wie würden Sie sie beschreiben?«

Patientin: »Meine Mutter kümmert sich um das Haus. Sie scheint diejenige zu sein, die die Entscheidungen fällt, obwohl beide die Sachen gemeinsam besprechen. Mein Vater ist daran gewöhnt. Genaugenommen fällt meine Mutter die praktischen und er die mehr emotionalen Entscheidungen, verstehen Sie, was ich meine? Er hat etwas mehr in Familienfragen zu sagen.«

Frage: »Wie fühlten Sie sich in dieser familiären Situation? «

Patientin: »Nun, es war zu unterschiedlichen Zeiten verschieden. Als kleines Mädchen stand ich im Zentrum, weil ich das einzige Kind war und als Teenager war es genauso, aber jeder schien mich zu kritisieren. Und nun fühle ich mich ihnen gegenüber fast ebenbürtig. Wir setzen uns zu dritt hin und besprechen die Sachen.«

Frage: »Gibt es Wesenszüge, die Sie Ihr ganzes Leben über hatten?«

Patientin: »Ja, ich glaube schon, aber weil sie negativ zu sein schienen, versuchte ich sie zu verändern. Ich lernte zum Beispiel ruhig zu sein, anstatt Einwände zu erheben, zu protestieren und zu versuchen, die Dinge zu ändern. Es gibt Dinge, die mich sehr ärgerlich machen und die ich immer hinterfrage, aber ein anderer Teil in mir sagt ›Nein, bleib ruhig‹?«

Frage: »Wie kommen Sie im Moment mit Ihrer Mutter zurecht?«

Patientin: »Im Moment kommen wir nicht so gut miteinander aus, wir streiten uns viel. Als Teenager bin ich von zu Hause weggelaufen. Aber jetzt, wo wir alle älter sind, scheinen wir uns gegenseitig akzeptieren zu können. Es ist, als ob ich wüßte, was in ihr vorgeht und sie weiß, was mich beschäftigt.«

Frage: »Würden Sie sagen, daß es mehr Akzeptanz als Zuneigung war?«

Patientin: »Nein, nein.«

Frage: »Ich möchte Sie fragen, ob Sie gespürt haben, daß Sie Ihre Eltern miteinander ausgesöhnt haben und daß Sie der Grund waren, aus dem sie sich nicht getrennt hatten?«

Patientin: »Nein, ich glaube es war ihre Entscheidung. Ich glaube nicht, daß sie jemals wirklich vorhatten, sich zu trennen, weil sie eine sehr traditionelle und konservative Einstellung haben. Ich glaube überhaupt nicht, daß es irgendetwas mit mir zu tun hatte.«

Frage: »Wie gehen Sie mit Geld um?«

Patientin: »Ich bin schrecklich! Wenn ich mein Gehalt bekomme und das ganze Geld vor mir sehe, denke ich, daß ich reich bin und gebe alles aus und am Ende des Monats... Ach, noch etwas über Krankheit: Ich bekomme sehr leicht Fieber oder Probleme mit der Haut aber sehr selten Infektionen.«

5.3 Kommentar

Was denken Sie sind die hervorstechendsten und wichtigsten Aspekte der Persönlichkeit dieser Frau, was sind die charakteristischen Symptome, die uns zu ihrem Konstitutionsmittel führen werden?

▶ Nun, an erster Stelle steht ihre offensichtliche *Unsicherheit,* was wir in der Sprache des Repertoriums als ›*Selbstvertrauen, Mangel an*‹ (RG.50/II) und als ›*Beschwerden, Erwartungsspannung, Vorempfinden, Ahnung*‹ (SR.15). – in ihrem Fall vor Prüfungen – finden.

Die Patientin hatte wahrscheinlich eine unterdrückende Erziehung; Vieles war ihr nicht erlaubt. Erst in den letzten Jahren konnte sie in Gegenwart anderer Menschen weinen. Alles, wovon sie uns erzählt hat, entspricht dem Symptom einer Arznei, weshalb aber habe ich die Sache mit dem *Weinen* betont? Nun, einige Arzneien weinen nicht in Gegenwart anderer, einige weinen wenn sie es nicht wollen und können nicht weinen, wenn sie es möchten. **Natrium muriaticum,** zum Beispiel, weint niemals in der Öffentlichkeit. Das ist ein unterdrückter Patient.

Es finden sich keine offensichtlichen Konflikte in ihrer Beziehung mit ihren Eltern. Das wichtigste geistige Symptom ist, wie emotional sich die Patientin verhält, wie liebevoll sie ist.

Einige Arzneien haben wahrscheinlich weniger Probleme auf der emotionalen Ebene, wie **Calcium carbonicum** und **Sulfur** und viele andere. Jedoch findet sich bei dieser Patientin nichts über ihren emotionalen Zustand, was in Begriffen der Materia medica oder des Repertoriums übersetzt werden könnte.

▶ Eines der wichtigsten Charakteristika dieser Frau ist ihre Überempfindlichkeit, die sie auf verschiedenen Wegen zu erkennen gab.

Als ich sie fragte, welches der wichtigste Aspekt ihrer Persönlichkeit sei, sagte sie nach einer Pause, ›Alles beeinflußt mich, nichts geht an mir vorüber, zum guten oder schlechten, ich bin nichts gegenüber gleichgültig‹. Und ihre Erzählung zeigte ihre Empfindsamkeit gegenüber dem Leiden von Patienten im Krankenhaus, als sie dort einen Kurs besuchte. Sie wird durch Leiden und Traurigkeit berührt. Sie ist moralischen und emotionalen Eindrücken gegenüber überempfindlich.

Als Kind war sie sehr liebenswert, stand im Zentrum, zumal sie das einzige Kind war; in der Schule wollte sie nicht ›nur eine Nummer‹ sein und litt darunter.

▶ Diese Patientin hat ziemlich sicher hysterische Wesenszüge.

Ihre Krämpfe sind durch den Arzt schlecht behandelt worden. Der zweite Neurologe setzte die Antikonvulsiva ab und verschrieb Lexotanil. Die Ohnmachtsanfälle waren typisch hysterisch; sie konnte ›noch einen Platz suchen wo ich mich noch niederlassen konnte‹, und sie wollte sich ›ausklinken‹?

▶ Das ist ein weiteres Allgemeinsymptom ›Ohnmacht, hysterische‹ (RG.1166/I).

Das Bedürfnis, im Zentrum zu stehen, der Star der Show zu sein, ist typisch hysterisch. Die Weise wie sie sich präsentierte, sich setzte, wie sie sprach, trotz ihrer Hemmungen, zeigte einen Menschen, der dramatisierte, eine Schauspielerin im Leben.

Die Patientin sagte, daß sie Respektlosigkeit und Ungerechtigkeit sehr stark empfinde.

▶ Das Synthetische Repertorium hat die Rubrik ›Ungerechtigkeit, nicht ertragen, kann‹ (SR.633), welche ethische Aspekte der Persönlichkeit betrifft. Sie enthält nur drei Arzneimittelbilder, aber das Symptom ist im Kentschen Repertorium durch eine viel breitere Überschrift abgedeckt: ›Entrüstung‹ (RG.18/I). ⑩ ›Langsamkeit‹ (RG.39/I) ist ein weiteres Symptom.

◀ Der Traum, daß die Zähne brechen oder herausfallen ist ein Symptom, bei dem Homöopathen besonders aufmerksam werden, wenn Ihnen eine Patientin davon erzählt.

Wenn sehr wenig Arzneimittelbilder ein bestimmtes Symptom abdecken, welches höchst charakteristisch und verlockend ist, welches aber nicht zur Gesamtheit der Patientengeschichte paßt, dann muß es übergangen werden. Ein Schlüsselsymptom bringt die wahre Natur der Patientengeschichte zum Vorschein; aber es muß mit allem übereinstimmen. **Natrium muriaticum** und **Nux vomica**, beide haben dieses Symptom auf unterschiedliche Weise. Dennoch hat die Patientin von keinem der Arzneimittelbilder die charakteristischen Symptome.

▶ Man könnte als nächstes das Symptom ›Mitfühlend, mitleidig (RG.41/I)‹ nehmen, was mitfühlend meint.

Doch hier müssen wir große Sorgfalt walten lassen, weil wir sicher sein müssen, daß das Symptom *immer präsent* ist, und nicht nur in Situationen, in denen sich der Patientin mit dem Leiden einer anderen Person identifiziert. Mitgefühl kann aktiv oder passiv ausgedrückt werden; ein Mensch kann mitfühlend sein, ohne aber notwendigerweise gegenüber der leidenden Person hilfreich zu handeln.

Ungeduld ist ein anderes Symptom, ein Charakteristikum der hysterischen Person, die alles jetzt möchte. Es ist verwandt mit *Ängstlichkeit*.

Die Patientin war tief betroffen als ihr Freund sie verlassen hat. Sie sagte uns, daß sie für lange Zeit danach sehr betroffen war. Sie ist liebevoll, kommt mit ihren Freunden gut aus und vermisst diese, wenn sie nicht da sind. Sie sagte, daß die anderen sie zuerst kennen lernen, bevor sie diese kennenlernt, und schließlich auf Abstand gehen muß. Sie grämt sich und leidet wenn sie von Menschen getrennt ist und wenn sie getäuscht wurde.

◄ Das entspricht dem Symptom ›*Liebe, Beschwerden durch enttäuschte*‹ (RG.39/II). (Der Leser wird sehen, daß ich dieses Symptom dennoch nicht repertorisiert habe: In ihrer Geschichte setzte es sich weniger stark durch, als die fünf anderen Rubriken, die ausgewählt wurden.)

► Diese Wesensmomente, zusammen mit der großen Überempfindlichkeit moralischen Eindrücken gegenüber, führte mich zur Annahme, daß ihr Konstitutionsmittel tatsächlich das ist, welches sie in den letzten zwei Jahren, wenn auch in einer niedrigen Potenz, genommen hatte: **Ignatia.**

Kein anderes Arzneimittelbild leidet so sehr durch das Ende einer Beziehung oder einer unerwiderten Liebe. Andere Arzneien sind ebenfalls dreiwertig aufgezeigt: **Calcium carbonicum, Natrium muriaticum** und außerdem **Pulsatilla**, die, zusammen mit Ignatia das Arzneimittelbild ist, das am besten die Symptomatologie abdeckt.

► Lassen Sie uns die Differentialdiagnose zwischen **Ignatia** und **Pulsatilla** herausarbeiten, zuerst in Bezug auf ein besonderes Symptom, welches für beide typisch ist – ›*Nachgiebigkeit*‹ (SR.1102)

Pulsatilla gibt nach, weil sie wegen emotionaler Unreife abhängig ist, aber sie wird nicht ärgerlich und würde nicht von zu Hause weglaufen, wie es diese Frau tat. Sie könnte die Familie verlassen, aber nur um Ersatz zu suchen, weil sie immer nach Ersatz sucht. **Pulsatilla** leidet niemals an Beschwerden in Folge von unerwiderter Liebe, weil sie sich immer einem väterlichem oder mütterlichem Ersatz als Folge dieser emotionalen Abhängigkeit anschließt. Das ist ein wichtiger Unterschied.

◄ **Pulsatilla** hätte sich niemals in der Weise verhalten, wie es diese Frau tat.

Ignatia geht in anderen Menschen auf. Wenn sie in einer Beziehung engagiert ist, wird ihr Verhalten sehr prinzipientreu und unterwürfig, weil sie fürchtet, ihren Partner zu verlieren. Sie leidet an jedem Abschied. Das ist ein tiefes und wichtiges Charakteristikum von Ignatia.

Ignatia fühlt sich, *im Gegenteil zu Pulsatilla,* nicht verlassen, aber sie hat Angst vor der Trennung.

Ignatia ist sorgfältig und sehr besitzergreifend. CANDEGABE hat es als ›das über-besitzergreifendste Arzneimittelbild der Materia medica ㊲ bezeichnet.

Pulsatilla ist nicht in erster Linie eine ärgerliche Arznei; es erscheint im

Repertorium in keiner übergeordneten Ärger-Rubriken als dreiwertig. Die Pulsatilla-Patientin ist typischerweise sehr versöhnlich; sie möchte alles in Ordnung wissen. Obwohl Maria sagte, saß sie eine Vermittlerin sei, ist sie zugleich eine sehr ärgerliche Person.

◀ Die Rubrik *›Heftig‹* (RG.34/II) schließt viele Arzneien ein, aber **Pulsatilla** im besonderen ist abwesend; sie ist niemals gewalttätig oder nachtragend boshaft (gehässig). **Pulsatilla** erscheint auch nicht unter *›Ungerechtigkeit, nicht ertragen, kann‹* (SR.633).

◀ Die Patientin sagte, ›ich bin sehr weinerlich, sehr emotional‹. **Pulsatilla** ist die *Heulsuse* der Materia medica; sie weint ungehindert, sogar in Gegenwart anderer Menschen. Da diese Patientin sehr unterdrückt ist, können wir aus ihrer Tendenz zu weinen keine Schlußfolgerungen ziehen. Man muß das Symptom immer im Zusammenhang mit der Lebenssituation des Patienten sehen, weil einzig die Lebenssituation darüber entscheidet, ob ein Symptom von Wert ist oder nicht.

Bei Pulsatilla findet sich ebenfalls ein *›Selbstvertrauen, Mangel an‹* (RG.50/II). Beide Arzneimittelbilder sind verlangsamt – *›Langsamkeit‹* (RG.39/I).

Ignatia kann wie **Lycopodium,** herrschsüchtig sein; **Pulsatilla** ist es niemals. Ignatia ist häufig bei jungen Frauen indiziert, die emotionale Frustrationen erlitten haben und die Tendenz zur Nachgiebigkeit haben. Bei Ignatia finden wir alles übertrieben und dramatisiert; sie pendelt zwischen Extremen.

Nicht alle hysterischen Patienten werden durch Ignatia erreicht, ebensowenig wie bei Ignatia alles hysterisch ist. Dies ist offensichtlich aus Kents‹ »Lectures on Homoeopathic Materia Medica« zu entnehmen ㊳.

5.4 Repertorisation

- ›Entrüstung‹ (RG.18/I)
- ›Selbstvertrauen, Mangel an‹ (RG.50/II)
- ›Beschwerden, Erwartungsspannung, Vorempfinden, Ahnung‹ (SR.15)
- ›Langsamkeit‹ (RG.39/I)
- ›Ohnmacht, hysterische‹ (RG.1166/I)

5.5 Verordung

> **Ignatia 10 M**

6. Patientin Stella Maris C., 29 Jahre, geschieden, keine Kinder

6.1 Anamnese

Dr. Detinis: »Was führt Sie zu mir?«

Patientin: »Ich bin nicht aus einem bestimmtem Grund gekommen, sondern wegen vieler verschiedener Dinge. Ich bin im Moment wegen allem sehr durcheinander, und auch sehr depressiv. Ich versuche mein Leben in Ordnung zu bringen, aber ich komme damit nicht zurecht. Ich bin nicht sehr gesellig und finde es schwer, mit Menschen zurechtzukommen. Ich bereite mich an der Universität auf das Lehramt vor, aber ich bin mir nicht sicher, ob es wirklich das ist, was ich machen möchte. Es ist dasselbe mit der Arbeit; ich fühle mich nicht wirklich für irgendeine Arbeit geeignet. Ich habe nicht die Stärke, den Dingen ins Gesicht zu sehen. Ich neige eher dazu, die Dinge zu machen, die ich machen muß als die, die ich wirklich machen möchte. Ich scheine in einem ständigen Stadium des Widerspruchs zwischen Pflicht und Wunsch zu leben (›Willen, widersprüchlich‹ (RG.77/II)). Ich kann nicht einmal gradlinig denken.
Wenn ich es könnte, dann würde ich mein Leben überhaupt nicht in der Gemeinschaft anderer Menschen verbringen. Ich möchte immer irgendwohin wegrennen, wo niemand ist, wo mich niemand in diesem Zustand sieht (›Gleichgültigkeit, geliebte Personen, gegen‹ (RG.33/II)) ... Ich muß der Realität ins Gesicht blicken, und das, obwohl ich erst zu realisieren scheine, daß ich in einer Gesellschaft lebe, die bestimmte Anforderungen an mich stellt. Ich finde es schrecklich schwer etwas zu geben, weil ich das Gefühl habe, daß ich nichts machen kann, was etwas wert ist. Ich bin schrecklich passiv und kraftlos – auf jeden Fall fühle ich mich so. Ich bin mit allen Anforderungen, die an mich gestellt werden, überfordert; ich treibe mich immer an, aber ich habe das Gefühl, ich kann nicht genug geben. Ich weiß nicht, was ich sonst noch sagen kann.«

Dr. Detinis: »Alles, was Sie bisher gesagt haben, war sehr gut ausgedrückt und äußerst sinnvoll; bitte fahren Sie in der selben Weise fort.«

Patientin: »Nun, zum Beispiel, ich bin sehr betrübt darüber, daß ich geschieden bin. Ich kann das nicht wahrhaben; ich kann nicht einmal darüber sprechen. Eher würde ich so tun, als ob es niemals passiert sei; ich habe nicht das Gefühl, daß es in der Gesellschaft einen Ort für eine Frau gibt, die so gehemmt und dazu noch geschieden ist. Manchmal weiß ich nicht ob ich sagen soll, daß ich verheiratet oder geschieden bin. All das ist so betrüblich, daß ich nicht einmal daran denken kann, irgendwann wieder mit jemandem zusammenzuleben.«

Dr. Detinis: »Warum nicht?«

Patientin: »Ich bin sehr selbstsüchtig, ich kann überhaupt nicht nachgeben. Auch weil die Sachen für mich im Moment überhaupt nicht gut laufen. Ich glaube nicht mehr an irgendjemand, an die Männer, das ist es.«

Dr. Detinis: »Warum?«

Patientin: »Nun, Männern gegenüber habe ich immer schon ähnlich empfunden, aber nach der Scheidung wurde es schlimmer. Ich hatte die Ehe so idealisiert; meine dauerte dreieinhalb Jahre und sie war furchtbar.«

Dr. Detinis: »Warum war sie furchtbar?«

Patientin: »Wir hatten völlig unterschiedliche Einstellungen, obwohl ich das zuerst nicht merkte. Keiner von uns konnte akzeptieren, wie der andere dachte oder sich verhielt. Wir beide versuchten uns mit allen Kräften gegenseitig zu demütigen. Und das machte es tatsächlich schwer, die geringe Selbstachtung, die ich hatte, zu bewahren.«

Dr. Detinis: »Sie würden also sagen, daß Sie schon immer ein festes Bild von Männern hatten, welches es auf der einen Hand für Sie schwer macht, eine Beziehung zu haben und auf der anderen Seite einen nachteilige Wirkung auf Ihre Selbstachtung hat?«

Patientin: »Ja, zum Beispiel denke ich, daß Männer immer sexistisch sind und Frauen immer in bestimmte Rollen drängen. Wenn eine Frau sehr talentiert und intelligent ist, dann sagen die Leute, sie ist wie ein Mann; wenn sie aber dafür zu Hause bleibt, die ganze Hausarbeit macht, sich um die Kinder kümmert, dann ist sie ein zweitklassiger Mensch. Und es ist unmöglich, einen Mittelweg zwischen beiden Positionen zu finden. Auf jeden Fall fühle ich mich so. Ich war nie in der Lage, einen Mittelweg zu finden. Ich habe beide Extreme gelebt; zuerst war ich eine Hausfrau, die zu Hause blieb, und dann habe ich plötzlich dagegen rebelliert und wollte andere Sachen machen; Ich konnte die beiden nicht verbinden. Ich empfand es als ziemlich unmöglich; bevor ich wußte, wo ich war, hatte ich die Rollen vollkommen vertauscht. Ich bemerkte, daß Männer viel besser zurechtkommen, weil die Gesellschaft sie höher schätzt als Frauen und das ist schwer zu akzeptieren. Zum Beispiel glaube ich nicht, daß Männer aufrichtig sind. Wenn ich einen Mann treffe, der freundlich zu sein scheint, möchte ich ihn gerne etwas näher kennenlernen, aber sobald sie herausfinden, wie ich bin, ist alles vorbei. Sie denken, daß ich unmöglich bin. Ich denke, daß ein Mann mich niemals verstehen kann, weil Männer von Frauen vollkommen verschieden sind. Wie sehr ich es zu erklären versuche, sie verurteilen mich dennoch. Ich fühle mich sehr unterlegen und ertrage das nicht.«

Dr. Detinis: »Was können Sie uns noch über Ihren Charakter erzählen?«

Patientin: »Ich denke, es gibt zwei Seiten, zwei Gesichter von mir. Auf der einen Seite bin ich sehr unterwürfig und auf der anderen bin ich genau das Gegenteil. Ich bin extrem aggressiv und schwierig im Umgang. Ich denke immer, daß ich Recht habe und die andere Person Unrecht hat; ich versuche immer, meinen Kopf durchzusetzen. Zuerst bin ich gehorsam und dann zeige ich mein wahres Gesicht, oder ich nehme eine aggressive Haltung ein, als ob ich einen Angriff erwarte. Wenn die andere Person mich nicht bedrängt, dann beruhige ich mich, aber wenn er es versucht, dann plustere ich mich auf und die andere Seite von mir bleibt verborgen. Wenn sie mich wie eine normale Person behandeln, was selten ist, dann passiert das nicht. Wenn sie mich nicht wegen meines Aussehens oder meiner momentanen Stimmung beurteilen, dann verhalte ich mich normal, aber ich bin immer bereit, anzugreifen. Nichts kann mich aufhalten, wenn ich die Beherrschung verliere, ich kümmere mich wenig darum, ob ich jemand verletze oder selbst verletzt werde. Natürlich fühle ich mich danach sehr schuldig und muß mich bei der anderen Person entschuldigen oder auch ihre Entschuldigungen annehmen, aber wenn sie es mir heimzahlen, wenn sie nicht verstehen wollen, dann passiert was! Ich will es einfach nicht wahrhaben! Ich denke vielleicht noch über sie nach, aber ich will nichts mehr mit ihnen zu tun haben.«

Dr. Detinis: »Und was empfinden Sie dann über die anderen?«

Patientin: »Ich werde über den Mangel an Verständnis betrübt und ärgerlich und ich bin mit mir selbst unzufrieden, weil ich mich nicht unter Kontrolle hatte. Ich denke, vielleicht habe ich nicht alles richtig erklärt oder ich habe einfach die Nase von ihnen voll . . . Unweigerlich fühle ich mich mißverstanden. Auf der anderen Seite denke ich aber auch, daß ich diejenige war, die alles ruiniert hat. Ich scheine jede Beziehung und Freundschaft, die ich habe, kaputtzumachen. Ich kann meine Gefühle auch nicht ausdrücken. Wenn ich zum Beispiel niedergeschlagen bin, fühle ich mich gereizt, aber die Menschen bemerken nicht, daß ich niedergeschlagen bin, es sei denn ich bin in einer sehr schlechten Stimmung, sonst bin ich fast immer still und zurückhaltend. Ich bin nicht immer so gewesen, ich war ziemlich gesellig, aber ich wurde eben immer zurückhaltender. Manchmal habe ich das Gefühl, als ob ich immer so bliebe. Ich habe Schwierigkeiten, Menschen meines Alters anzusprechen, das ist das Problem. Obwohl ich mit älteren Menschen und Kindern sprechen kann.«

Dr. Detinis: »Wie kommen Sie mit älteren Menschen und Kindern zurecht?«

Patientin: »Ich zeige mich, wie ich bin. Ich kann sprechen, und singen und mich so ausdrücken, wie ich bin. Wenn ich mit Kindern zusammen bin, singe ich ihnen gerne Lieder, erzähle Geschichten, tanze und springe herum... aber ich kann das nicht mit jemandem meines Alters. Mit älteren Menschen kann ich auch über alles sprechen und fühle mich dabei wohl und alles ergibt sich von selbst.«

Dr. Detinis: »Sie sagten etwas über Gefühle und die Art, wie sie zu anderen Menschen stehen. Sind Sie ein liebevoller Mensch – was berührt oder bewegt Sie?«

Patientin: »Kinder. Ich liebe Kinder, weil ich glaube, daß sie diejenigen sind, die am meisten geliebt werden müssen. Ich habe großes Mitleid mit Kindern, die nicht genügend Liebe und Zuneigung erhalten. Man muß bereit sein, viel Zeit mit ihnen zu verbringen, man muß versuchen, sie zu verstehen und sie so gut zu erziehen, wie man kann. Hier kommen meine besten Seiten zur Geltung. Reisen ist eine andere Sache, die ich mag; es gibt einen Ort mit dem Namen Jujuy, allein über ihn zu sprechen oder davon zu hören, bewegt mich. Ich liebe diesen Ort, ich habe daß Gefühl, dort Wurzeln zu haben. Ich kann mich mit ihm identifizieren, weil er weit von der Zivilisation entfernt ist. Ich mag an ihm, daß er so friedlich und farbenfroh ist; er ist auch traurig, aber ich fühle mich dort zu Hause. Ich mag die Menschen in Jujuy, weil sie freundlich und natürlich sind und weil sie nicht viel sprechen. Ich habe niemals dort gelebt, aber ich bin oft bis zu einem Monat dort gewesen. Ich liebe diesen Ort. Ich liebe es, wenn die Menschen dort freundlich zu mir sind, obwohl ich es ihnen niemals direkt sagen könnte. Manchmal glaube ich, ich sollte – ich meine nicht tatsächlich danken, aber sie einfach wissen lassen, wie sehr ich sie schätze. Aber ich mache das niemals, ich bin nicht in der Lage irgendetwas wie das, auszudrücken, weil ich das Gefühl habe, wenn ich es täte, wäre der Wert, dessen, was ich gebe, verloren. Es ist unmöglich auszudrücken, was man fühlt, auf jeden Fall empfinde ich so.«

Dr. Detinis: »Vorhin sagten Sie ›Ich denke immer, daß ich Recht habe und die andere Person Unrecht hat.‹ Wie fühlen Sie sich, wenn die Person, mit der sie sprechen, Ihnen widerspricht?«

Patientin: »Es hängt davon ab, wie sie es sagen. Wenn sie es gerade heraus und nicht hinten herum sagen...«

Dr. Detinis: »Ich meine eine Diskussion über irgendetwas; wenn Sie zum

Beispiel denken, dieser Aschenbecher ist grau und die anderen sagen, er ist schwarz.«

Patientin: »Es hängt davon ab: wenn ich die Person interessant finde, dann verzeihe ich ihr, wenn nicht, dann streite ich.«

Dr. Detinis: »Was können Sie noch über Ihre Persönlichkeit sagen?«

Patientin: »Ich bin sehr wechselhaft. Ich schwinge sehr leicht von einer Stimmung in eine andere. Ich bin immer so. Den einen Moment fühle ich mich an einem Ort wohl, und im nächsten Moment nicht mehr. Oder ich bin glücklich darüber, daß ich etwas habe und dann plötzlich fühle ich, daß es zu viel ist. (›*Stimmung, unbeständig, labil, etc.*‹ (RG.54/I))«

Dr. Detinis: »Sie sagten, daß Sie sich im Moment an an der Universität auf das Lehramt vorbereiten und außerdem arbeiten. Welche Arbeit machen Sie?«

Patientin: »Ich kümmere mich um ein neun Monate altes Baby.«

Dr. Detinis: »Leben Sie alleine?«

Patientin: »Nein, bei einer Familie.«

Dr. Detinis: »Haben Sie eine eigene Familie?«

Patientin: »Ja, aber nicht hier. Ich bin in Tandil geboren. «

Dr. Detinis: »Und wer lebt dort?«

Patientin: »Meine Mutter und meine Geschwister, alle leben dort.«

Dr. Detinis: »Und Ihr Vater?«

Patientin: »Er ist tot. Er starb vor sieben Jahren.«

Dr. Detinis: »Woran ist er gestorben?«

Patientin: »An Krebs.«

Dr. Detinis: »Wieviele Geschwister haben Sie?«

Patientin: »Drei. «

Dr. Detinis: »Älter oder jünger?«

Patientin: »Ich bin die Jüngste.«

Dr. Detinis: »Warum sind Sie nach Buenos Aires gekommen?«

Patientin: »Wegen der Arbeit. Ich arbeitete in der Ferienkolonie von Tandil und eines Tages kam die Frau, bei der ich jetzt wohne, und fragte mich, ob ich mich nicht um ihr Baby kümmern wollte. Wir verbrachten drei Wochen in einer Ferienkolonie von Cordoba und kamen dann hierher.«

Dr. Detinis: »Wann haben Sie geheiratet?«

Patientin: »1979.«

Dr. Detinis: »Gab es irgend einen Grund, aus dem Sie keine Kinder hatten?«

Patientin: »Ich wollte mich nicht auf etwas so Kompliziertes einlassen. Einerseits wollte ich, weil ich Kinder liebe, andererseits auch nicht, weil ich wußte, daß es schrecklich für sie geworden wäre, bei Eltern aufzuwachsen, die sich immerzu streiten. Ich wollte nicht, daß sie leiden.«

Dr. Detinis: »War die Ehe immer unglücklich?«

Patientin: »Ja, gleich von Anfang an. Für einen Monat, aber nicht länger war sie einigermaßen – aber nicht gut. Dann bekam ich depressive Verstimmungen. Für ungefähr eineinhalb Jahre war ich in Behandlung.«

Dr. Detinis: »Was machten Sie, als Sie depressiv waren, wie haben Sie sich gefühlt?«

Patientin: »Ich habe viel geweint, natürlich alleine, weil ich nicht mag, daß Menschen mich sehen, wenn ich weine. Ich habe immer das Gefühl, beobachtet zu werden.«

Dr. Detinis: »Wie fühlten Sie sich, wenn Sie depressiv waren und jemand Ihnen Mitgefühl oder Rat anbot... ?«

Patientin: »Ich kannte eine ältere Dame, sie kam fast jeden nachmittag, um zu sehen, wie es mir ging... Sie war die einzige. Es hat mir gutgetan. Ich lebte alleine in Berazategui und sie war auch alleine. Sie kam immer, um mir Gesellschaft zu leisten.«

Dr. Detinis: »Was können Sie uns über Ihre Kindheit erzählen, darüber, wie Sie mit Ihrer Familie zurecht kamen, was Sie gerne machten, was Ihre Hobbys waren, was Sie jetzt machen und was Ihre Pläne für die Zukunft sind?«

Patientin: »Als ich sehr jung war, liebte ich meine Eltern sehr. Tiere mochte ich am meisten, heute immer noch. Ich habe immer nur mit ihnen gespielt. Wir lebten auf dem Land und ich bin immer ins Feld gelaufen, um mit den Tieren zu spielen, Als ich älter war... am glücklichsten war ich bis zum Alter von fünf Jahren. Es war schrecklich schwer für mich, als ich in die Schule gehen und andere Kinder treffen mußte. Die Schule war in der Nähe von unser Wohnung und ich bin immer nach Hause gerannt, weil mir nicht klar war, daß ich dort bleiben mußte. Zu dieser Zeit begannen auch die Schwierigkeiten, mit den Jungen auszukommen. Ich bin fast immer gleich gewesen, nach innen ängstlich und aggressiv nach außen. Ich habe immer mit den Jungen gekämpft... ich habe mich mit ihnen gemessen. Ich glaube, ich hatte keine Hobbys, aber ich mochte Musik sehr gerne. Ich glaube, ich hätte gerne getanzt und auch gezeichnet.«

Dr. Detinis: »Warum sagen Sie ›hätte gerne‹?«

Patientin: »Weil ich es nie gemacht habe. Ich tanze auf meine eigene Art und immer für mich alleine, weil es etwas sehr Privates ist. Wenn ich tanze, fühle ich mich wohl, weil ich alles ausdrücken kann (›*Tanzen, bessert*‹ (55/I)).«

Dr. Detinis: »Sind Sie ordentlich?«

Patientin: »Ja, sehr, aber es gibt eine Schublade, in der ich alles gerne durcheinander bringe.«

Dr. Detinis: »Und im restlichen Haus?«

Patientin: »Ich habe es gerne, wenn ich etwas gleich finde. Was die Sauberkeit angeht, bin ich ziemlich pingelig; für mein Gefühl bedeutet ein Haus sauber zu halten, es entsprechend zu schätzen (›*Gewissenhaft in Kleinigkeiten*‹ (RG.32/II)).«

Dr. Detinis: »Wie ist Ihre Regel?«

Patientin: »Sie kommt mehr oder weniger alle 28 Tage und sie bleibt für vier oder fünf Tage.«

Dr. Detinis: »Wie fühlen Sie sich, während der Regel?«

Patientin: »Im vergangenen Jahr fühlte ich mich zu Beginn sehr depressiv und reizbar; ich bekomme auch Magenkrämpfe und mir wird übel.«

Dr. Detinis: »Welche Krankheiten hatten Sie?«

Patientin: »Die üblichen Kinderkrankheiten – Masern, Mumps... Als ich klein war, hatte ich viele Probleme mit den Ohren, als ich ein Jahr alt war, hatte ich in meinem linken Ohr ein perforiertes Trommelfell. Ich hatte immer Ohrenschmerzen bis ich mit elf Jahren eine Operation der Nase und des Halses hatte. Und dann, als ich älter war, mit vielleicht achtzehn Jahren, war mit der Schilddrüse etwas nicht in Ordnung, der rechte Lappen war entzündet oder etwas ähnliches. Vor ungefähr drei Jahren hatte ich am linken Eierstock drei und am rechten zwei Zysten. Sonst hatte ich keine Krankheiten.«

Dr. Detinis: »Wie wirkt sich das Wetter auf Sie aus?«

Patientin: »Ich mag das Wetter hier in Buenos Aires nicht, es ist so heiß und feucht. Es macht mich kaputt und nervös. Ich mag feuchte oder wolkige Gegenden nicht.«

Dr. Detinis: »Was passiert bei wolkigem Wetter?«

Patientin: »Ich werde depressiv (›*Wolkiges Wetter verschlechtert*‹ (RG.1199/II)).«

Dr. Detinis: »Fühlen Sie sich bei wolkigem Wetter immer depressiv?«

Patientin: »Ja, außer es regnet; Ich mag starken Regen.«

Dr. Detinis: »Mögen Sie die Sonne?«

Patientin: »Ich liebe die Sonne.«

Dr. Detinis: »Stürme ebenfalls?«

Patientin: »Ja, sie machen mir überhaupt keine Angst, ich finde sie wirklich herrlich – Natur in ihrer ganzen Pracht. Die meisten Menschen haben Angst von einem Blitz erschlagen zu werden, aber ich glaube, daß das eine schöne Art zum Sterben wäre. Viel natürlicher, als im eigenen Bett zu sterben.«

Dr. Detinis: »Wie fühlen Sie sich am Meer?«

Patientin: »Durch das Meer werde ich depressiv, es ist so langweilig, nur dazusitzen. Da ist auch die konstante Feuchtigkeit, und das Salzwasser ist schlecht für mich.«

Dr. Detinis: »Was essen Sie besonders gern?«

Patientin: »Nudelgerichte, Braten . . .«

Dr. Detinis: »Mögen Sie tierisches Fett?«

Patientin: »Nur in geringen Mengen.«

Dr. Detinis: »Süßigkeiten?«

Patientin: »Marmeladen und Gelee; aber keine Milchpuddings.«

Dr. Detinis: »Salz?«

Patientin: »Nein, kaum.«

Dr. Detinis: »Gewürze?«

Patientin: »Wenn sie nicht zu stark sind.«

Dr. Detinis: »Bittere oder saure Sachen?«

Patientin: »Bitter nein, sauer ja. Ich mag Grapefruit, Zitronentee und Limonade.«

Dr. Detinis: »Milch?«

Patientin: »Ja.«

Dr. Detinis: »Eier?«

Patientin: »Ja.«

Dr. Detinis: »Fisch?«

Patientin: »Mehr oder weniger.«

Dr. Detinis: »Wie mögen Sie Ihr Essen und Ihre Getränke?«

Patientin: »Ich mag meinen Kaffee und Tee sehr heiß; im Sommer nehme ich gelegentlich einen Softdrink, aber sonst trinke ich nichts.«

Dr. Detinis: »Wie trinken Sie Ihren Tee im Sommer?«

Patientin: »Heiß.«

Dr. Detinis: »Haben Menschen darüber Bemerkungen gemacht?«

Patientin: »Nein, ich glaube, weil es normal ist.«

Dr. Detinis: »Was ist, wenn es etwas abkühlt?«

Patientin: »Dann würde ich es nicht trinken, lauwarm mag ich nicht. Wenn ich müßte, dann würde ich, aber ich würde es nicht genießen.

6.2 Fragen aus dem Auditorium

Frage: »Sie sagten, daß Sie nicht viel trinken, könnten Sie uns bitte sagen, warum?«

Patientin: »Im Winter trinke ich nicht viel, ich mag Wasser und Softdrinks nicht . . . ich trinke viel Kaffee und Tee, aber kein pures Wasser. Manchmal im Sommer trinke ich einen soft drink.«

Frage: »Was wären Sie am liebsten?«

Patientin: »Meinen Sie im ideellen oder wirklichen Sinn?«

Frage: »Was würden Sie gerne machen?«

Patientin: »Ich würde gerne reisen, Töpfern und in der Lage sein, gut zu tanzen. Ich wäre auch gerne weniger schüchtern.«

Frage: »Wie sind Sie mit Ihren Eltern zurechtgekommen?«

Patientin: »Als Kind bin ich mit meiner Mutter gut zurechtgekommen; Bis ich ungefähr zwölf oder dreizehn war, konnte ich mit ihr sprechen, danach aber nicht mehr. Sie war genauso aggressiv wie ich. Mit meinem Vater bin ich immer gut ausgekommen. Er hat seine Zuneigung nicht offen gezeigt, aber wir hatten ein Gefühl von gegenseitigem Verständnis und Respekt. Meine Mutter konnte mich nicht verstehen, sie gab mir nicht die Liebe, die ich brauchte, nicht so wie mein Vater.«

Frage: »Warum benutzen Sie das Wort ›Respekt‹?«

Patientin: »Ich glaube nicht, daß mich meine Mutter als einen eigenständigen Menschen respektiert hat, sie war in ihrer Beziehung zu mir eher autoritär. Mein Vater war sich immer meiner bewußt, er hat sich mir nie aufgedrängt. Er wußte, wozu ich in der Lage war und bestand nicht darauf, daß ich die Rolle der pflichtbewußten Tochter spiele.«

Frage: »Was ist mit Ihren Geschwistern?«

Patientin: »Ich habe zwei Schwestern und einen Bruder. Mit meinem Bruder komme ich gut aus. Wir kämpften viel aber wir waren uns sehr ähnlich.«

Frage: »Wie waren Sie sich ähnlich?«

Patientin: »In unserer Einstellung unserem Verhalten. Wenn ich betrübt war, konnte ich auf ihn zählen. Er war auch aggressiv aber ich wußte, daß er Probleme hatte und sie nicht ausdrückte, ausschließlich indirekt durch schlechtes oder mürrisches Verhalten. Ich verstand ihn, weil ich merkte, daß er wie ich war. Er ist eine liebevolle Person – ich glaube, er hat gute Gefühle weiß aber nicht, wie er mit ihnen umgehen kann.«

Frage: »Sie sagten, daß sie sehr heiße Getränke trinken. Sind sie fast kochend heiß oder lassen Sie sie etwas auskühlen?«

Patientin: »Ich lasse sie ein wenig auskühlen.«

Frage: »Was bedeutet Reisen für Sie?«

Patientin: »Wegzugehen und neue Orte zu sehen. Ich mag die Idee zu spüren, daß ein Ort zur selben Zeit zu mir gehört und auch nicht gehört, wenn Sie verstehen was ich meine. Ich vermute, ich fühle mich nur an wenigen Orten wirklich frei, wirklich zu Hause.«

Frage: »Würden Sie sagen, daß das Reisen in Ihnen ein Leere ausfüllt?«

Patientin: »Ja, man könnte es so ausdrücken.«

Frage: »Wie waren Ihre sexuellen Beziehungen.«

Patientin: »Zu Anfang waren sie nicht gut; später wurden sie dann besser. Ich war immer sehr gehemmt. Ich glaube, das lag an meiner Schüchternheit und meiner Erziehung, die ich als Mädchen erfahren

hatte; das war auch so als ich größer wurde, ich hatte nie sexuelle
Beziehungen vor der Heirat. Der einzige, mit dem ich Beziehungen
hatte, war mein Mann. Vor meiner Heirat hatte ich eine häßliche
Erfahrung, die ich erst später überwunden habe. Und sechs Monate nach
meiner Heirat, wurden sie gut und bis jetzt habe ich keine Beziehungen
gehabt, weil ich viel Angst habe, weil ich weiterhin viel Angst habe, es
ist, als ob ich sie nie gehabt hätte.«

Frage: »Wie schlafen und wovon träumen Sie?«

Patientin: »Ich fühle mich beim Schlafen verspannt, weil mein Arm und
mein Schulterblatt schmerzen, und wenn ich erwache, bin ich müde. In
den vergangen Monaten habe ich fast immer geträumt, daß ich mit
meiner Familie streite.«

Dr. Detinis: »Haben Sie einen Ihr Leben hindurch immer wiederkehren-
den Traum?«

Patientin: »Zweimal träumte ich, daß in Tandil meine Katze getötet
worden ist und ich war sehr betrübt.« (Weint)

6.3 Kommentar

Ich hoffe, daß Sie sich an alles erinnern, was die Patientin sagte, weil das
ein schönes Beispiel für ein in seiner Essenz dargestelltes Arzneimittelbild ist. Lassen Sie uns die verschiedenen Aspekte der Geschichte von der
Kindheit an untersuchen und schauen, welche Symptome sich ergeben.
Hier ist eine Patientin, in deren Verhalten und Ausdruck sich das, was sie
sagt und fühlt, spiegelt. Sie ist depressiv und apathisch, reizbar und
aggressiv. Von Anfang bis Ende sprach sie in einer eintönigen Monoto-
nie und ihr emotionaler Zustand war, außer am Ende, unverändert. Ihre
Ausdruckslosigkeit spricht Bände.
Seit ihrer Kindheit war sie nur in der Lage, mit Tieren gefühlsmäßige
Bande zu knüpfen; daraus kann man folgern, daß sie nicht in der Lage
war, mit anderen Menschen eine Beziehung zu entwickeln. Und das ist
das Problem, was sie zu uns bringt: ihre Schwierigkeit, eine Beziehung zu
anderen Menschen aufzunehmen. Sie kann sich selbst nicht integrieren
und deshalb kann sie keine Freunde oder eine stabile Partnerschaft
finden. Sie sagte ›Ich scheine jede Beziehung und Freundschaft, die ich
habe, kaputtzumachen.‹
► Sie kann keine Bande knüpfen; das ist ihr existentielles Dilemma. Seit
   ihrer Kindheit war sie isoliert, sie ist es noch heute.
›Ich kann mich mit Jujuy identifizieren, weil er weit von der Zivilisation
entfernt ist... Ich mag die Menschen in Jujuy, weil sie nicht viel
sprechen.‹

▶ Sie hat das Symptom ›*Gleichgültigkeit, geliebte Personen, gegen*‹ (RG.33/II), obwohl sie behauptet, eine liebevolle Person zu sein.

Wenn wir zwischen den Zeilen lesen, sehen wir die Widersprüche; gelegentlich müssen wir auf Symptome schließen und sie nicht wörtlich nehmen. Den Punkt, den wir festhalten müssen ist der offensichtliche Widerspruch, daß sie nicht geben kann. Sie sagte: ›Ich finde es schrecklich schwer zu geben, weil ich das Gefühl habe, daß ich nichts machen kann, das etwas wert ist. Ich fühle mich vollständig egoistisch, ich kann niemals bei irgendetwas nachgeben‹. Vorher sagte sie: ›Ich finde es schwer, mit Menschen auszukommen.‹

Zwei grundlegende Aspekte des Mittels sind diese *gefühlsmäßige Indifferenz* und die *Unfähigkeit, sich auf ihre Weiblichkeit zu beziehen.* Sie sagte, daß sie sich an der Schule mit den Jungen gemessen hat und sich aus diesem Grund nicht integrieren konnte. Ihre Ehe zerbrach nach dreieinhalb Jahren: ›Wir hatten vollständig unterschiedliche Einstellungen‹. Wir beide versuchten uns mit allen Kräften gegenseitig zu demütigen‹. ›Männer sind immer sexistisch . . . wenn eine Frau zu Hause bleibt, die ganze Hausarbeit macht, sich um die Kinder kümmert, dann ist sie ein zweitklassiger Mensch‹.

▶ ›Die Gesellschaft schätzt Männer höher ein als Frauen und das kann ich schwer akzeptieren‹. Das ist ihr Konflikt.

›Zuerst war ich eine Hausfrau, die zu Hause blieb und dann plötzlich rebellierte ich und wollte andere Sachen machen‹. Ich fühle mich Männern sehr unterlegen und ich ertrage das nicht‹.

Zu Anfang sagte sie: ›Ich neige eher dazu, die Dinge zu machen, die ich machen muß als die, die ich wirklich machen möchte‹.

▶ Das ist das Symptom ›*Willen, widersprüchlich*‹ (RG.77/II). Ein sehr verwandtes Symptom ist ›*Unternehmen, unternimmt Dinge gegen seine Absicht*‹ (RG.59/I), aber in ihrem Fall trifft die allgemeinere Rubrik zu.

Diese Frau ist Sepia. Sepia ist vom Saubermachen und Polieren besessen, sie ist der Star aller Werbungen für Reinigungs- und Waschmittel. Wenn ihr Ehemann oder die Kinder nicht beim Hereinkommen die Schuhe ausziehen, dann fangen sie sich eine scharfe Bemerkung ein. Sie ist peinlich genau, anspruchsvoll, eine Perfektionistin.

▶ Das Symptom, das sie sehr klar ausgedrückt hat, ist ›*Gewissenhaft in Kleinigkeiten*‹ (RG.32/II).

Die Ausprägung unterscheidet sich von Mittel zu Mittel. Es hat einige Elemente einer Zwangsneurose; zum Beispiel das Vorhandensein eines Ortes mit Unordnung in einer sonst makellosen Umgebung.

▶ Streng gesprochen, stehen wir hier an den Grenzen der Homöopathie, aber das wird uns helfen, das Symptom zu verstehen. Die Patientin sagte: ›Es gibt eine Schublade, in der ich alles gerne durcheinander bringe. Um es einfach zu sagen, diese Schublade ist der Ort, an dem sie die Unordnung bewahrt. Homöopathisch betrachtet, ist es ihre *Sauberkeitsmanie,* die von Wert für uns ist.

▶ (›*Neid*‹ (RG.41/II) in diesem Fall Männern gegenüber, ist ein vitales Symptom.

Viele Frauen sind von Geburt an **Sepia,** aber man kann das Mittel nicht erkennen, bis sie mit den weiblichen Aspekten ihres Charakters konfrontiert werden. Sie werden, nachdem sie Kinder bekommen haben, häufig krank, weil sie ihre Qualitäten im Wettbewerb mit Männern zurückweisen.

Lycopodium-Frauen messen sich Männern in allem vollkommen direkt, aber prinzipiell intellektuell, weil gebildete Männer Frauen gegenüber als höherstehend betrachtet werden. Auf der anderen Seite ist Sepia aus einem viel tiefer liegenden Grund im Wettstreit mit Männern, speziell in Hinblick auf ihr Geschlecht. Sie steht im Konflikt mit ihrer Weiblichkeit.

Sepia-Frauen sind normalerweise nicht steril, nicht mehr als andere Mittel und viele von ihnen haben eine Menge Kinder. Trotzdem sind sie häufig gefühlsmäßig kalt und haben eine geringe Libido. Ein weiteres Symptom ist ›*Manipulativ*‹, welches nicht im Repertorium erscheint. Die Patientin sagte: ›Ich versuche immer, meinen Kopf durchzusetzen.‹

▶ **Lycopodium** ist diktatorisch, aber **Sepia** ist manipulativ.

▶ Andere Symptome der Patientin waren: ›*Stimmung, unbeständig, labil, etc.*‹ (RG.54/I), ›*Wolkiges Wetter verschlechtert*‹ (RG.1199/II), und ›*Gesellschaft, Abneigung gegen*‹ (RG.32/I).

Kein anderes Mittel meidet andere Menschen mehr als Sepia. Ihre Isolation ist pathetisch und sie wird so weit gehen, daß sie im Bett in völliger Dunkelheit liegen wird, auf daß niemand mehr kommt, um ihre Einsamkeit zu stören.

6.4 Repertorisation

- ›Gleichgültigkeit, geliebte Personen, gegen‹ (RG.33/II)
- ›Gesellschaft, Abneigung gegen‹ (RG.32/I)
- ›Neid‹ (RG.41/II)
- ›Willen, widersprüchlich‹ (RG.77/II)
- ›Stimmung, unbeständig, labil, etc.‹ (RG.54/I)
- ›Wolkiges Wetter verschlechtert‹ (RG.1199/II)

6.5 Verordnung

Sepia 10M

IV.
Anhang

1. Anmerkungen der Übersetzer

① Kent, J. T.: Repertory of the Homoeopathic Materia Medica [14]; S. XIX.

② Allen, J. H.: Die Chronischen Krankheiten. Die Miasmen [2].

③ Hahnemann, S.: Organon 6. Auflage [10].

④ ebenda.

⑤ ebenda.

⑥ Dieser Abschnitt wurde aus der englischen Fassung von Kents »Lectures« übertragen, da die deutsche Übersetzung in manchen Teilen gekürzt ist: Kent, J. T.: Lectures of Homoeopathic Materia Medica. Chamomilla [12] Kent, J. T.: Kents Arzneimittelbilder. Vorlesungen zur homöopathischen Materia Medica [13].

⑦ Hahnemann, S.: Organon 6. Auflage; Fußnote zu § 213 [10].

⑧ Vergleiche: Paschero, T. P.: Documenta Homoeopathica [19, 20, 21].

⑨ Hahnemann, S.: Organon 6. Auflage [10].

⑩ Die wörtliche Übersetzung des spanischen Originals ist »betrügerisch«, doch sollte man es an dieser Stelle wohl besser als »irreführend« auffassen.

⑪ Vergleiche: Hahnemann, S.: Organon der Heilkunst. §§ 15–16 [10].

⑫ Detinis verwendet Rubriken, die in der englischen Ausgabe des Repertoriums aufgeführt sind, denen aber keine Arzneien zugeordnet wurden. Solche Rubriken dienen ausschließlich als Querverweise. In der deutschen Übersetzung des RG. fehlen diese Begriffe, so daß sie in diesem Buch zumeist unerwähnt bleiben müssen. Siehe dazu auch Anmerkung 13 zur Rubrik »Boshaft«.

⑬ »Rachsüchtig«, »Nachtragend« und »Grollend« sind im englischen Kent als Symptome aufgeführt, allerdings sind ihnen keine Arzneien zugeordnet, sondern es findet sich nur der Querverweis zu der Rubrik »Boshaft« (malicious).

⑭ Sarracenia steht unter dieser Rubrik nicht im Repertorium, findet sich aber in Allens Materia medica [3], in den Nachträgen zu den jeweiligen Arzneimitteln (Cubeba Bad. 3, Sarracenia Bd. 8).

⑮ Siehe dazu auch den Bericht über Saccharum officinale von Rohrer, A.: Behaviour Problems. Homoeopathic Links 1/95, S. 25.

⑯ Das genannte Opiumsymptom deutet wohl eher auf »Gleichgültigkeit, Apathie« (SR.609) hin.

⑰ Hahnemanns Originalsymptom lautet: »Gelassene und fröhliche Gemüthsstimmung mit Thätigkeitslust und Selbstzufriedenheit (Heilwirkung, Gegenwirkung des Organism's) RAML IV Symptom 146 [9].

⑱ Vergleiche Synthethisches Repertorium Band III: »Träume, Katzen verfolgen ihn« (SR.III.265) [4].

⑲ Kent, J. T.: Vorlesungen über Hahnemanns Organon; »Erfahrung und Beobachtung in der Medizin« S. 33 [15].

⑳ Die hier aufgeführten Arzneien der Materia medica entsprechen der Rubrik »Verächtlich« (RG.59/II); die in Abschnitt 2.46 besprochen wird. Sowohl im RG wie auch im SR werden unter der Rubrik »Geringschätzung, Beschwerden *durch«* folgende Arzneien genannt: Acon., alum., *aur.,* bell., **Bry., Cham.,** coff., *coloc.,* ferr., hyos., ip., lyc., *nat-mur.,* **Nux-v.,** olnd., *par., phos., plat.,* sep., *staph.,* stront., sulph., verat.

㉑ Vergleiche: *»Geschmacklosigkeit in ihrer Kleidung«* (SR.995) [4].

㉒ RAML IV, S. 30, Symptom 4 [9].

㉓ Weiterführende Literatur zum Thema *»Hellsehen«:*
Laborde – Nottale, E.: »Das zweite Gesicht. Übernatürliche Phänomene in der Psychoanalyse«, Klett-Cotta, Stuttgart 1995.
Faivre, A.: »Franz von Baader et les Philosophes de la Nature – De l'homéopathie au magnétisme animal«, in: A. Faivre, R. C. Zimmermann: Epochen der Naturmystik, E. Schmidt Verlag, Berlin 1979.

㉔ Boenninghausens's »Characteristics, Materia medica & Repertory« (213/II) [5].

㉕ Das Originalsymptom lautet: »Ahnung: er sagt: eben jetzt muß meine Geliebte (11 Meilen weit entfernt) die schwere Stelle, die ich eben sang, ebenfalls gesungen haben.« RAML I, Sturmhut, Symptom 521 [9].

㉖ Diese Aussage ist leider nicht ganz richtig. Mit Ausnahme von Veratrum album findet sich keine der genannten Arzneien in Hahnemanns »Reiner Arzneimittellehre«. Weder Senega noch Crocus sind von Hahnemann geprüft worden. Die Prüfungen von Senega und Crocus wurden in Stapfs »Archiv« veröffentlicht, wobei allerdings für Senega nicht einmal in der großen Liste des Mac Repertory [16] eine dem Symptom entsprechende Angabe gemacht wird. Platin ist in Hahnemanns Chronischen Krankheiten V aufgeführt.
Die Symptome in den verschiedenen Arzneimittellehren lauten:
Veratrum album: »Sie küßt jeden, der ihr vorkommt, ehe die Monatsreinigung ausbricht«. RAML III, Symptom 381 [9].
Platin: »Traurig und verdrießlich, den ersten Morgen, den folgenden unbeschreiblich selig, daß sie hätte Alles umarmen und über das Traurigste lachen mögen«. CK V, Symptom 25 [8].
Crocus: »Ist bisweilen auf Personen sehr ärgerlich und ergrimmt und im nächsten Moment möchte sie sie umarmen«. Stapfs Archiv für die homöopathische Heilkunst, Crocus sativa (Safran): Symptom 309 [18].

㉗ Vergleiche hierzu auch: Eppenich, H.: »Samuel Hahnemann und die Beziehung zwischen Homöopathie und Mesmerismus« KH 38 (1994) S. 153–160, und Wittern, R.: »Zum Verhältnis von Homöopathie und Mesmerismus« in: Schott, H. (Hrsg.): »Franz Anton Mesmer und die Geschichte des Mesmerismus«; Franz Steiner Verlag, Stuttgart 1985.

㉘ Hahnemann, S.: Organon 6. Aufl. §§ 286–290 [10].

㉙ Dieses Beispiel paßt wohl eher für: *»Empfindlich, Geräusche, gegen«* (SR.902).

㉚ Das Originalsymptom Hahnemanns lautet: »Fröhlich, zufrieden, lustig; er wird witzig und macht Spaß (n. 6 St.) (Zum Theil Heilwirkung)« RAML I, Symptom 555 [9].

㉛ Hier sollte in der deutschen Ausgabe des Repertoriums ein *»verschlechtert«* nachgetragen werden, wie es im englischen Original aufgeführt ist: *»talking, unpleasant things, of, agg.«* (RG.87/1).

③② Entspricht eher der Rubrik »*Furcht vor Stecknadeln, vor spitzen Gegenstän-den*« (SR.517).

③③ Siehe dazu Jung, C. G.: »Das Problem des Einstellungstypus«; Gesammelte Werke, Band 7 S. 44; sowie Jung, C. G.: »Psychologische Typen«; Gesammelte Werke, Bd. 6, Walter Verlag, Olten 1960/67 und 2. Aufl. 1974. In diesem Zusammenhang sei auch auf folgende Titel hingewiesen:
Köster, W.: Hahnemann und C. G. Jung. Karl F. Haug Verlag, Heidelberg 1992.
Whitmont, E. C.: Psyche und Substanz. 2. überarbeitete Aufl. Burgdorf Verlag, Göttingen 1992.

③④ s. Anm. 20 zur Rubrik »*Geringschätzung, Beschwerden durch*«.

③⑤ Entspricht dem, was R. Sankaran als *basic delusion,* beziehungsweise *zentrale Störung* ausgeführt hat [17].

③⑥ Das Synthetische Repertorium hat hier die Rubrik: »*Antwortet einsilbig »nein« auf alle Fragen*« (SR.I.50), und in H. C. Allens »Leitsymptomen...« [1] finden wir unter Tuberkulinum: »boshafte Kinder, die absichtlich Verbote übertreten«.

③⑦ vgl. Candegabe, E. F.: Vergleichende Arzneimittellehre [6].

③⑧ vgl. Hahnemann, S.: Organon 6. Auflage § 153 [10].

③⑨ Kent, J. T.: Vorlesungen zum Organon. »Erfahrung und Beobachtung in der Medizin« S. 33 [15].

④⓪ Eine Differenzierung des Symptoms ›Entrüstung‹ (RG.18/I) findet sich bei Coulter, R. C.: Portraits homöopathischer Arzneimittel II [7].

2. Arzneimittelverzeichnis

Acidum fluoricum 78
Acidum hydrocyanicum 59, 127
Aconitum napellus 18, 87, 145, 151
Aesculus hippocastanum 151
Aether 90
Agaricus 87, 88, 111, 142
Agnus castus 151
Alcoholus 109, 125
Aloe 57, 111
Alumina 29, 65, 101, 157
Ammonium carbonicum 45, 151
Anacardium 32, 68, 100, 123
Anantherum 47, 159
Angustura 123
Antimonium crudum 32, 125
Antimonium tartaricum 33
Apis mellifica 151
Argentum nitricum 97, 151
Arnica 46, 49, 66, 76, 123
Arsenicum album 52, 53, 75, 95, 114,
    127, 130, 151
Asterias rubens 68
Aurum 29, 118, 124, 147, 148, 160, 163

Baryta carbonica 112
Benzoicum acidum 150
Borax 37, 57, 88
Bovista 59, 76
Bromum 57
Bryonia 33, 124
Bufo rana 27, 57, 87

Caladium 27
Calcarea acetica 33, 66
Calcarea carbonica 33, 49, 61, 66, 68,
    111, 147, 148, 151, 152
Calcarea phosphorica 52, 161
Calcarea sulfurica 66
Calcium carbonicum 224, 262, 264
Calcium fluoratum 138
Camphora 40, 49
Cannabis indica 112
Cannabis sativa 76

Cantharis 57, 146
Capsicum 49, 77, 103, 114
Carbo animalis 24, 49, 85, 93, 148
Carbo vegetabilis 24, 77, 151
Carboneum sulfuratum 97, 161
Carcinosinum 61
Carlsbad 85, 109, 130
Castoreum 66
Causticum 40, 49, 57, 59, 66, 67, 109,
    136, 142, 151
Centaurea tagana 85
Chamomilla 18, 49, 73, 75, 77, 103,
    127, 138
Chelidonium 29, 49
China 52, 53, 55, 57, 59, 60, 127, 132,
    140, 145, 151
Chininum sulfuricum 66
Chloralum 97, 115, 135
Cicuta virosa 33, 73, 77, 107, 117, 127
Cina 35, 53, 57, 66, 77
Clematis 66, 68, 85
Cobaltum 29
Coca 57, 135, 138
Cocculus 27, 30, 57, 80, 115
Coffea cruda 126, 132
Coffea tosta 88, 118
Colocynthis 98
Comocladia 42, 73
Copaiva 107
Corallium rubrum 35
Crocus 77, 88, 97, 115
Crotalus cascavella 87, 97, 155
Crotalus horridus 77, 107
Cubeba 24, 27, 37, 43, 77, 138, 142
Cuprum 59, 138
Curare 24, 43, 77, 102, 107, 113
Cyclamen 30, 33, 35, 53, 68, 108

Derris pinnata 37
Digitalis 33, 35, 59, 60, 77
Drosera 33, 49, 135

Elaps corallinus 57, 67, 151
Eupatorium purpureum 86

Ferrum magneticum 92, 138
Ferrum metallicum 40, 53, 66, 77, 161
Ferrum phosphoricum 52, 93, 118, 141
Fluoricum acidum 67
Formica 98

Gadus morrhua 93
Gelsemium 151
Ginseng 95
Glonoinum 68, 115
Graphites 68, 93, 156
Gratiola 53, 161
Guaiacum 73

Haematoxylon 42
Hamamelis 92
Helleborus niger 79, 86, 161
Helonias 161
Hepar sulfuris 49, 150, 159
Hippomanes 33, 86
Hura brasiliensis 33, 88, 102, 127, 147,
    148, 156, 161
Hydrastis 37, 42, 89, 92
Hydrocotyle 107
Hydrophobinum (Lyssinum) 37, 53,
    67, 138
Hyoscyamus 24, 30, 37, 75, 86, 161

Ignatia 30, 35, 49, 53, 59, 60, 75, 89, 96,
    103, 115, 118, 124, 138, 157, 161,
    264, 265
Indigo 60
Ipecacuanha 49, 59, 73, 75, 80, 104,
    115, 128, 142

Jasminum 90
Jodum 33, 69, 76, 108, 118, 124, 138

Kalium bichromicum 102, 107
Kalium bromatum 33, 90, 118, 148
Kalium carbonicum 55, 80, 92, 104,
    138, 148, 151, 152, 156
Kalium cyanatum 108, 130, 163
Kalium jodatum 49, 66, 102
Kalmia 68
Kerosolenum 148
Kreosotum 157

Lachesis 40, 47, 55, 60, 66, 91, 110,
    115, 126, 151, 204
Lamium album 148
Laurocerasus 141
Ledum palustre 53, 59, 60, 107
Lepidium 77
Lilium tigrinum 37, 113
Lycopodium 37, 46, 49, 51, 60, 64, 79,
    90, 102, 107, 113, 123, 124, 138, 140,
    150, 151, 158, 161, 163, 203, 265, 278
Lyssinum (s. Hydrophobinum)

Magnesium muriaticum 86, 102, 138
Magnesia sulfurica 69
Mancinella 102, 109
Manganum 42
Medorrhinum 72, 151
Menyanthes 67, 115, 151
Mercurialis 35, 115
Mercurius solubilis 25, 30, 37, 77, 86,
    142, 157
Mercurius vivus 40, 51
Mezereum 77, 80
Morphinum 93
Moschus 68, 118
Muriaticum acidum 49
Myrica 30, 130

Nabalus 35, 152
Natrium carbonicum 57, 59, 78, 94,
    102, 107, 117, 118, 124, 133, 136,
    145, 148, 162
Natrium muriaticum 30, 41, 42, 51, 73,
    94, 105, 107, 108, 134, 138, 142, 150,
    151, 154, 156, 157, 162, 247, 262, 263
Natrium phosphoricum 152
Natrium sulfuricum 124
Naja tripudia 138, 151
Nitricum acidum 27, 30, 37, 42, 49, 86,
    94
Nuphar luteum 109
Nux moschata 25, 77
Nux vomica 47, 73, 89, 91, 99, 102, 124,
    128, 138, 145, 159, 263

Oenanthe 37
Opium 42, 47, 59, 61, 94, 96

Opuntia 38
Origanum 53
Oxalicum acidum 89, 128

Paullina pinnata 57
Pediculus 42
Petivera 115
Petroleum 102, 136, 139
Phellandrium 69
Phosphoricum acidum 34, 36, 49, 53
Phosphorus 25, 27, 49, 69, 78, 79, 89,
   104, 110, 118, 128, 139, 145, 152, 183
Physostigma 25, 58
Piper methysticum 119
Plantago 86
Platinum 53, 73, 81, 88, 91, 92, 119,
   145, 149, 157, 164
Plumbum 152
Prunus spinosa 80
Psorinum 94, 126, 152
Pulsatilla 27, 30, 82, 96, 104, 113, 125,
   139, 148, 149, 183, 264
Pulsatilla nuttaliana 86

Raphanus 92
Rheum 104
Rhus glabra 107
Rhus toxicodendron 41, 130, 149, 156
Robinia 25, 58, 92
Ruta 30, 139

Saccharum album 86
Santoninum 124
Saponinum 130
Sarracenia 30, 38, 42, 43, 104, 113, 157
Sarsaparilla 80, 143
Secale cornutum 25, 78, 94
Senecio 53, 86
Senega 88, 97

Sepia 27, 47, 55, 59, 71, 78, 79, 123,
   130, 133, 136, 143, 151, 152, 204,
   277, 278, 279
Silicea 31, 49, 62, 86, 117, 130, 152
Solanum tuberosum 34
Spigelia anthelmia 152
Spiggurus 104
Spiranthes 36, 102
Spongia 58, 73, 115, 124
Stannum 107
Staphysagria 54, 78, 143, 155, 157
Stillingia sylvatica 152
Stramonium 38, 89, 145, 152
Strychninum 68, 128
Sulfur 25, 27, 34, 36, 42, 46, 49, 55, 59,
   69, 79, 80, 119, 130, 133, 134, 139,
   141, 151, 154, 157, 262
Sulfuricum acidum 54, 128
Sumbulus 34, 108, 115

Tabacum 69, 107, 119
Taraxacum 139
Tarantula 36, 102, 105, 115, 139, 162
Taxus 90
Thea 36, 124
Theridion 124
Thuja 31, 54, 56, 94, 162
Tilia 54, 70, 105
Tussilago fragrans 36, 42, 131

Valeriana 54
Veratrum album 31, 38, 69, 83, 88, 89,
   91, 128, 131, 145, 152, 183
Viola tricolor 120, 140

Wiesbaden 94

Zincum 31, 69, 102, 139

3. Literaturverzeichnis

1. *Allen, H. C.:* Leitsymptome wichtiger Mittel der homöopathischen Materia medica. Hrsg.: M. v. Ungern-Sternberg, A. Grimm. 2. Aufl. Burgdorf Verlag, Göttingen 1990.
2. *Allen, J. H.:* Die Chronischen Krankheiten. Die Miasmen. Übers.: R. von Schlick. Verlag Renée von Schlick, Aachen 1993.
3. *Allen, T. F.:* Encyclopedia of Pure Materia medica. Reprint: B. Jain Publishers, New Delhi 1986.
4. *Barthel, H., Klunker, W.:* Synthetisches Repertorium, 3 Bände. 3. verbesserte Aufl. Karl F. Haug Verlag, Heidelberg 1987.
5. *Boger, C. M.: Boenninghausen's* Characteristics, Materia medica & Repertory. Reprint: B. Jain Publishers, New Dehli 1993.
6. *Candegabe, E. F.:* Vergleichende Arzneimittellehre. Übers.: U. Fischbach, H. Heé, I. Rhode, und B. Parussel. Burgdorf Verlag, Göttingen 1990.
7. *Coulter, C. R.:* Portraits homöopathischer Arzneimittel II. Übers.: U. Kessler. Karl F. Haug Verlag, Heidelberg 1991.
8. *Hahnemann, S.:* Die Chronischen Krankheiten, ihre eigenthümliche Natur und Heilung. 2. viel vermehrte Aufl. Dresden 1835. Nachdruck Karl F. Haug Verlag, Heidelberg 1979.
9. *Hahnemann, S.:* Reine Arzneimittellehre. 2. vermehrte Aufl. Dresden 1825. Nachdruck Karl F. Haug Verlag, Heidelberg 1979.
10. *Hahnemann, S.:* Organon der Heilkunst. 6. Aufl. Hrsg.: R. Haehl, Verlag von Willmar Schwabe, Leipzig 1921.
11. *Künzli, J., Barthel, M.:* Kent's Repertorium Generale. Barthel und Barthel Verlag, Berg 1986.
12. *Kent, J. T.:* Lectures of Homoeopathie Materia medica. Nachdruck V. Jain Publishers, New Delhi 1986.
13. *Kent, J. T.:* Kents Arzneimittelbilder. Vorlesungen zur homöopathischen Materia medica. Übers. E. Heits. 8. Aufl. Karl F. Haug Verlag, Heidelberg 1991.
14. *Kent, J. T.:* Repertory of the Homoeopathic Materia medica. Reprint: B. Jain Publishers, New Delhi 1992.
15. *Kent, J. T.:* Zur Theorie der Homöopathie – J. T. Kents Vorlesungen über Hahnemanns Organon. Übers.: J. Künzli. Verlag Grundlagen und Praxis, Leer 1985.
16. Mac Repertory, The Complete Repertory. Entworfen und geschrieben von D. K. Warkentin und M. Hourigan. Kent Associates 1988.
17. *Sankaran, R.:* The Spirit of Homoeopathy. Eigenverlag: 20, Station Road, Santacruz (West), Bombay-400 054, India 1991.
18. *Stapf, J. E.:* Gesammelte Arzneimittelprüfungen aus Stapfs »Archiv für die Homöopathische Heilkunst« (1822–1848). Hrsg.: K.-H. Gypser, A. Waldecker. Karl F. Haug Verlag, Heidelberg 1991.
19. *Paschero, T. P.:* Auf der Suche nach dem Similimum. Documenta Homoepathica 14 (1994) 1–22.
20. *Paschero, T. P.:* Die Gemütssymptome in der Homöopathie. Documenta Homoeopathica 1 (o. J.) 199–209.
21. *Paschero, T. P.:* Wahre Menschenkenntnis – Das Fundament der Homöopathie. Documenta Homoeopathica 7 (1986) 111–115.